そこが知りたい
尿沈渣検査

東間 紘 監修

横山 貴
堀田 茂 執筆

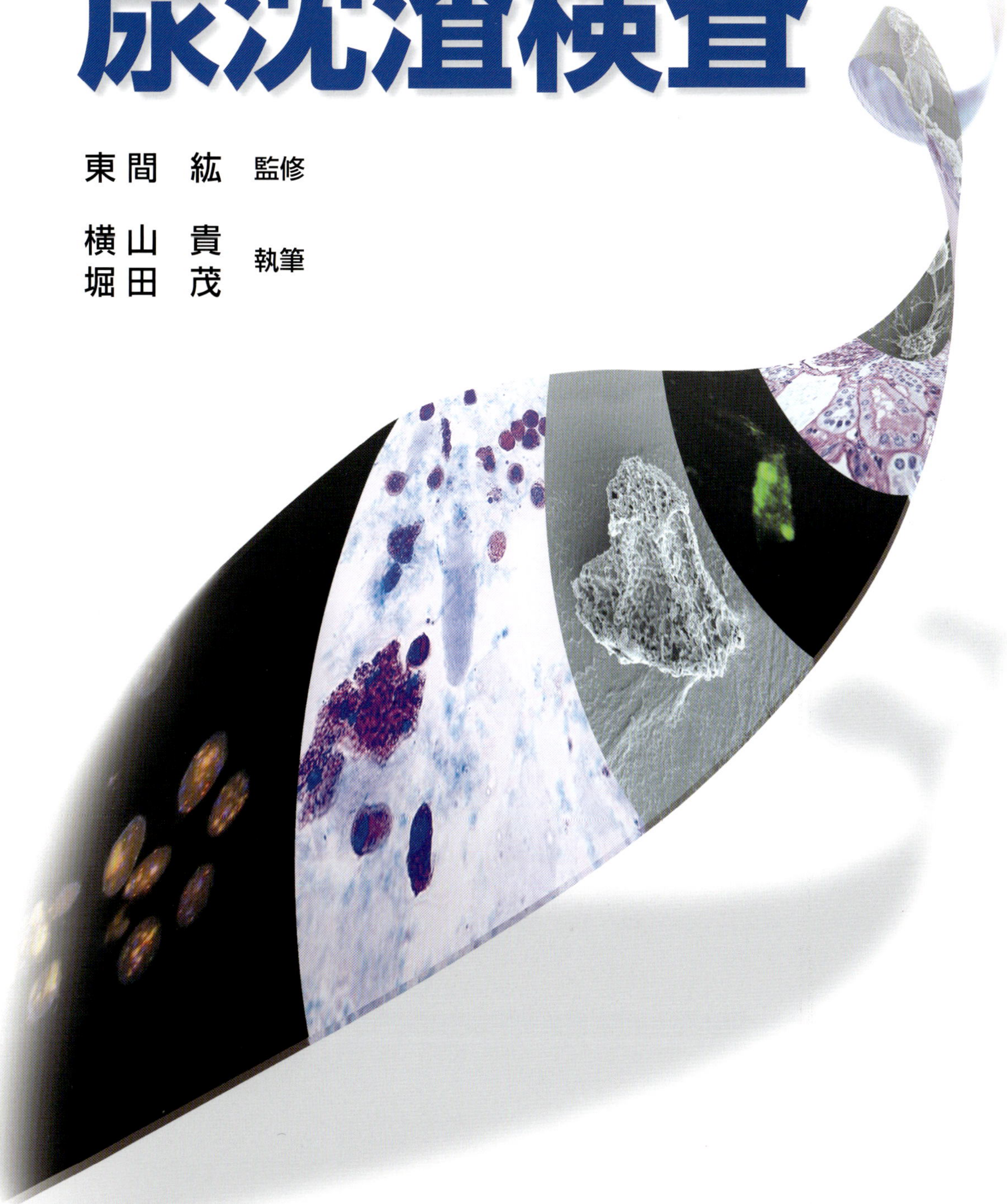

医歯薬出版株式会社

This book is originally published in Japanese
under the title of:

SOKO GA SHIRITAI NYOUCHINSAKENSA
(That's what you want to know about Urinary Sediment)

Editors:
TOMA, Hiroshi
  Department of Urology, Kidney Center, Tokyo Women's Medical University
YOKOYAMA, Takashi
  Central Clinical Laboratories, Tokyo Women's Medical University
HORITA, Shigeru
  Division of Clinical Pathology, Kidney Center, Tokyo Women's Medical University

© 2006 1st ed.

ISHIYAKU PUBLISHERS, INC.
  7-10, Honkomagome 1 chome, Bunkyo-ku,
  Tokyo 113-8612, Japan

監修
東京女子医科大学泌尿器科
　　東間　紘（名誉教授）

執筆
東京女子医科大学中央検査部一般検査課
　　横山　貴
東京女子医科大学腎臓病総合医療センター病理検査室
　　堀田　茂

執筆協力
東京女子医科大学中央検査部一般検査課
　　大沼栄子　　磯田典子　　水越雅子　　斉藤　香
　　小森明日香　鹿毛宏道　　米田亜希
東京女子医科大学腎臓病総合医療センター病理検査室
　　大野真由子　中山英喜
東京女子医科大学中央検査部血液検査課
　　田村孝子
東京女子医科大学中央検査部細菌検査課
　　鵜沢　豊　　蛭田美奈子
東京女子医科大学中央検査部システム課
　　白滝保夫　　内記健二
東京女子医科大学腎臓小児科
　　服部元史（教授）
東京女子医科大学腎臓病総合医療センター移植免疫研究室
　　古沢美由紀　石塚　敏
東京女子医科大学腎臓病総合医療センター臨床検査室
　　二ツ山和也
東京女子医科大学中央検査部
　　林　哲郎
東京女子医科大学泌尿器科
　　石田英樹（教授）
　　田邉一成（主任教授）
東京女子医科大学第四内科
　　新田孝作（主任教授）
東京女子医科大学中央検査部病院病理検査室
　　金室俊子　　野並裕司　　伊藤隆雄
東京女子医科大学病院病理科
　　西川俊郎（助教授）
東京女子医科大学第一病理学教室
　　河村俊治（助手）
　　澤田達男（教授）
　　小林槇雄（主任教授）

日本大学医学部附属板橋病院臨床検査部
　福田嘉明
駿河台日本大学病院臨床検査部
　原美津夫
東京医科大学病院病理診断部
　渡部顕章
東京大学医学部附属病院検査部
　宿谷賢一
聖マリアンナ医科大学病院病院病理部
　草苅有宏
横須賀共済病院中央検査科
　小原早苗

監修のことば

　今から40年ほど前，泌尿器科教室の新入局医員は，尿当番といって毎日交代で朝早くから入院患者や外来患者の尿検査を担当させられたものでした．当時はまだ尿検査試験紙のようなものはなく，タンパク尿はスルホサリチル酸試験，尿潜血はオルトトルイジン法，そして尿沈渣はメチレンブルー染色やギムザ染色，グラム染色，チール・ネールセン染色などにより尿中細胞の観察と細菌検査をかならず行って，その日の外来診察や病棟回診に間に合うように，来る日も来る日も検査を続けたものでした．

　そんなある日，思いがけずも私は一番下っ端の主治医として，はじめての腎移植患者を受け持つことになりました．当時，慢性腎不全はまだ死に至る病気でした．透析も大きな洗濯機のようなKolf型の人工腎臓が全国に数台しかなく，実験的に治療が試みられはしてもそのほとんどは数カ月内に死亡するという時代でした．私たちは何とかしてこの最初の腎移植を成功させようと必至でした．幸い移植手術直後から大量の利尿を得て，みるみるうちに患者の顔から浮腫がとれ，一日一日，尿毒症状態から回復していきました．

　私は1時間ごとに尿量や尿タンパクなどをチェックし，尿沈渣を観察するとともに尿中の電解質（当時は尿中のNa/K排泄比が急性拒絶反応の早期診断に役立つとされていた）の測定を繰り返していました．そのため患者のベッドサイドでほとんど24時間過ごすという毎日でした．術後1週間もたつと尿は非常にきれいになり，タンパク尿も血尿もほとんど消失，尿沈渣もきれいになっていました．移植後3週間ほど経過したある日，それまできれいだった尿が突然血尿となり，尿中に多量のリンパ球が出ていることに気づき報告しましたが，その日，患者は40℃近い発熱とともに尿量が減少し，急性拒絶反応により結局1週間後には亡くなられました．およそ1カ月間にわたって移植患者に付き添い，毎日24時間，尿の変化を観察したというこの得難い経験は，私に移植医療のすばらしさとともに尿検査のもつ偉大な力を実感させてくれました．

　その後，尿検査室の片隅を研究室として，腎移植患者などの尿を毎日病室と検査室を往復しながら観察し続けるなかで，私は腎や尿路で生じたほんのわずかな病理学的変化もその直後から何らかの形でかならず尿中に反映されるはずだという確信を抱くようになりました．このように私たちの時代は患者のベッドサイドと検査室が近く，その時々の病態の変化がすぐ検査室へ持ち込まれ，主治医も検査技師も研究者も一体になって検討しあうのが日常でした．

　検査室の中央化が進むと，どうしてもベッドサイドと検査室が遠くなり，ただ客観的な検査情報だけが飛び交うという傾向が強まらざるをえなくなってきます．ベッドサイドでのルーチンな尿検査程度では何か画期的な情報が得られるという時代でもなくなったのかもしれません．いまやそれは高価な検査機器を駆使して，尿中のDNAやRNA産物など微細な遺伝子変化を検出することによって，腎・尿路に生じたきわめて早期の病理・病態変化を特異的に診断する方向へと発展しつつあるようです．

　今後ますます微細な遺伝子解析やタンパク分析などの手法を使って，疾患の病態や原因を明

らかにする臨床病理学的あるいは臨床病態学的検査として尿検査は無限の可能性をもって発展・進歩していくものと確信しています．だからといって私たちは，ベッドサイドの患者の不安や苦しみ，思いから遠ざかってはならないのです．たとえ中央化した超高度な検査システムのなかで患者と遠く離れたところで仕事をしているとしても，尿検査に従事しているすべての人は，患者のベッドサイドの一番近いところにいて，時々刻々変化する患者の病態を見つめ，患者の熱いまなざしに見つめられながら仕事をしている最前線にいるのだ，ということを自覚して，大いなる緊張と誇り，そして豊かな感受性をもって仕事に励んでいただきたいと強く願う次第です．おそらく患者は自分の体内で生じている病的変化を示す未知の情報を，その尿のなかから何とか早く気づいてほしい，発見してほしいと叫んでいるに違いないのです．

　東京女子医大腎センターでは，この30年来，外来入院を問わず個々の患者の臨床経過をbedsideからbench，benchからbedsideへと常に情報をやり取りしながらフォローするという方式を伝統としてきました．検査室も尿検査室，病理検査室および免疫検査室が隣接しており，始終行き来しながら患者の情報を交換し共有することができました．そこから患者のもつ検体情報はいくつかの角度から立体的，経時的に把握され構成されることが可能でした．尿検査室も初代の石田美久氏から林哲郎氏，そして現在の横山貴氏へと引き継がれ，多くの資料や業績を蓄積し，発展してきました．このたび，そうした成果を病理検査室の堀田茂主任の協力を得て，横山君の献身的努力が実を結び尿沈渣アトラスとしてまとめられ出版できることは，共に歩んできた同志としてこれに過ぎる喜びはありません．ご協力いただいた東京女子医大腎センター各科および東京女子医大中央検査室のみなさんをはじめ，執筆いただいた諸先生に心からの感謝を捧げるとともに，出版に際しご尽力いただいた㈱エスアールエルに感謝申し上げます．

2006年3月

東間　紘

序

　尿検査は，サマリア人やギリシャの医師ヒポクラテスらによって，紀元前に施行されたのが始まりで，当時でも病気との関連づけがなされており，検査の重要性が指摘されていた．現在でも，腎・泌尿器疾患の診断と治療には必要不可欠な検査であるのは周知の事実である．その理由として，尿検査が非侵襲的な検査のため繰り返し行えることや，診断と治療に役立つ情報量の豊富なことがあげられる．尿沈渣検査は，先人による長年の教育活動ならびにアトラスの刊行により普及してきた．2000年には尿沈渣検査法『JCCLS GP1–P3』が刊行されたことによって，各施設において尿沈渣検査に携わる技師が，高度な知識と鑑別技術を習得することができるようになったことも，臨床の現場では重要視されるようになった一因である．しかし，近年では包括的診療報酬制度の導入により，尿検査（とくに尿沈渣検査）は減少している状況である．この原因として，迅速性の欠如と質的に高い付加価値情報を提供できなかったことなどがあげられる．

　著者らが本書を企画するにあたっては，各種尿沈渣成分について尿沈渣検査，病理学，血液学，微生物学に携わる技師の専門性を生かし，一つの細胞や成分についてさまざまな知識をもちより，新たな質的に高い付加価値情報を提供する必要性を感じたことが発端となっている．さらに，腎・泌尿器疾患の診断と治療のプロセスにおいて，EBMに基づいた尿沈渣に関する最新のデータを提供し，患者の立場にたったチーム医療へ参画する必要性を認識したためである．

　本書は，尿沈渣成分および尿中剥離細胞について，それぞれの専門職が自らの専門性を生かせるような構成となっている．起源を明確にするため，できるかぎり関連のある臓器と組織における各種成分の形態を掲載している．染色法は無染色法とSternheimer染色法（S染色）を基本とし，ギムザ染色（MGG染色）やパパニコロウ染色（Pap染色）なども用いている．上皮細胞類の詳細な情報を得るためには，最新のThinlayer法によって塗抹標本を作製し，免疫組織細胞化学法を用いて細胞の由来などを明確にした．さらに，細胞の内部構造や表面構造については，電顕を用いて光学顕微鏡では観察できなかった形態を提示することができた．

　本書を繰り返し参照することにより，一つの細胞および成分から新たな視点に満ちたさまざまな情報を得ることができるものと確信する．本書が，一人でも多くの臨床検査技師および医療従事者に活用され，尿沈渣検査が多くの可能性を秘めていることを感じていただくとともに，腎・泌尿器疾患に病む人々の治療につながる新たな質的に高い付加価値情報の発信源となれば幸いである．

　最後に，本書刊行のために尽力された㈱エスアールエル女子医大事業部の徳田忠弘事業部長，寺島誠司氏および医歯薬出版株式会社編集部法野崇子氏に心から御礼申し上げる．

2006年3月

横山　貴
堀田　茂

目　次

I　採尿法 …………………………………………………………………………… 1

1. 自然尿　1
2. カテーテル尿　1
3. 前立腺マッサージ後尿　3
4. 尿路変更術後尿　3
5. 洗浄液　3
6. 採尿時間による尿の種類　3
   1）早朝尿　3　　2）随時尿　3　　3）蓄尿　3

II　尿の性状 ………………………………………………………………………… 5

1. 尿量　5
   1）多尿　5　　2）乏尿　5　　3）無尿　5
2. 尿色調　5
3. 混濁　6

III　尿沈渣標本の作製 …………………………………………………………… 7

1. 標準法　7
2. 簡易法　7
3. 特殊法　7

IV　尿沈渣成分の固定および保存法 …………………………………………… 11

1. 方法1（癌研法）　11
   1）成分　11　　2）調製方法　11　　3）使用方法　11
2. 方法2（市販尿細胞保存液・固定液）　11
3. 方法3（電顕用固定液）　12
   1）成分　12　　2）調製方法　12　　3）使用方法　12

V　尿沈渣成分の染色法 ………………………………………………………… 13

1. 免疫組織細胞化学法　13
   1）高感度酵素標識ポリマー法（ENVISION法）　14　　2）蛍光抗体法　15

ix

        3）二重染色法　16
    2．電顕法　17
        1）同一試料による光顕・電顕観察用試料作製法　17　　2）TEM 試料作製方法　18
        3）SEM 試料作製方法　18

Ⅵ　尿沈渣成分の鏡検法と顕微鏡の取り扱い　21

1．鏡検法　21
    1）鏡検　21　　2）尿沈渣成績の記載法　22
2．顕微鏡の使い方　22
    1）明視野観察用顕微鏡　22

Ⅶ　デジタルカメラによる撮影方法と画像処理　27

1．市販コンパクトデジタルカメラを利用した顕微鏡写真の撮影方法　27
    1）デジタルカメラとは　27　　2）撮影に適したデジタルカメラ　27
    3）撮影方法　27
2．Microsoft Photo Editor を使用した簡単な画像処理　30
    1）明るさ，コントラスト，ガンマ値の変更　31　　2）色調の変更　31
    3）解像度の変更　32　　4）サイズの変更　32　　5）画像のトリミング　32

Ⅷ　尿沈渣検査の精度管理　35

1．内部精度管理　35
2．外部精度管理　35

Ⅸ　腎・尿路系の解剖　37

1．腎臓　37
2．泌尿生殖器　39

Ⅹ　各種尿沈渣成分の鑑別　41

血球類　41
1．赤血球　41
2．白血球　44
3．臨床医からの一言　48

上皮細胞類　65
1．尿細管上皮細胞　65
2．移行上皮細胞（尿路上皮細胞）　69
3．扁平上皮細胞　70

    4. 円柱上皮細胞　72
    5. 封入体細胞　73
    6. 異型細胞　74
        A. 異型細胞を検出するための有力所見　74
        B. 組織由来別の異型細胞の特徴　76
            1) 移行上皮癌細胞（尿路上皮癌細胞）　76　　2) 扁平上皮癌細胞　76
            3) 腺癌細胞　77
        C. ワンポイントアドバイス　78
    7. その他の細胞　78
            1) ヒトパピローマウイルス感染細胞　78　　2) ヒトポリオーマウイルス感染細胞　80
    8. 臨床医からの一言　80

円柱類 ･･ 139
    1. 起源（由来）　139
    2. 機能　139
    3. 円柱の判別基準　139
    4. 基本円柱　139
            1) 硝子円柱　139　　2) 上皮円柱　141　　3) 顆粒円柱　141
            4) ろう様円柱　141　　5) 脂肪円柱　142　　6) 赤血球円柱　142
            7) 白血球円柱　142
    5. その他の円柱　143
            1) 空胞変性円柱　143　　2) ヘモジデリン円柱　143　　3) ミオグロビン円柱　143
            4) Bence Jones タンパク円柱　144　　5) 塩類・結晶円柱　144　　6) 無染円柱　145
    6. 臨床医からの一言　145

結晶・塩類 ･･ 161
    1. 起源（由来）　161
    2. 通常結晶　161
            1) 無晶性塩類（尿酸塩，リン酸塩）　161　　2) シュウ酸カルシウム結晶　161
            3) 尿酸結晶　161　　4) リン酸カルシウム結晶　162　　5) リン酸アンモニウムマグネシウム結晶　162　　6) 尿酸アンモニウム結晶　162　　7) 炭酸カルシウム結晶　162
    3. 異常結晶　162
            1) ビリルビン結晶　162　　2) チロシン結晶　163　　3) ロイシン結晶　163
            4) コレステロール結晶　163　　5) シスチン結晶　163　　6) 2, 8-ジヒドロキシアデニン結晶　163　　7) 薬剤結晶　163
    4. 臨床医からの一言　164

微生物・寄生虫類 ･･ 173
    1. 細菌　173
    2. 真菌　174
    3. 原虫（トリコモナス）　175
    4. 寄生虫（ビルハルツ住血吸虫）　175
    5. 臨床医からの一言　175

その他 ……………………………………………………………………………………… 183
    1．ヘモジデリン顆粒　183
    2．mulberry cell, mulberry body　183
    3．精液成分と性腺分泌物　183
    4．糞便，繊維，花粉，ダニ　184
    5．臨床医からの一言　184

参考文献 ……………………………………………………………………………………… 193
索　　引 ……………………………………………………………………………………… 197
協力企業一覧 ………………………………………………………………………………… 201

I 採尿法

　患者には，検査の目的や検査に必要な採尿量，採尿法などを可能なかぎり説明する．各々の尿検査に適した採尿法で尿を採取すれば，疾患が腎・尿路系のどこで起きているのか，すなわち疾患部位を推定することができる．

1. 自然尿

　自然尿には，全量採取した全部尿と一部を採取した部分尿がある．通常，用いられるのは部分尿で，初尿や中間尿がある．

　初尿は，男性の尿道炎などの局在を明らかにし，起炎菌同定に用いる．中間尿は，最初と最後を捨て，中間部分を採取した尿で，女性の単純性膀胱炎など尿路感染の診断に必須の検査法である．中間尿は膀胱や膀胱より上部の腎・尿路系疾患を推測するのに有用である．

　採尿法を**図Ⅰ-1**に示す．注意しなければならないのは，女性患者が生理中の場合である．その旨の申告がない場合には，採尿時の混入によって病的な血尿と区別がつかず，持続的血尿と診断してしまうからである．当院では，生理中のときは採尿カップに赤いシールを貼ってもらうようにしている（**写真Ⅰ-1**）．

2. カテーテル尿

　カテーテル（**写真Ⅰ-2**）による導尿（尿道よ

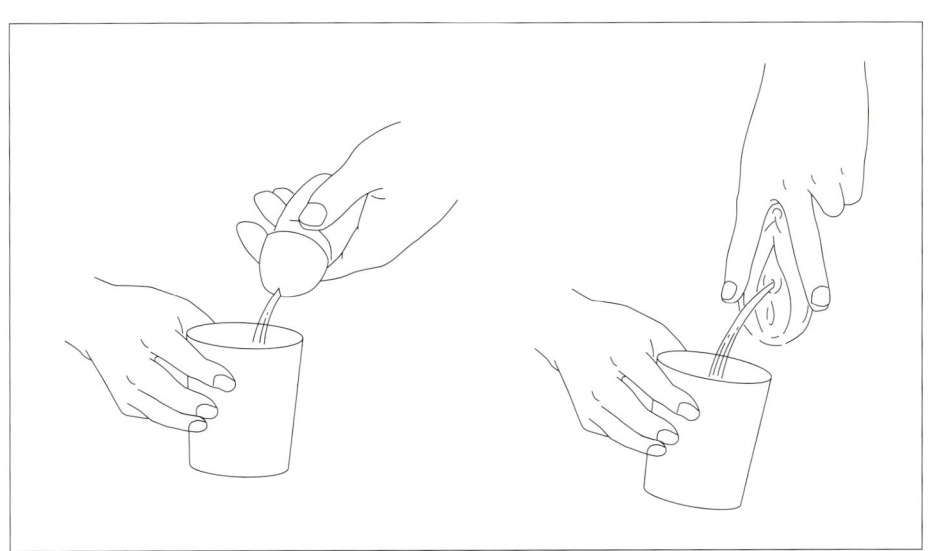

図Ⅰ-1　男性と女性の中間尿採取法
　男性：亀頭をガーゼなどで清拭し，最初の尿は捨てて，途中からの尿をコップに採取する．
　女性：陰唇を広げてガーゼなどで清拭し，最初の尿は捨てて，途中からの尿をコップに採取する．

（押　正也：臨泌 59(4)(増刊)：319-320，2005）

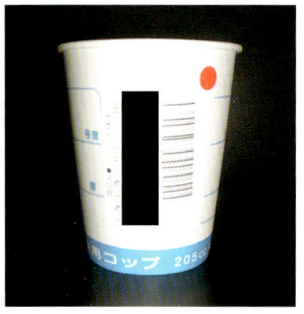

写真Ⅰ-1　採尿カップ
　生理中の場合には，病的な血尿と鑑別するために赤いシールを貼って申告してもらうようにしている．

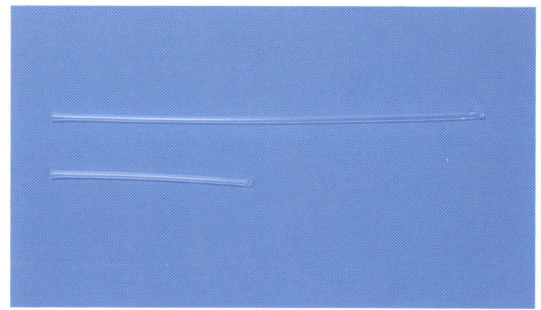

写真Ⅰ-2　採尿時に使用しているカテーテル

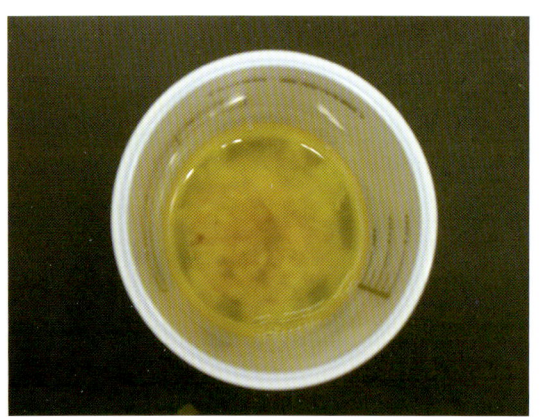

写真Ⅰ-3　尿路変更術後尿
　粘液を多量に含んでいることが多い．

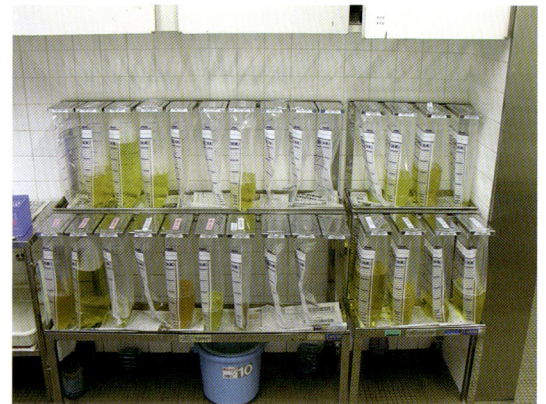

写真Ⅰ-4　病棟でのプラスチックバッグを用いた24時間蓄尿

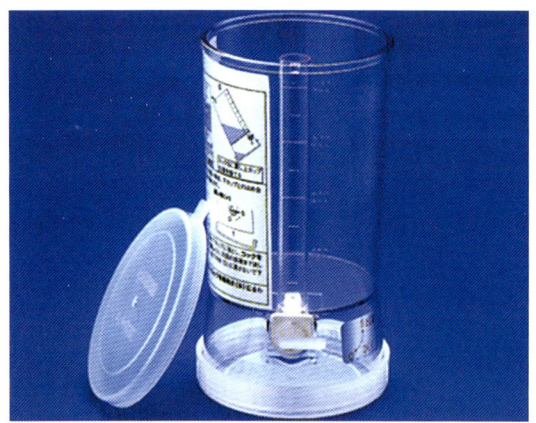

写真Ⅰ-5　24時間尿比例採集器ユリンメート®P
　外来患者を対象とした24時間蓄尿に適している．24時間尿の1/50を正確に比例採集する．
　　　　　　（資料提供：住友ベークライト株式会社）

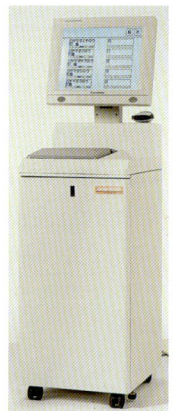

写真Ⅰ-6　尿量・尿比重自動測定装置
　最大50名までの一部尿あるいは全部尿を簡単かつ衛生的に蓄尿できる．
　　　　　　（資料提供：シスメックス株式会社）

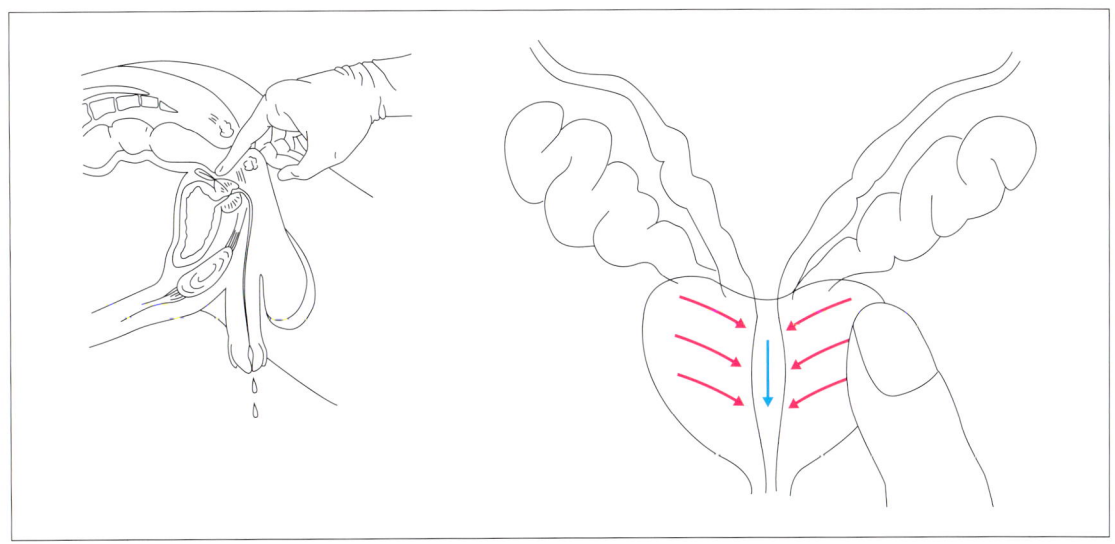

図 I-2　前立腺マッサージの手技
　肛門から指を挿入して，前立腺側方から中央の尿道に向けて圧出する．
（守殿貞夫，他：男性性器の非特異的感染症の診断と治療．新図説泌尿器科学講座第2巻，吉田　修（監），メジカルビュー社，146，1999より改変）

りカテーテルを挿入）は，外部からの汚染を避けるための採尿法である．

3. 前立腺マッサージ後尿

　前立腺炎が疑われる場合には，Mears & Stameyの4杯分尿法（初尿，中間尿，前立腺マッサージ液，前立腺マッサージ後尿を用いて検査する）を行い，尿道，膀胱，前立腺などの炎症部位を推測する．前立腺マッサージの手技の模式図を**図I-2**に示す．

4. 尿路変更術後尿

　膀胱癌によって膀胱全摘除術および部分切除術後に，回腸または結腸を膀胱の代用としている患者の尿で，粘液を多量に含んでいることが多い（**写真I-3**）．

5. 洗浄液

　排尿後にカテーテルを挿入して生理食塩水約50mLを注入し，pumping（搾尿）をして新鮮な細胞を多く採取する．血液透析患者などは易出血性のため，膀胱洗浄液を採取する際は，尿道カテーテル挿入や洗浄操作に伴う機械的刺激による下部尿路からの出血に気をつけなければならない．

6. 採尿時間による尿の種類

1）早朝尿

　起床後の第一尿で，起立性のタンパク尿を除外できることから，当院では糖尿病性腎症のモニタリングに重要な微量アルブミンの定量検査に推奨されている．

2）随時尿

　患者に負担をかけない，通常のスクリーニング検査に用いる尿である．

3）蓄尿

　一定時間内もしくは1日に排泄されたすべての尿（24時間蓄尿）を採取することで，あらゆる成分（タンパク，電解質，サイトカインなど）の尿中排泄量を正確に測定するために用いる尿である．蓄尿には，プラスチックバッグ，24時間尿比例採集器であるユリンメート®Pや尿量・尿比重自動測定装置などを用いる（**写真I-4～6**）．

II 尿の性状

1. 尿量

健常成人の腎臓には，1日当り約1,200～1,500 l の血液が流入し，糸球体で濾過されて約150 l の原尿が生成される．そのうち99%が近位尿細管で再吸収を受け，1日の尿量は800～1,600 ml（約1 ml/kg体重/時間）である．しかし，水分摂取，発汗，下痢など水分の出納によって変動する．異常に多い場合を多尿，異常に少ない場合を乏尿や無尿とよぶ．

1）多尿

1日の尿量が2,500 ml以上の状態をいう．多尿には水利尿，浸透圧利尿，両者の混合がある．水利尿は，抗利尿ホルモン（antidiuretic hormone；ADH）の分泌低下と尿細管のADHに対する反応性の低下によって起こる．浸透圧利尿は，浸透圧活性物質（電解質および非電解質）の排泄亢進と近位尿細管でのナトリウム再吸収が障害されるために起こる．尿崩症（中枢性および腎性），糖尿病，慢性腎不全などが原因となる．

2）乏尿

1日の尿量が400 ml以下の状態をいう．乏尿には腎前性（全身性および局所性の循環不全），腎性（急性尿細管壊死，急性糸球体障害，血管障害），腎後性（結石，前立腺肥大症，膀胱腫瘍などによる上部および下部尿路閉塞）がある．

3）無尿

1日の尿量が100 ml以下の状態をいう．腎後性の原因によって尿閉となり，重度の水腎症に至ることもある．

2. 尿色調

通常，色調は尿中に排泄されたウロクロムに

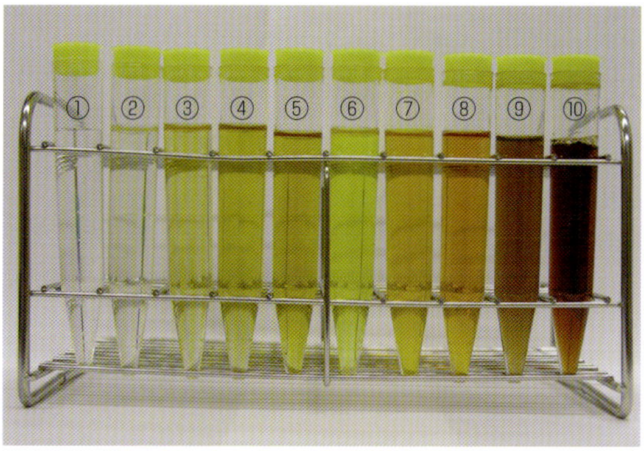

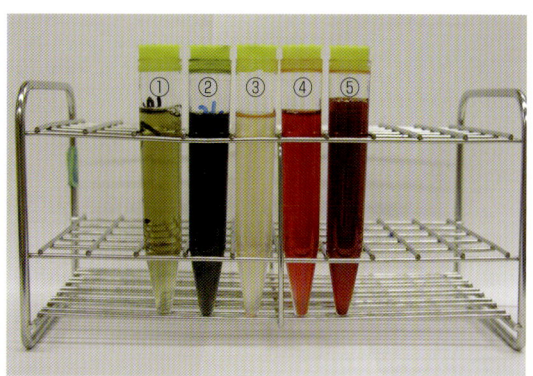

写真II-1 日常認められる尿色調（1）
①無色，②淡黄色，③淡黄色，④麦藁色，⑤黄色，⑥黄蛍色，⑦黄蛍色，⑧橙色，⑨黄麦色，⑩褐色

写真II-2 日常認められる尿色調（2）
①淡緑色，②緑青色，③淡紅色，④鮮紅色，⑤赤色

表Ⅱ-1　着色尿の原因となる薬剤

一般名	薬効分類名	尿色調
アドナ	止血剤	茶～黄褐
アミトリプチリン塩酸塩	抗うつ剤	青緑
インジゴカルミン	腎機能検査薬	青～青緑
インドシアニングリーン	肝機能検査薬	緑
カルジオクローム	細胞呼吸賦活剤	黄
カルバゾクロム	止血剤	茶～黄褐
クロルゾキサゾン	中枢性骨格筋弛緩剤	橙～赤
サラゾスルファピリジン	潰瘍性大腸炎治療薬	橙黄（アルカリ性尿）
センナ，センノシド，ソルベン	下剤，浣腸剤	黄赤
ダイオウ	漢方製剤	赤～赤褐
ダウノルビシン塩酸塩	抗悪性腫瘍剤	赤
チニダゾール	抗トリコモナス剤	赤褐～暗赤
チペピジン	鎮咳去痰剤	赤
臭化チメピリジウム	副交感神経抑制剤	赤
デフェロキサンメシル酸塩	鉄排泄剤	赤褐
ドキソルビシン塩酸塩	抗悪性腫瘍剤	赤
トリアムテレン	利尿剤	青（蛍光）
ヒベンズ酸塩	鎮咳去痰剤	赤
フェニトイン	抗てんかん剤	赤
フルオレセインナトリウム	蛍光造影剤	輝黄（蛍光）
メチルドパ	血圧降下剤	赤褐～暗褐
メトカルバモール	骨格筋攣弛緩剤	緑，褐（放置尿）
メトロニダゾール	抗トリコモナス剤	赤褐～暗赤
リファンピシン	抗結核剤	橙赤
リボフラビン	ビタミンB_2剤	輝黄（蛍光）
レボドパ	パーキンソン病治療薬	赤褐～褐～黒
レボメプロマジンマレイン酸塩	抗神経薬	茶褐

注 1) 医薬品の添付文書や文献（湯浅宗一，他：尿試験紙法における干渉物質．検査と技術，24(1)：49～55，1996；北本　清，他：Ⅱ-1 尿検査．腎機能検査の正しい評価―その方法と測定値の解釈．23～54，診断と治療社，1998）を参考にまとめた．
2) 記載の薬剤以外でも尿試験紙へ影響を与える場合もある．

よって黄色を呈する．しかし，尿の濃縮の程度，食物，薬剤などの影響によってさまざまな色調に変化する．

日常検査で認められる色調については**写真Ⅱ-1，2**に，着色尿の原因となる薬剤については**表Ⅱ-1**に示す．

3. 混濁

健常人の尿は黄色調透明であるが，時間の経過による温度やpHの変化によって塩類が析出して混濁してくることがある．しかし，排尿直後の新鮮尿から混濁している場合は，病的原因を考慮する必要がある．

III 尿沈渣標本の作製

1. 標準法
①採尿：採尿コップに採取された尿をよく攪拌し，遠心管（スピッツ型）へ10mlを分注する．尿量が少ない場合でも大切な情報源であるため，尿量を記載して検査を実施する．
②遠心：スイング型の遠心機を用いて，500G，5分間遠心する．
③上清の除去：アスピレーション法またはデカント法で上清を除去し，沈渣量を0.2mlにする．
④標本作製：沈渣をよく混和し，目盛付きスポイトまたはマイクロピペットを用いて，できるかぎり正確にスライドガラス上へ15μlを積載する（写真III-1）．
⑤カバーリング：18mm×18mmのカバーガラスを沈渣のうえにかける．オートプッシャー（武藤化学）を用いると，指についている油やクリームなどの混入を防ぐことができる（写真III-2）．沈渣が均等に分布し気泡が入らないようにする（写真III-3）．

2. 簡易法
Kova Slide 10G直接法（バイエルメディカル）を用いた検尿法は，迅速かつ正確に尿中白血球と細菌を算定する方法である．小児科クリニックや小児科外来担当医などが，尿路感染症の診断および治療を行うために取り入れている．
①採尿：少量で検査が可能である．
②尿を遠心せずに（非沈尿）1滴を直接チャンバへ入れる．
③鏡検：Kova Slide 10G（写真III-4）は，大区画容積（縦）3mm×（横）3mm×（厚さ）0.1mm＝0.9μl，小区画容積（縦）0.33mm×（横）0.33mm×（厚さ）0.1mm＝0.011μlがあり，1小区画の平均個数×90によって1μl中の細胞数を算定することができる（細胞数/μl＝1小区画の平均個数×90）．1小区画の中に細菌を1個以上認めると，10^5/ml以上の細菌数となり，有意な細菌尿と診断できる．

3. 特殊法
沈渣成分をスライドガラスにサイトスピン（SHANDON）遠心塗抹法（写真III-5, 6）やThinlayer法（MBL㈱医学生物学研究所）を用いて塗抹し（写真III-7），パパニコロウ染色（Papanicolaou stain；Pap染色），ギムザ染色（Giemsa stain），免疫組織細胞化学法などを行って，沈渣成分から種々の情報を得る方法である．
本項では，Thinlayer塗抹標本の作製について説明する．
①沈渣の作製：標準法と同様に沈渣を作製する．
② CytoRich BLUE Preservative Fluid（固定液）を沈渣：固定液＝1：10で混和し，30分以上固定する．
③遠心：600G，10分間遠心し，上清を捨てる．
④沈渣に精製水250μlを加える（標本1枚作製時．2枚作製時は精製水500μlを加える）．

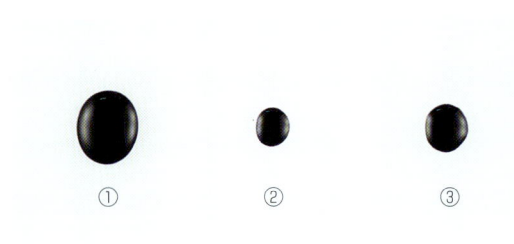

写真Ⅲ-1 尿沈渣のスライドガラスへの積載例
①多い，②少ない，③適量（15 μl）

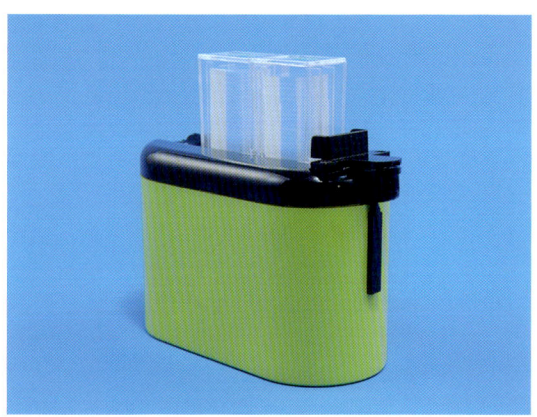

写真Ⅲ-2 オートプッシャー（武藤化学）
自動的にカバーガラスがでて，指についている皮脂やクリームなどが付着することなくカバーガラスを積載できる．

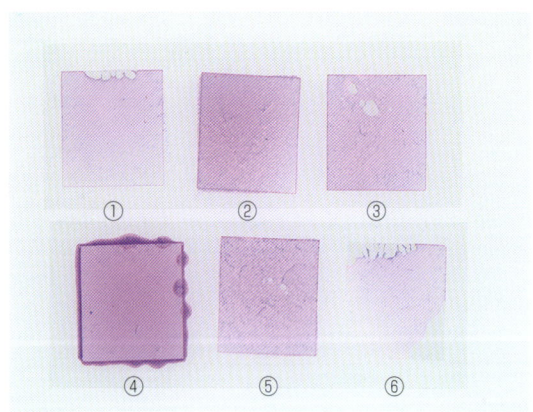

写真Ⅲ-3 カバーガラスの積載例
①沈渣量が少ない，②やや沈渣の分布が不均等，③気泡が入っている，④沈渣量が多い，⑤適量，⑥乾燥

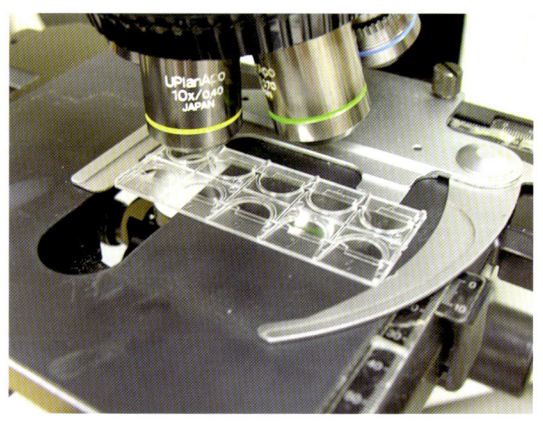

写真Ⅲ-4 Kova Slide 10G（バイエルメディカル）
原尿を用いて，白血球などの成分を 1 μl 当りに換算することができる簡易尿沈渣鏡検法．

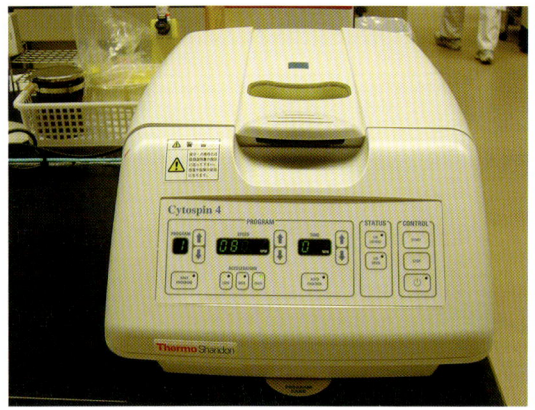

写真Ⅲ-5 サイトスピン（SHANDON）

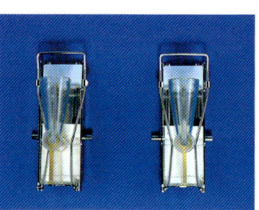 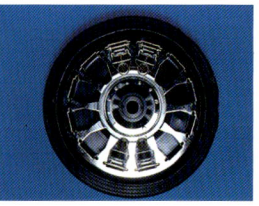

写真Ⅲ-6 サイトスピン（SHANDON）

尿沈渣標本の作製

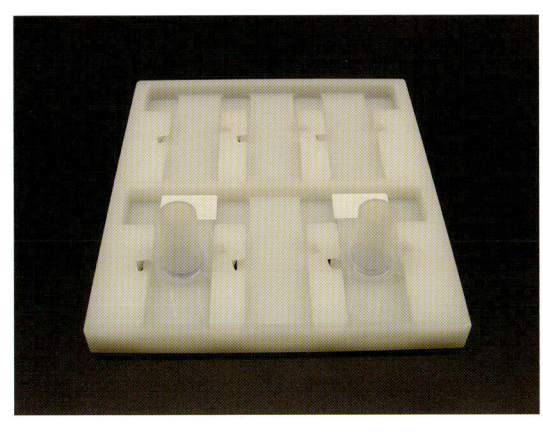

写真Ⅲ-7　Thinlayer 法（MBL ㈱ 医学生物学研究所）

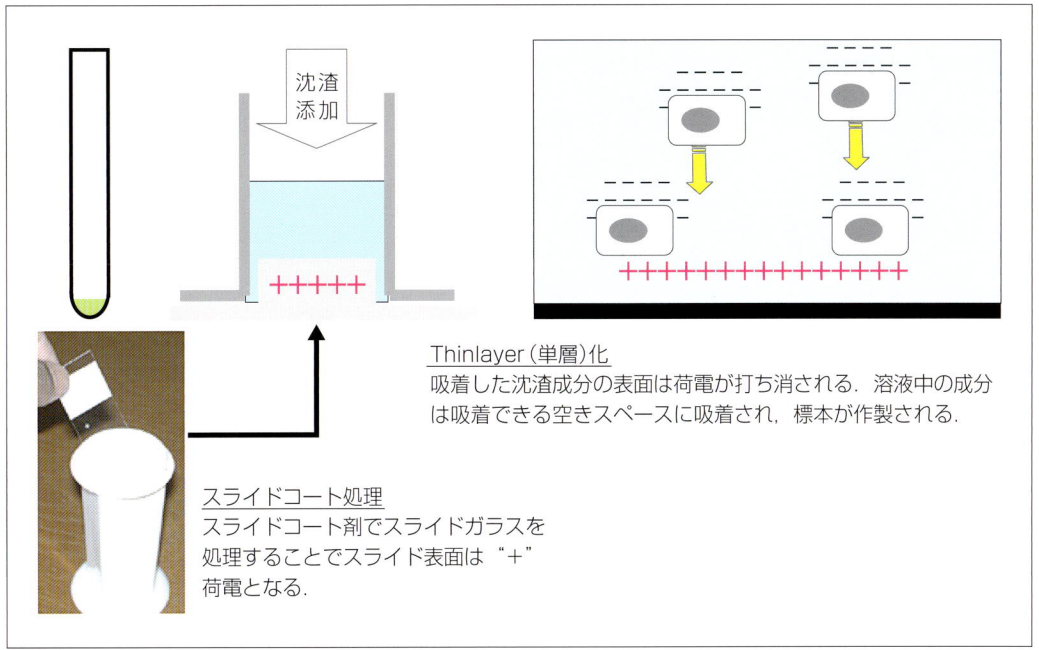

図Ⅲ-1　Thinlayer 塗抹法の原理（MBL ㈱ 医学生物学研究所）

⑤ミキサーで攪拌する．
⑥Thinlayer 塗抹操作
　a．検体約 200 μl をチャンバ内にサンプリングし，10 分間以上静置する．塗抹原理を図Ⅲ-1 に示す．
　b．チャンバ内の検体をデカント法で捨て，余分な水分を取り除く．
　c．チャンバ内にエタノール 1 ml を加える．
　d．スライドラックを軽く揺り動かして混和し，デカント法でエタノールを捨てる．
　e．チャンバを外して，各施設のプロトコールに準じて染色する．

IV 尿沈渣成分の固定および保存法

1. 方法1（癌研法）

1）成分
- パラホルムアルデヒド（粉末・電顕用）
- 25％グルタールアルデヒド（液状・電顕用）
- 0.2 mol リン酸緩衝液（pH7.4）
- 1％ $CaCl_2$
- 1N‐NaOH

2）調製方法
① 100 ml のメスフラスコにパラホルムアルデヒド 1.5 g を入れる（揮発性が強いためドラフト内で行う）．
② 純水 40 ml を加え，アルミホイルで蓋をし，60～70℃で加温溶解する（加温付きスターラを使用する．溶解しにくく，透明化するまで約3時間を要する）．
③ ほぼ透明化した時点で，室温にて冷却する．
④ スターラで攪拌しながら，1N‐NaOH を6滴（約 0.2 ml）加える（透明化が著明となる）．
⑤ 25％グルタールアルデヒドを 8 ml 加え混和する（安全ピペッタ使用）．
⑥ 0.2 mol リン酸緩衝液を加え，全量を 100 ml とし混和する．
⑦ 1％ $CaCl_2$ をスターラで攪拌しながら6滴（約 0.2 ml）加えると，保存液の完成である（冷蔵保存）．

〔友田美穂子：尿沈渣試料の経時的変化と長期保存法．*Medical Technology*, **33**(11)：1173～1180, 2005 より〕

3）使用方法
無染色保存では沈渣と等量添加する．S染色保存では染色後に，純水で2倍希釈した固定液を沈渣と等量添加する．よく混和し，乾燥に十分注意して冷蔵保存する．

2. 方法2（市販尿細胞保存液・固定液）

① サコマノ液
　成分：50％エタノール，2％ポリエチレングリコール（MW：1540）
② YM式液状検体用固定液（武藤化学）
　成分：50％エタノール，ポリエチレングリコール（MW：1540），粘液融解剤（TWA）
③ ポストサンプラー保存液（松浪硝子工業）
　成分：エタノール，ポリエチレングリコール（MW：1540），粘液融解剤（ジチオスレイトール），リファンピシン（抗結核剤）
④ ウリキープ5D保存液（武藤化学）
　成分：25％エタノール，トルエン，クエン酸
⑤ サイトリッチ（ブルー/レッド）保存液（MBL）
　CytoRich BLUE 成分：アルコール，ポリエチレングリコール
　CytoRich RED 成分：アルコール，ホルムアルデヒド，非毒性の保護剤，緩和剤，緩衝液

〔細胞検査士会（編）：細胞診標本作製マニュアル（泌尿器），2005 より〕

3．方法 3（電顕用固定液）

1）成分
- 25％グルタールアルデヒド（液状・電顕用）
- 0.2 mol リン酸緩衝液（pH 7.4）
- 四酸化オスミウム

2）調製方法
① 25％グルタールアルデヒド 1 ml に，0.2 mol リン酸緩衝液を 9 ml 加え，2.5％グルタールアルデヒド液を作製する．
② 四酸化オスミウム 0.1 ml に，0.2 mol リン酸緩衝液を 9.9 ml 加え，1％四酸化オスミウム液を作製する．

3）使用方法
　2.5％グルタールアルデヒド液を沈渣に加えてよく混和し，冷蔵固定および保存する．つぎに，沈渣浮遊液を 0.2 mol リン酸緩衝液で洗浄し，1％四酸化オスミウムを加えて二重固定する．その後は，遠心法による通常電顕包埋操作を行う．

V 尿沈渣成分の染色法

　通常，尿沈渣検査ではおもにステルンハイマー（Sternheimer stain；S染色）が用いられ，血球系，上皮系，円柱系について染めだし，出現動態を形態学的に観察することによって腎・尿路系疾患の診断に役立てている．しかし，今後は形態学的情報にとどまらず，診断や治療に有用かつ質の高い尿沈渣成分をみつけだし，科学的根拠に基づいた新たな付加価値情報を患者と臨床に提供することが必要である．近年，尿沈渣成分に応用される抗体や新しい方法が確立され，免疫組織細胞化学法や電顕法を用いることによって有用な情報を得ることが可能となった．本項では免疫組織細胞化学法や電顕法について説明する．

1. 免疫組織細胞化学法

　免疫組織化学（immunohistochemistry）は，1942年Coonsらによって開発された蛍光抗体法から端を発している．その後，Nakane,Pierceによる酵素抗体法の確立により，PAP（peroxidase-antiperoxidase）法，ABC（avidin-

表V-1　尿沈渣の免疫染色に用いられる1次抗体およびレクチン

抗体名	性状および分布
CD68	マクロファージ（糸球体腎炎など）
MHC class Ⅱ	組織適合複合体（リンパ球・尿細管上皮の形質転換），間質性腎炎，拒絶反応など
CD20	Bリンパ球　間質性腎炎・拒絶反応など
CD45RO	Tリンパ球　　　　同上
CD3	Tリンパ球　　　　同上
CD4	Tリンパ球　　　　同上
CD8	Tリンパ球　　　　同上
CD15	顆粒球，単球，近位尿細管上皮，尿路上皮
EMA（epithelial membrane antigen）	ヘンレ係蹄下行上行脚，遠位尿細管，集合管上皮，尿路上皮
THP（Tamm-Horsfall protein）	遠位尿細管，集合管上皮，円柱
PNA（peanut agglutinin）	ヘンレ係蹄上行脚，遠位尿細管，集合管
LTL（lotus tetragonolobus lectin）	近位尿細管上皮，ヘンレ係蹄下行脚
URO3	近位尿細管上皮
URO5	遠位尿細管
サイトケラチン	上皮細胞（糸球体上皮細胞は除く）
Kappa, Lambda	骨髄腫の円柱など
ミオグロビン	横紋筋融解症の円柱
ウロプラキンⅢ	尿路上皮分化マーカー
PSA（Prostatic Specific Antigen）	前立腺上皮
CMV	サイトメガロウイルス
SV40	ポリオーマウイルス（JCウイルス，BKウイルス）
MIB-1	細胞増殖マーカー

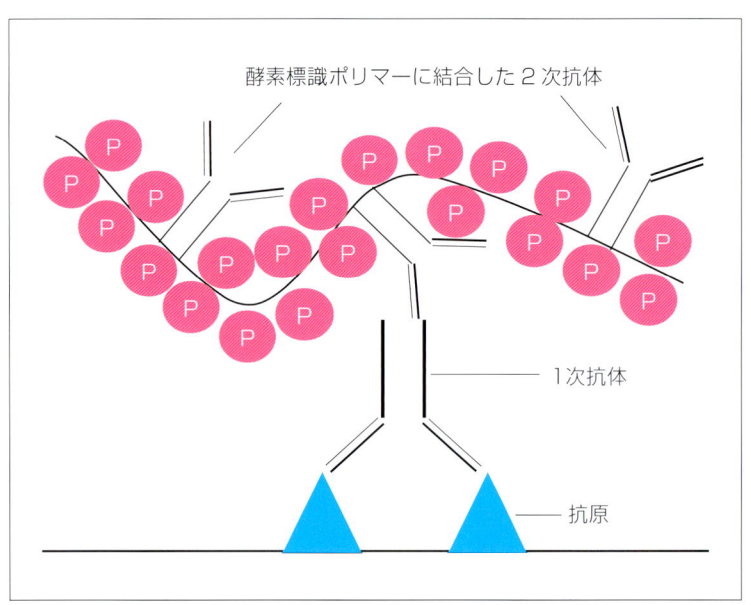

図Ⅴ-1 酵素標識ポリマー法の原理

biotin peroxidase complex）法，LSAB（labelled streptavidin biotin）法，CSA（catalyzed signal amplification）法，高感度酵素標識ポリマー法などが開発され，各メーカーから高感度，高品質のキットが提供され普及している．また1975年，KohlerとMilsteinらによるモノクローナル抗体の開発も免疫組織化学の分野に大きな影響を与えてきた．このモノクローナル抗体により，抗血清の抗原に対する特異性が確立された．

免疫組織化学は，細胞や生体内の物質の局在を，それと高いアフィニティーで結合する物質をプローブとして用いて明らかにする方法である．すなわち，特異抗体をプローブとし，抗原抗体反応によって特定の物質の局在を光学（蛍光）顕微鏡や電子顕微鏡下で観察し明らかにする方法である．今日では，病理細胞診部門では広く用いられている方法であるが，最近では一般検査の領域でも，形態だけでなくこれらの方法が利用され始めている．病理細胞診の分野では，酵素抗体法はABC法，LSAB法や高感度酵素標識ポリマー法がもっともよく用いられている．尿沈渣を対象とした一般検査の領域では，特異性が高く高感度で染色ステップの少ない方法が望ましいと考えられる．

本項では，高感度酵素標識ポリマー法と蛍光抗体法を中心に免疫染色法について解説する．現在，尿沈渣検査に応用可能である1次抗体およびレクチンを表Ⅴ-1に示す．

1）高感度酵素標識ポリマー法（ENVISION法）
（1）染色原理

1次抗体（ウサギまたはマウス由来抗体）反応後，高分子ポリマー（デキストランポリマー）に2次抗体と標識酵素（horseradish peroxidase；HRP）を多数結合させた試薬を反応させる．最後にDAB（3′,3′-diaminobenzidine 4HCl）などの発色基質により発色させる（図Ⅴ-1）．原理的には間接酵素抗体法であり，2ステップでLSAB法と同等の染色性が得られる．また，アビジン（avidin），ビオチン（biotin）を利用した方法でないため，内因性ビオチンの染色への影響はない（近位尿細管上皮などは内因性ビオチンが多い）．しかし，高分子ポリマーに2次抗体と酵素が標識され分子量が大きいため，核内抗原の検出の際には核内の浸透性をよくした改良低分子のデキストランポリマー試薬を利用するとよい．

（2）染色方法

①下降アルコール　95％，80％，70％アル

コール（Thinlayer 法でただちに染色をする場合）　　　　　　　　　　　　各 1 分
② リン酸緩衝食塩水（PBS）洗浄　　5 分 3 回
③ 0.3% H_2O_2 加メタノール　　　　室温 30 分
④ PBS 洗浄　　　　　　　　　　　5 分 3 回
⑤ 1% ウシ血清アルブミン（BSA）加 PBS
　　　　　　　　　　　　　　　10～15 分
⑥ 1 次抗体反応　　室温 60 分または 4℃一夜
⑦ PBS 洗浄　　　　　　　　　　　5 分 3 回
⑧ 2 次抗体反応　　　　　　　　　室温 30 分
⑨ PBS 洗浄　　　　　　　　　　　5 分 3 回
⑩ DAB 発色　　　　　　　　　　　1～10 分
⑪ 蒸留水水洗
⑫ 核染色
⑬ 流水水洗
⑭ 脱水，透徹，封入

● 検体の処理は，Thinlayer 法またはサイトスピンを用いて塗抹する．すぐに染色をしない場合は，風乾後ケースに入れて密封し，−20℃以下に保存する．染色時には十分室温に戻して開封し使用する．サイトスピンを使用した場合や必要に応じて，冷アセトンやアルコールなどで再固定し風乾後，染色方法の②から進める．一般にアルコールやアセトン固定は細胞表面マーカーや細胞骨格に，細胞質や核内の可溶性タンパク・ペプチドホルモンなどはアルデヒド系固定がよい．アルデヒド系の固定液は，濃度や固定時間で抗原性を失活させることがあるため，使用には十分注意が必要である．

● 内因性ペルオキシダーゼ活性の阻止には，メタノールの代わりに PBS でもよい（メタノールの代わりに PBS を使用する方が細胞形態の障害が少ない）．また，内因性ペルオキシダーゼ活性の阻止により，抗原性が失活することがある（リンパ球の表面マーカーなど）．この場合の処理は，1 次抗体の反応後に行うとよい．

● 非特異反応の阻止には，1% BSA 加 PBS，2 次抗体と同種の 10% 正常血清（ヤギ）加 PBS や市販のブロッキング試薬などを使用する．

● 1 次抗体の至適希釈倍率は，データシートを参考にするとよい．しかし，染色方法などにより反応に差がでるため，陽性コントロールを用いた希釈倍率の検討を事前に行っておくとよい．

2）蛍光抗体法

蛍光抗体法は，蛍光色素を標識した特異抗体を用いて，抗原物質の検出を行う免疫組織細胞化学法である．一般に，腎生検では蛍光色素が直接標識された抗体を用いた直接蛍光抗体法が多用される．しかし，尿沈渣の解析に使われる 1 次抗体には，直接蛍光色素が標識されている抗体は少ない．そこで本項では，直接法だけでなく間接法および重染色についても述べる．検体の処理は，Thinlayer 法，サイトスピン遠心塗抹法・浮遊法を用いた．

（1）蛍光色素の種類

抗体の標識蛍光色素には，緑の FITC（fluorescein isothiocyanate）と赤のテトラメチルローダミン（tetramethylrhodamine isothiocyanate；TRITC）が一般に使われてきた．最近，これらに代わってより明るく退色しにくい色素が利用され始めている．なかでも，Cy 系列や Alexa Fluor 系列はさまざまな波長に対応した色素があり，市販のキットで標識もわりあい簡単にできる．我々は，FITC, TRITC, Texas Red, Alexa Fluor 488, PE (phycoerythrin), Cy3 (cyanine), AMCA (aminomethylcoumarin) などの蛍光色素が標識された 1 次および 2 次抗体を使い分けて使用している．

（2）封入剤

封入剤には蛍光の退色を防止するために，退色防止剤として DABCO (1,4–diazabicyclo [2,2,2] octane), PPDA (paraphenylenediamine), *N*–propylgallate などを水溶性封入剤に入れて使用するとよい．また，SlowFade (Molecular Probes), Perma Fluor (Perkin–Elmer), FluorSave Reagent (Calbiochem) など退色防止剤入りの封入剤が市販されている．

a．直接法

① PBS 洗浄　　　　　　　　　　　5 分 3 回
② 1 次抗体（蛍光標識抗体）反応．室温 1 時間または 4℃一夜（紫外線の通る箱の場合は

アルミホイルで遮光する).
　③PBS 洗浄　　　　　　　　　5分3回
　④蛍光用封入剤を，カバーガラスに少量取り封入する（この時，尿沈渣などの細胞は壊れやすいためカバーガラスをうえからおさえないように封入する).
　⑤蛍光顕微鏡で観察し，写真またはデジタルカメラの画像を保存する．同じく微分干渉や位相差で観察するとよい（標本を観察しない時は，光があたらない冷暗所におくかアルミホイルで遮光する．標本は，永久標本にはならないので注意する).

b. 間接法
　①，②，③は直接法とほぼ同じである（1次抗体として非標識抗体を用いる).
　④標識2次抗体反応　　　室温30分～1時間
　⑤PBS 洗浄　　　　　　　　　5分3回
　⑥直接法の④，⑤と同様の操作を行う．

c. BA（biotin-avidin）法
　①，②，③は直接法とほぼ同じである（1次抗体として非標識抗体を用いる).
　④ビオチン標識2次抗体反応　　　室温1時間
　⑤PBS 洗浄　　　　　　　　　5分3回
　⑥FITC 標識アビジン　　室温30分～1時間
　⑦PBS 洗浄　　　　　　　　　5分3回
　⑧直接法の④，⑤と同様の操作を行う．
● 内因性のビオチンが問題の時は，ビオチン-アビジンブロッキング試薬を用いる．

3) 二重染色法
　二重染色は直接法と直接法，間接法と直接法，間接法と間接法といくつかの組み合わせに分類される．また，染色の原理を理解できれば，三重以上の染色も可能である．

(1) 直接法と直接法
　①，②，③は直接法と同じである．FITC 標識免疫動物 A 抗 X 抗体
　④ローダミン標識免疫動物 B 抗 Y 抗体
　　　　　　　　　　　　室温30分～1時間
　⑤PBS 洗浄　　　　　　　　　5分3回
　⑥直接法の④，⑤と同様の操作を行う．

● 1次抗体と2次抗体を混ぜて染色することも可能．
● 1次抗体と2次抗体の免疫動物が同種でも異種でも可である．異種どうしの抗体を組み合わせた場合は，両抗体間の交差反応（異種抗体）に気をつける（この場合は，④の前に免疫動物 B の正常血清10倍希釈液を30分間反応させるとよい).

(2) 間接法と直接法
　①，②，③は直接法とほぼ同じである．非標識抗体免疫動物 A 抗 X 抗体
　④FITC 標識免疫動物 B 抗 A 抗体
　　　　　　　　　　　　室温30分～1時間
　⑤PBS 洗浄　　　　　　　　　5分3回
　⑥10倍希釈 A 正常血清　　　室温10分
　⑦PBS で軽く洗浄
　⑧ローダミン標識免疫動物 C 抗 Y 抗体
　　　　　　　　　　　　　　　室温1時間
　⑨直接法の④，⑤と同様の操作を行う．
● 2次抗体の免疫動物 B 抗体と直接法の免疫動物 C 抗体が同種属由来であれば，抗体間の非特異的反応を考える必要がない．

(3) 間接法と間接法
　①，②，③は直接法とほぼ同じである．非標識免疫動物 A 抗 X 抗体
　④FITC 標識免疫動物 B 抗 A 抗体
　　　　　　　　　　　　室温30分～1時間
　⑤PBS 洗浄　　　　　　　　　5分3回
　⑥10倍希釈 A 正常血清　　　室温10分
　⑦PBS で軽く洗浄
　⑧非標識抗体免疫動物 C 抗 Y 抗体　室温1時間
　⑨PBS 洗浄　　　　　　　　　5分3回
　⑩ローダミン標識免疫動物 D 抗 C 抗体
　　　　　　　　　　　　室温30分～1時間
　⑪直接法の④，⑤と同様の操作を行う．
● この方法では，1次抗体として同種の免疫動物の抗体を組み合わせることはできない．
● 免疫動物 B 抗体と D 抗体を同種のものを使用すると，複雑な反応性を考える必要がない．
● 最近，蛍光抗体法や酵素抗体法の重染色が，加熱処理を利用することで複雑な抗体の組み合わ

せを考えず簡単にできることが報告されている．

2. 電顕法

沈渣の観察により腎病変を診断することは日常的に行われているが，それらはもっぱら簡便で迅速に結果を得られる光顕観察が基本となっている．それは，臨床的には赤血球，白血球，円柱がおもな腎病変の指標であり，通常は電顕観察を行わなくとも十分な情報が得られるからである．しかし最近は，上皮細胞が注目されはじめ，より正確で細かな区別，同定が求められつつあり，今後，電顕観察で得られる詳細な情報の必要性が高まっていくものと思われる．

以下に，今回の電顕観察のために行った試料作製法について記す．沈渣観察は未固定細胞で行われるが，電顕の場合，試料は固定しなければならない．そのため，両者の組織像は対比がむずかしい．そこで，とくに同一試料観察が必要な上皮細胞については，対比観察が行えるよう試料作製を行った．

1）同一試料による光顕・電顕観察用試料作製法

① 沈渣成分を電顕用固定液で固定し，Thinlayer 法またはサイトスピンを用いてスライドガラスに塗抹する．
② 1%グルタールアルデヒドで固定する． 4℃ 30 分
③ PBS で洗浄する． 2 回
④ Pap 染色する．
⑤ 光顕観察
⑥ 標的細胞にマーキングする[注1]．
⑦ キシロールに浸けてカバーガラスを取る[注2]．
⑧ キシロール・100%エタノール等量混合液に浸ける．
⑨ 100%エタノールに浸ける．
⑩ t-ブチルアルコールに置換する．
⑪ 冷蔵庫で凍結する．
⑫ 凍結乾燥する．
⑬ オスミウムコーティングする．
⑭ 走査型電子顕微鏡（SEM）観察
⑮ 50%エタノールに浸ける． 10 分
⑯ 1%オスミウム固定する． 60 分
⑰ エタノールで脱水する[注3] 各10 分
⑱ QY-1 で置換する[注4] 20 分 2 回
⑲ QY-1・エポキシ樹脂等量混合液[注5] 30 分
⑳ エポキシ樹脂[*1]に浸ける． 60 分 2 回
㉑ 包埋[注6]
㉒ 重合する． 60℃ 1 日以上
㉓ 超薄切片を作製する．
㉔ 電子染色する．
㉕ 透過型電子顕微鏡（TEM）観察
とくに記載していない個所は室温で処理する．

注1）マーキングは墨を使う．

*1　エポキシ樹脂の作り方
Luft 法　混合比 4：6

全量	30mℓ	50mℓ	80mℓ	100mℓ
Quetol	14.113	23.527	37.642	47.05
MNA	8.476	14.127	22.603	28.25
DDSA	7.407	12.345	19.753	24.69
DMP-30	0.45	0.75	1.2	1.5

① Quetol，MNA，DDSA をビーカーにとり，スターラで十分に攪拌する．
② DMP-30 を加えて，さらに攪拌する．

注意点）樹脂，硬化剤，加速剤を量ってビーカーへ移す時や混合する際は，気泡が入らないように十分に気をつける．エポキシ樹脂は粘性が高いため，気泡が入ってしまうと，脱気操作をしないと取れなくなってしまう．また，それぞれの容量はきちんと守る．エポキシ樹脂の重合は化学反応であるため，容量が不正確だと重合不全を起こす原因になる．

注2）カバーガラスは自然に剝がれるまで待つ．
注3）50％→70％→90％→100％と上昇させる．
注4）省略可．
注5）省略可．
注6）スライドガラス上にエポキシ樹脂を数滴たらし，よくなじませる．ビームカプセルに樹脂を満たし，ターゲット細胞のうえに逆さにかぶせ，周囲に流れ出た樹脂をふき取る．そのまま60℃のふ卵器で重合させる．

2）TEM試料作製方法
① 沈渣をPBSで洗浄する[注1]．
② 2.5％グルタールアルデヒドで前固定する． 4℃ 30分
③ 500G，5分間遠心する．
④ 上清を捨てる．
⑤ 血清を1，2滴加え混和する[注2]．
⑥ 2.5％グルタールを重層し静置する． 4℃ 数分間
⑦ 細切する[注3]．
⑧ PBS洗浄する． 4℃ 数時間
⑨ 1％オスミウムで後固定する． 4℃ 2時間
⑩ PBS洗浄する． 4℃ 30分
⑪ エタノールで脱水する[注4]． 各10分
⑫ QY-1で置換する． 20分2回
⑬ QY-1・エポキシ樹脂等量混合液 30分
⑭ エポキシ樹脂に浸ける． 60分2回
⑮ 包埋する[注5]．
⑯ 重合する． 60℃ 1日以上
⑰ 超薄切片を作製する．
⑱ 電子染色する．
⑲ 観察する．

注1）沈渣にPBSを加えてよく混和し，1,500rpm 5分遠心する．上清を捨てる．
注2）血清を加えるとすぐに固まってくるので，混和はすばやく行う．気泡が入った場合は，1,500rpm 5分ほど遠心するとよい．
注3）$1mm^3$の大きさに細切する．
注4）50％→70％→90％→100％と上昇させる．100％エタノールからは室温で30分を2回行う．
注5）ビームカプセルに樹脂を満たし，組織をカプセルのほぼ中央に軽く埋め込む．しばらくすると，組織はカプセルの底に沈む．

3）SEM試料作製方法
① スライドガラスを適切な大きさに割り，洗浄してポリカチオン処理＊2をする[注1]．
② 沈渣をPBSで洗浄する．
③ 最終濃度が1～2％になるようPBSで調整する．
④ ポリカチオン処理したスライドガラスに1，2滴滴下し，10分静置する．
⑤ 2.5％グルタールアルデヒドで前固定する[注2]． 4℃ 30分
⑥ PBS洗浄する． 4℃ 30分2回
⑦ 1％オスミウムで後固定する． 4℃ 30分
⑧ PBS洗浄する． 4℃ 30分

＊2　ポリカチオン処理方法

ポリカチオン剤
　0.1% poly-L-lysine hydrobromide in PBS（0.1～0.2M pH7.4）冷蔵保存で（凍結保存も可）1年間有効である．

処理
① 支持板（スライドガラス）にポリカチオン剤を載せ，5分静置する．
② 蒸留水で洗浄する．
③ ふ卵器で乾燥させる．4，5日は使用可能である．

⑨エタノールで脱水する．
⑩ t-ブチルアルコールに置換する．
⑪冷蔵庫で凍結する．
⑫凍結乾燥する．
⑬試料台にスライドガラスごと貼り付ける[注3]．
⑭銀ペーストで導電処理する．
⑮ふ卵器で乾燥する．
⑯オスミウムコーティングする．
⑰観察する．

注1) スライドガラスにダイアモンドペンで傷を入れると手でも簡単に割れる．大きさは試料台の直径よりも小さい方が観察時にチャージアップが起きにくい．中性洗剤で洗い，蒸留水を通して乾燥させる．

注2) 小さなシャーレに入れて，シャーレに固定液を満たすようにし，スライドガラスに直接滴下しない．これより後の操作（凍結乾燥まで）はすべてシャーレに入れたまま行う．

注3) カーボンシールなどを利用すれば簡単に試料台に貼り付けることができる．

VI 尿沈渣成分の鏡検法と顕微鏡の取り扱い

1. 鏡検法

1）鏡検

顕微鏡は接眼レンズの視野数が20（400倍視野面積が$0.196mm^2$）のものを使用し，原則的に無染色で鏡検する．染色法を用いると溶血作用や希釈誤差が生じるため，確認および同定が必要な場合に用いる．染色を行う場合は，尿沈渣と染色液の比率を4：1程度で使用することが望ましい．

通常，弱拡大（low power field；LPF，100倍）で全視野（whole field；WF）を観察後，強拡大（high power field；HPF，400倍）で最低10視野以上20～30視野を鏡検する．当院では，尿沈渣検査が診察前検査であり，外来検体すべてを1時間以内に報告しなければならない．そこで，短時間に臨床が望む結果を返信するために，はじめから無染色標本を強拡大で血球系および上皮系を観察し，つぎに弱拡大で円柱系を観察する．さらに，ステルンハイマー染色（Sternheimer stain；S染色）標本について強拡大で上皮系の確認および同定を行い，最後に弱拡大で硝子円柱の見落としがないかどうかを確認するとともに，異型細胞の有無を最終観察する鏡検順序で行っている（図VI-1-1）．1検体当りの鏡検時間は1～3分程度で，鏡検の仕方は縦，横どちらでもよい（図VI-1-2）．

迅速かつ正確な結果を返信するためには，臨床が望んでいる成分（赤血球，白血球，異型細胞），患者情報（年齢，性別），診療科，関連成分（変形赤血球と赤血球円柱など）などを把握して鏡検することが重要である．

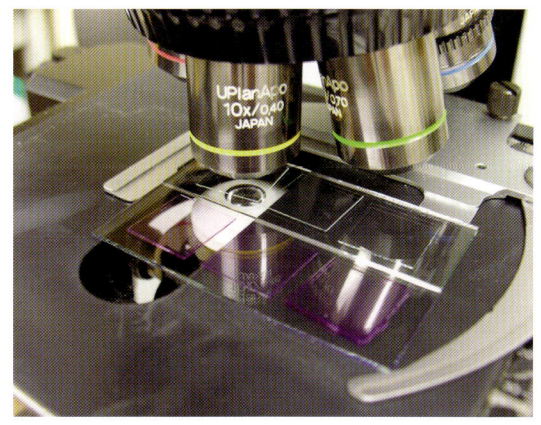

図VI-1-1　鏡検手順
　スライドガラスを2枚並べ，左端から1検体について，無染色（上），S染色（下）の順番で沈渣を鏡検する．

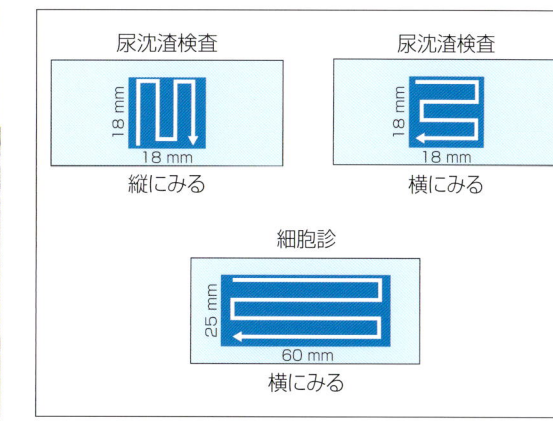

図VI-1-2　鏡検の仕方

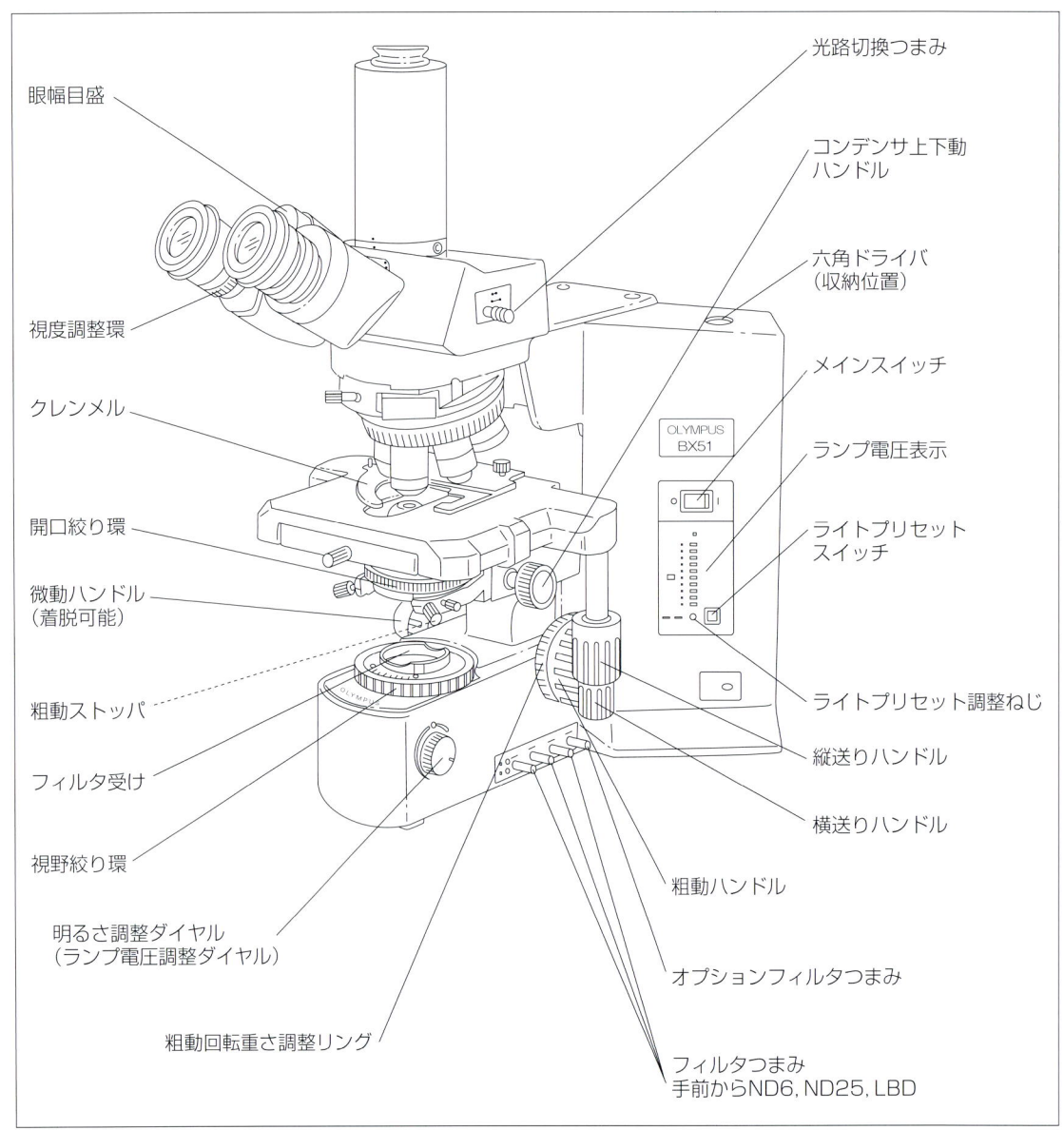

図Ⅵ-2　顕微鏡主要操作部の名称（正立顕微鏡 BX51，オリンパス製）

2）尿沈渣成績の記載法

　円柱系を除くすべての沈渣成分は強拡大で鏡検し，1視野100個まで算定する（1視野を4分割し，25個以上算定できれば100個以上とする）．1個未満/HPFの場合は，当院では1個/1～4HPF，1個/5～9HPFなどと記載している．日本臨床検査標準協議会（JCCLS）記載法と東京女子医大記載法を**表Ⅵ-1**に示す．

2. 顕微鏡の使い方

1）明視野観察用顕微鏡

　ケーラー照明ができる光学系を備えた正立顕微鏡BX51（オリンパス製）（**図Ⅵ-2**）を例に，取扱説明書を参考に，簡単な注意点とともに基本操作を説明する．

（1）ランプの点灯，明るさ調整

①電源コードをコンセントに差し込む．電源の

表Ⅵ-1 尿沈渣成績の記載法

尿沈渣成分	JCCLS 記載法	東京女子医大記載法	
血球・上皮細胞類	1〜 4個/HPF 5〜 9個/HPF 10〜19個/HPF 20〜29個/HPF 30〜39個/HPF 40〜49個/HPF 50〜99個/HPF 100個以上/HPF	1〜 4個/HPF 5〜 9個/HPF 10〜19個/HPF 20〜29個/HPF 30〜39個/HPF 40〜49個/HPF 50〜99個/HPF 100個以上/HPF	1個/1〜4 HPF 1個/5〜9 HPF 1個/10〜19 HPF 1個/20 HPF （上記は1個未満/HPF 時に用いる）
円柱類	−　 0個 1+ 　1個〜/WF（1個〜/100LPF） 2+ 　1個〜/LPF（100個〜/WF） 3+ 　10個〜/LPF（1,000個〜/WF） 4+ 　6個〜/HPF（10,000個〜/WF）	1〜 4個/LPF 5〜 9個/LPF 10〜19個/LPF 20〜29個/LPF 30〜39個/LPF 40〜49個/LPF 50〜99個/LPF 100個以上/LPF	1個/1〜4 LPF 1個/5〜9 LPF 1個/20 LPF 1個/30 LPF 1個/40 LPF 1個/50 LPF （上記は1個未満/LPF 時に用いる）
細菌・真菌類	−　 0 ± 　数視野に散在 1+ 　各視野にみられる 2+ 　多数あるいは集塊状に散在 3+ 　無数	JCCLS 記載法と同様である	
原虫・寄生虫類	−　 0 1+ 　1個/WF〜4個/HPF 2+ 　5〜9個/HPF 3+ 　10個〜/HPF	JCCLS 記載法と同様である	
結晶・塩類	−　 0 1+ 　1〜4個/HPF 2+ 　5〜9個/HPF 3+ 　10個〜/HPF	出現量に関わらず尿酸塩，リン酸塩，炭酸塩を直接入力する	

メインスイッチを入れ，ランプを点灯する．
②接眼レンズを覗きながら明るさ調整ダイヤルを回し，適度な明るさになるようにランプ電圧を調整する．
③フィルタつまみを押し込み，LBD フィルタをセットする（図Ⅵ-3）．

● ハロゲンランプの光は電圧によって色が変化するので，ランプ電圧を所定の値にセットし，専用フィルタ（LBD）を入れる．また，必要に応じて減光フィルタ（ND フィルタ）を使用し，一定の色調を保つように明るさを調整する．
● 所定の電圧値やフィルタの名称などはメーカーによって異なるため，取扱説明書で確認する．

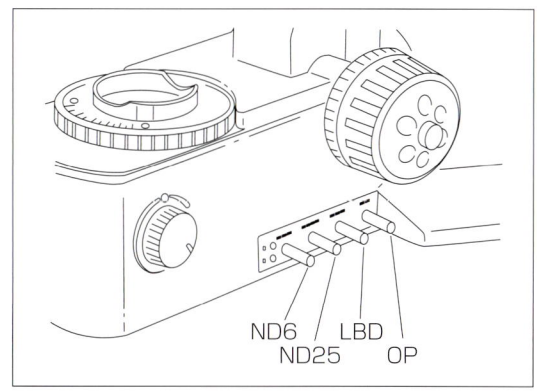

図Ⅵ-3 フィルタの使い方（内蔵フィルタの場合）

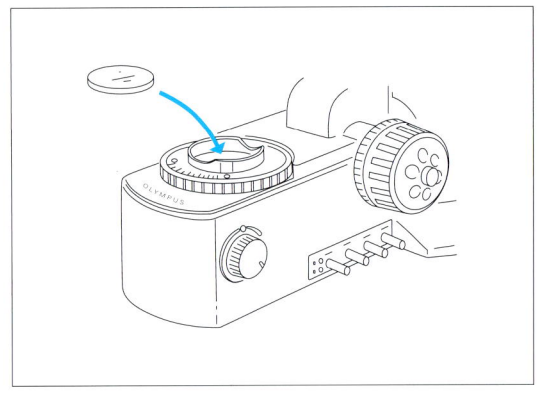

図Ⅵ-4 フィルタの使い方（単品フィルタの場合）

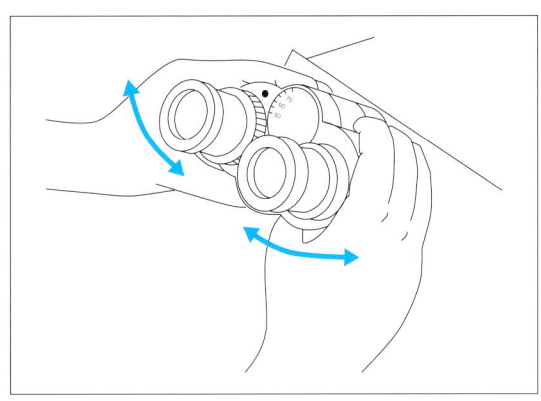

図Ⅵ-5 眼幅調整

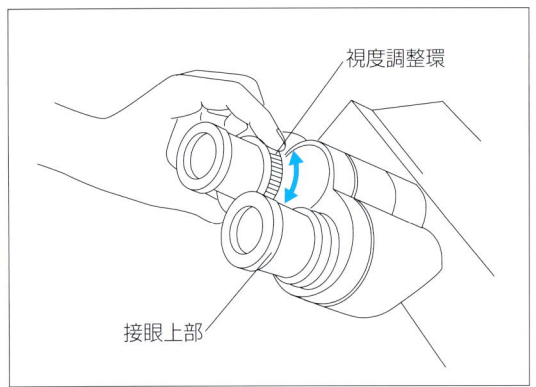

図Ⅵ-6 視度調整

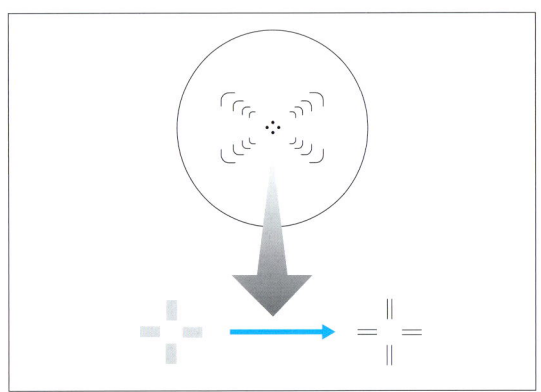

● フィルタが内蔵されていない顕微鏡の場合は，フィルタ受けにフィルタをのせる（図Ⅵ-4）．

（2）標本のステージへのセット
①カバーガラスを上に向け，標本をセットする．
②10倍の対物レンズを，レボルバを回してセットし，標本にピントを合わせる．

（3）眼幅調整（図Ⅵ-5）
接眼レンズを両眼で覗きながら双眼部を動かし，両眼の視野が1つにみえるように調整する．

（4）視度調整環（図Ⅵ-6）
①視度調整環のない側の眼で接眼レンズを覗き，粗・微動ハンドルを回し標本にピントを合わせる．
②視度調整環のある側の眼で接眼レンズを覗き，視度調整環を回して標本にピントを合わせる．

● ファインダ接眼レンズの場合は，視度調整環のない側のレンズで二重線や十字線がはっきりみえるように接眼上部を回して調整する．同時に，粗・微動ハンドルを回し，標本と二重線や十字線にピントを合わせる．つぎに，視度調整環のある側のレンズを覗き，視度調整環を回して標本にピントを合わせる．

（5）視野絞りのピント調整とコンデンサの心出し（図Ⅵ-7, 8）
①視野絞り環を回して，視野を最小に絞る．
②接眼レンズを覗きながらコンデンサ上下動ハンドルを回して，視野絞り像がはっきりとみえるようにする．同時に，標本と視野絞り像の両方にピントが合うように調整する．
③接眼レンズを覗きながら2本のコンデンサ心出しねじを回し，視野絞り像を視野の中心に移動する．

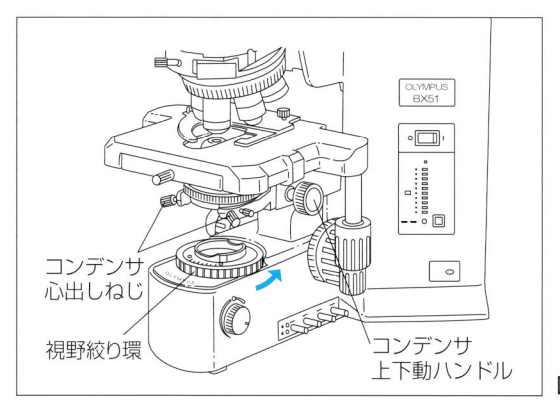

VI 尿沈渣成分の鏡検法と顕微鏡の取り扱い

図VI-7 コンデンサの心出し

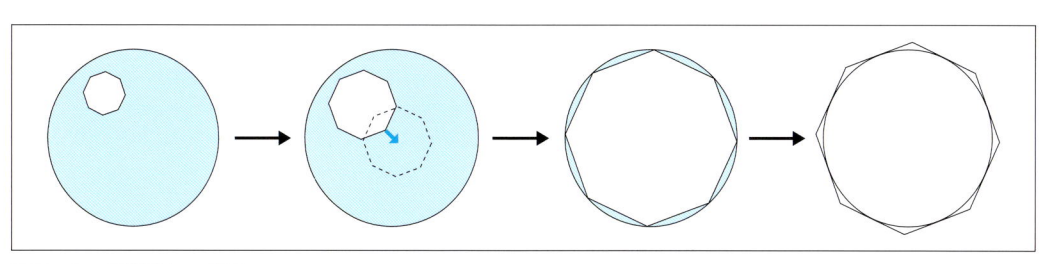

図VI-8 視野絞りの効果

④接眼レンズを覗きながら視野絞り環を回して，視野絞り像が視野に外接するように調整する．
● この操作により，対物レンズとコンデンサの中心線が一致する（光軸調整）．
● 視野絞り像を視野に外接させることにより，照明光が実視野だけに当たるよう制限し，余分な光が対物レンズに入りコントラストを低下させないようにしている．

（6）開口絞りの調整（図VI-9, 10）

①標本の観察にあたり希望の倍率の対物レンズをセットする．
②対物レンズをセットしたら，対物レンズの開口数の70〜80％値にコンデンサの開口絞りを調整する（図VI-9）．
③開口絞りに目盛が付いていない場合は，どちらか一方の接眼レンズを外し，接眼レンズの入っていた穴を覗きながら開口絞りを回し，

図VI-9 開口数目盛を利用した開口絞り

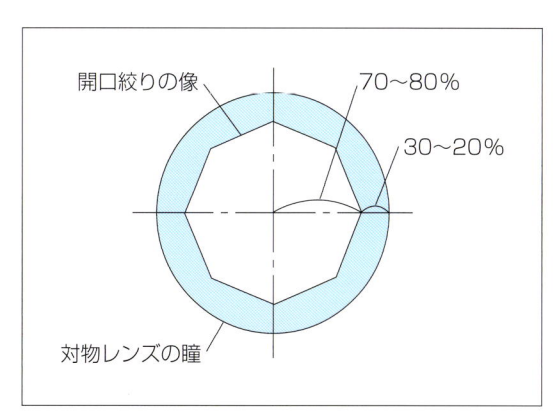

図VI-10 開口絞りの調整

図Ⅵ- 10のように対物レンズの瞳の70％ぐらいに調整する．
● 対物レンズの開口数は，各対物レンズの側面に表示されている．
　40×/0.75 →倍率40×，開口数0.75
● 対物レンズの開口数と照明系の開口数を合わせることで，解像力・コントラストのよい像が得られる．また，焦点深度も増加する．
　例：対物レンズの開口数0.75の場合
　　　　$0.75 × 0.7 〜 0.8 = 0.525 〜 0.6$
　　　コンデンサの開口絞りの目盛を0.525〜0.6の間に調整する．

● 染色の薄い標本や尿沈渣などの無染色標本は，コントラストが低すぎてみづらい場合がある．こういった場合には，開口絞りを対物レンズの開口数の50％ぐらいまで絞れば，コントラストがよくなる．しかし，開口絞りを絞りすぎるとコントラストは高くなるが，像は暗くなり分解能は低くなる．明るさや色温度の調整は，NDフィルタと明るさ調整ダイヤルでランプ電圧をみやすい明るさに調整することで行う．

（7）観察
　顕微鏡のすべての調整が終わったら，標本をステージにセットし観察する．

Ⅶ デジタルカメラによる撮影方法と画像処理

1. 市販コンパクトデジタルカメラを利用した顕微鏡写真の撮影方法

　日常の検査のなかで，尿沈渣などの顕微鏡写真を撮影する機会に遭遇することがある．顕微鏡用写真の撮影には従来の銀塩フィルムを利用する方法と，近年普及してきたデジタルカメラを利用する方法があるが，いずれも専用の機材を必要とし価格も高価である．一方，市場では低価格で高画素数のコンパクトデジタルカメラが普及している．これら市販コンパクトデジタルカメラを利用して，コリメート法を用いることで，多少のコツはいるものの顕微鏡写真の撮影が可能である．
　本項では，市販コンパクトデジタルカメラを利用した撮影方法を中心に解説する．

1) デジタルカメラとは

　デジタルカメラは，電子素子であるCCDやCMOSを用いて画像（写真）を得るカメラのことである．CCDやCMOSは光の明暗を電気信号に変える役割を担っているが，そのサイズが大きいほど得られる信号が大きくなるのでノイズの影響を受けにくくなり，鮮明で良好な画像を得ることができる．
　デジタルカメラは大きく分類して，
　①一眼レフタイプ（レンズ交換可能）
　②一眼レフタイプ（レンズ交換不可能）
　③コンパクトカメラタイプ
　④動画撮影専用タイプ（静止画も撮影可能）
の4種類に分類することができる．

　一般的に，CCDもしくはCMOSのサイズが大きい一眼レフタイプのカメラが高画質・高解像度であり良好な写真を撮影することが可能であるが，これらの機種は顕微鏡写真の撮影に適さない（Cマウントに接続可能な機種は撮影可能である）．コメリート法による撮影には，③のコンパクトカメラタイプが適している．

2) 撮影に適したデジタルカメラ

　先に述べたコンパクトカメラタイプの機種は撮影に適しているが，すべての機種で撮影が可能なわけではない．撮影に適したカメラの条件とは，
　①光学ズームを搭載している
　②ズームレンズが沈胴レンズのタイプ
　③カメラのレンズの口径が，顕微鏡の接眼レンズとほぼ同サイズか小さいもの
　④少なくとも200万画素以上のもの
の4点があげられる．この条件にすべて合致していても撮影が可能かどうかは実際に撮影を行わないと不明であり，機種の選定には十分な吟味が必要である．また，最近の機種ではボディ内ズームレンズのものでも撮影可能なものもある．

3) 撮影方法

(1) 撮影手順

　デジタルカメラによる撮影方法には，コリメート法を用いる．コリメート法とは，接眼レンズにカメラのレンズを押し当て光軸を一致させる方法である．デジタルカメラの背面にある液晶モニタで画像を確認しながら調整すると，光軸を一致させやすい．図Ⅶ-1, 2に示したように，接眼レン

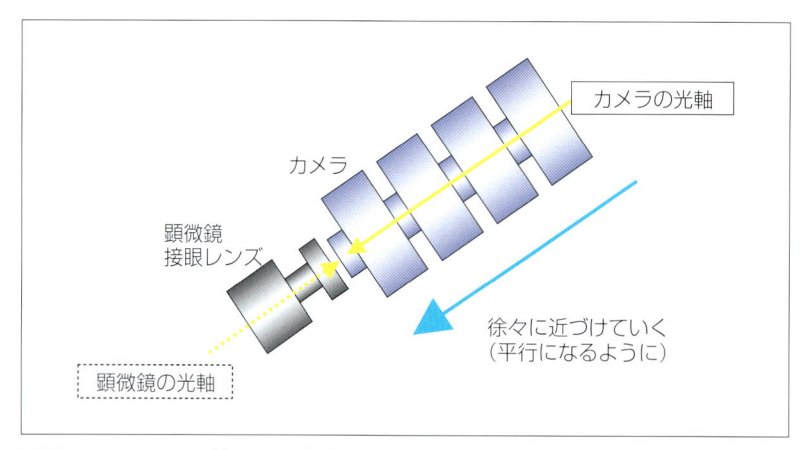

図Ⅶ-1　コリメート法によるデジタルカメラと顕微鏡の位置関係

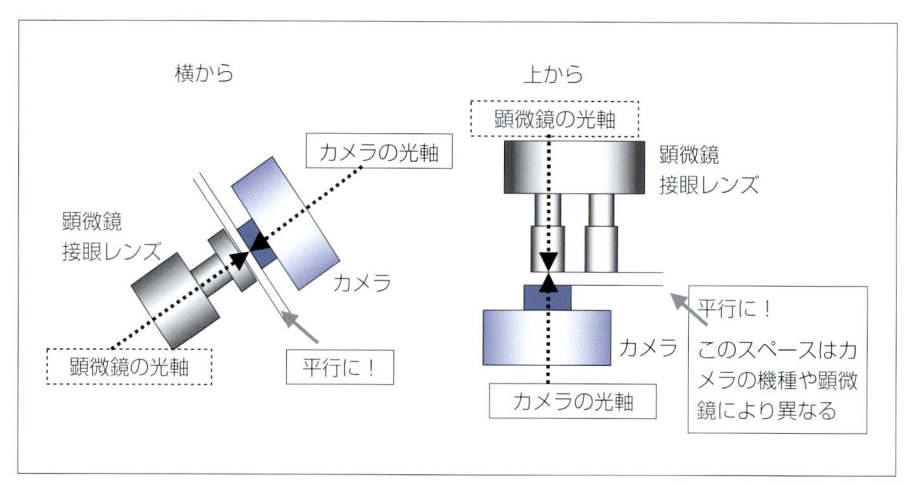

図Ⅶ-2　良好な画像が得られた時のデジタルカメラと顕微鏡の位置関係

ズ面に対してカメラのレンズ面を平行にし，できるだけ近づけることが肝要である．このとき，カメラの機種と顕微鏡の種類により接眼レンズとの距離が異なるので，近づけすぎたり，離しすぎたりすると良好な画像は得られない．繰り返し撮影し，コツをつかむことが肝心である．また，得られる画像が丸く四隅が黒くなってしまう現象を"ケラレ"（**写真Ⅶ-1**）という．この現象は，光学ズームを望遠側にすることで解消することが可能である．最大望遠でもケラレが解消できない場合は，200万画素以上の機種に限りデジタルズームを併用するとよい．撮影手順を**表Ⅶ-1**に示した．

（2）撮影条件

一般的に，撮影条件は使用するデジタルカメラ，顕微鏡により異なってくる．基本的な条件としては，

- 顕微鏡側の設定
  - 画像が乱れない程度に光量をできるだけ大きくする．
  - 接眼レンズを清掃しておく．
- カメラ側の設定
  - 画質は，最高画質，フルサイズに設定する．
  - 撮影条件はストロボをOFFにし，オート撮影で行う．可能であれば絞り優先撮影とし，絞り（F値）を開放（一番小さい数字）にするとよい．

Ⅶ デジタルカメラによる撮影方法と画像処理

写真Ⅶ-1　ケラレ

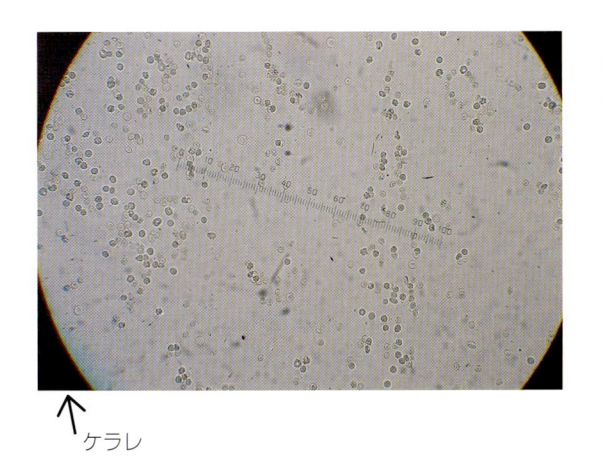

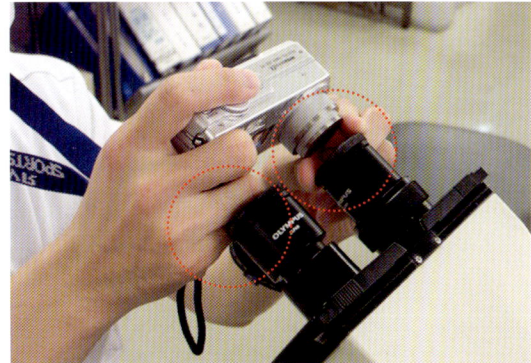

↑
ケラレ

写真Ⅶ-2　顕微鏡写真の撮影の実際

表Ⅶ-1　撮影手順

①カメラのストロボをOFFにする．
②手ブレ防止機能はOFFにする（搭載機種に限る）．
③光学ズームを望遠側にする（機種により倍率は異なる）．
④液晶モニタで画像を確認しながら，接眼レンズの光軸と一致させる．
⑤手ブレを起こさないように脇をしっかりと締めてカメラを固定する．
⑥四隅がケラレないように注意しながら撮影する．

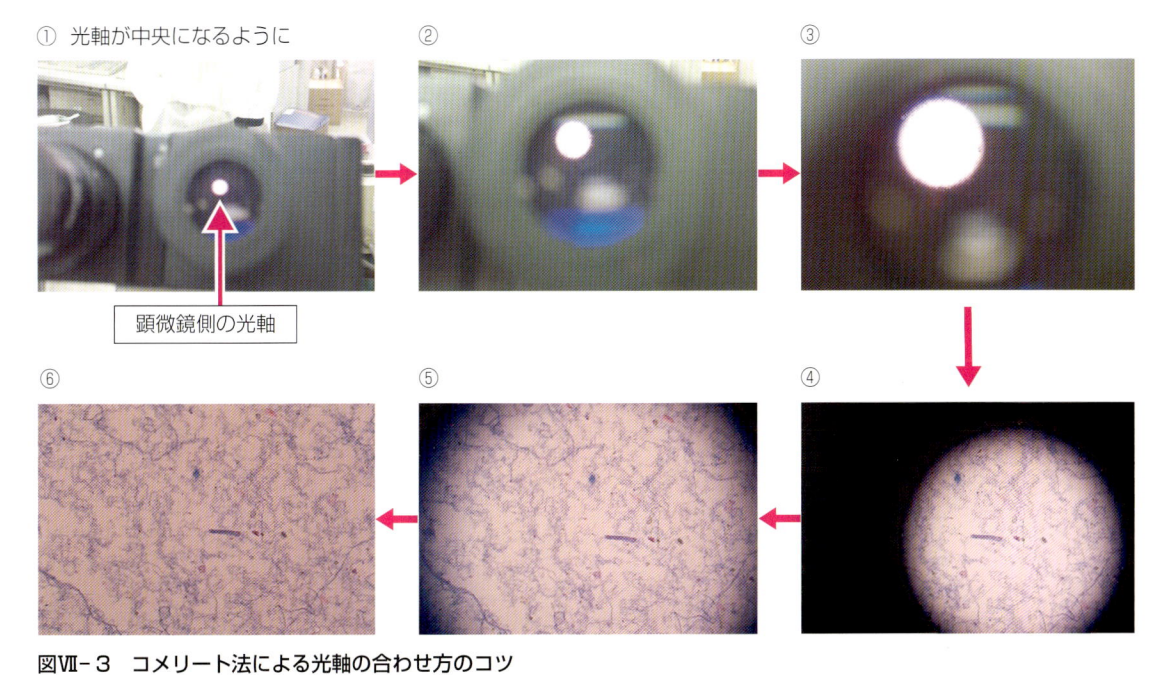

① 光軸が中央になるように

顕微鏡側の光軸

②　③　④　⑤　⑥

図Ⅶ-3　コメリート法による光軸の合わせ方のコツ
顕微鏡の光軸を常にモニタ中央になるように，平行に接眼レンズへ近づけていく．

263-00500

29

・手ブレ防止機能は OFF とする（機能を有するカメラの場合）．
・ピントが合わない場合は，マクロモードとする．

この設定では，カメラが不安定な状態で撮影を行うことになるため，できるだけ固定することが重要である．とくに，シャッターボタンを押すときに手ブレを起こしやすいので注意が必要である．安定させるのがむずかしければ，三脚や一脚を用いるとよい．

（3）撮影のコツ

撮影のコツは，いかに顕微鏡との光軸を一致させカメラを安定させるかにかかっている．カメラを安定させるコツは，カメラのレンズをつまむように指を添え，接眼レンズとのスペーサとし，さらに右側の接眼レンズのうえに右手を添える（**写真Ⅶ-2**）．接眼レンズの左側を使用することでこの方法が可能となる．このようにすればカメラが安定し，撮影が容易となる．

光軸の合わせ方のコツを**図Ⅶ-3**に示したが，液晶モニタで顕微鏡側の光軸を常に中央になるように注意し，接眼レンズへ徐々に近づけていくと光軸を一致させやすい．これらの作業を繰り返し行うことでコツをつかむことができる．

光軸を一致させるのがむずかしければ，いろいろな材料を利用して自作アダプタを作製するとよい．一度作製すれば，簡単に撮影を行うことができる．

コンパクトデジタルカメラによる顕微鏡写真の撮影法について解説した．コンパクトデジタルカメラは，低価格で高画質の機種が多く発売されており，低コストで顕微鏡写真の撮影を実現できる．

デジタルカメラの特徴として，現像代やフィルム代が不要のため低コストで撮影が可能である．また，銀塩写真と異なり，デジタルデータとしてあらかじめ画像を得ることができるので，学会発表用スライドの作製や異常細胞のアトラスなどの作製も容易に行うことが可能である．コンパクトデジタルカメラによる顕微鏡写真は，多少のコツがいるものの簡単かつ気軽に撮影が可能である．ぜひチャレンジしていただきたい．

（協力：日本大学医学部附属板橋病院　臨床検査部　福田 嘉明）

2. Microsoft Photo Editor を使用した簡単な画像処理

顕微鏡写真を撮って，画像が暗い，画像が明るすぎる，コントラストがなく画像がはっきりしない，写真全体が赤みをおびている，青みをおびている，などの失敗をしてしまうことがある．ピンぼけや手ブレなどは修正不可能であるが，このような失敗は，デジタルカメラで撮った画像なら画像処理用ソフトである程度の修正が可能である．また，PowerPoint や Word などに画像を挿入する場合や，画像をメールに添付するときに，ファイルサイズが大きすぎて困ることがある．このような場合には，解像度の変更や画像のサイズを変更して保存することにより，ファイルサイズを小さくすることができる．

Microsoft Photo Editor は，Excel や Word などが入っている Microsoft Office の 2002 以前のパッケージに付属している画像処理用ソフトである．Excel や Word などが入っているパソコンにはインストールされているので，ほとんどの場合このソフトを使用できる．本項では，この Microsoft Photo Editor を使用した簡単な画像処理について説明する．

なお，Microsoft Office 2003 には，Microsoft Photo Editor に代わって画像の管理，編集，および共有を行うことができる Microsoft Office Picture Manager が付属されるようになった．画像編集の操作方法は，Microsoft Photo Editor とほとんど同じであり，解像度の変更以外の同様な作業が可能である（代わりに画像の圧縮が追加された）．ここでは具体的な操作方法を示さないが，作業ウィンドウが表示されるようになっており，より操作がわかりやすくなった．Microsoft Photo Editor の操作方法を理解すれば簡単に画像処理が可能である．

VII デジタルカメラによる撮影方法と画像処理

1) 明るさ，コントラスト，ガンマ値の変更

画像が暗い場合や，明るすぎる場合，またはコントラストがなく画像がはっきりしない場合などは，以下の手順にてある程度画像を修正することができる．

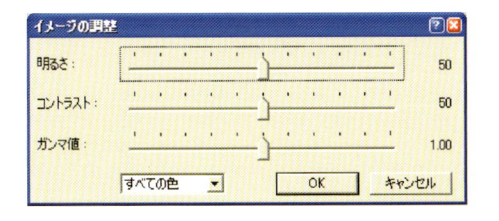

なお，保存する場合は，オリジナルの画像を残しておくために"名前を付けて保存"にて別の名前を付けて保存する．オリジナルの画像を残しておけば，失敗しても何回でもやり直しが可能である．しかし，JPEGの保存形式では圧縮して保存するため，保存するたびに画質が劣化してしまうので，"修正後ファイル"を開いての修正・保存は繰り返さないようにする．改めて修正したいときは，オリジナルの画像から修正し直すと画質の劣化が抑えられる．

● "明るさ"コントロール

すべての色およびグレーの階調による白の量を変更する．

つまみをドラッグして，明るさ（色に追加される白の量）を設定する．つまみを右にドラッグするとパーセンテージが高くなり，色が明るく（白が多く）なる．左にドラッグするとパーセンテージが低くなり，色が暗くなる．

● "コントラスト"コントロール

隣接する色またはグレーの階調の明るい部分と暗い部分の差を変更する．

つまみをドラッグして，色のコントラスト（色と色の間，またはグレーの階調の間の差）を設定する．つまみを右にドラッグするとパーセンテージが高くなり，コントラストが強くなる．左にドラッグするとパーセンテージが低くなり，色がグレーに近づく．

● "ガンマ値"コントロール

イメージの暗い部分のコントラストを変更する．

つまみをドラッグして，ガンマ値を設定する．ガンマ値とは，イメージの暗い領域のコントラストのことである．つまみを左にドラッグするとガンマ値が高くなり，コントラストまたは階調の差が大きくなる．右にドラッグするとガンマ値が低くなり，イメージの暗い領域のコントラストが低くなる．

［イメージの調整］の実際

① ［イメージ］メニューの［調整］をクリックするか，［標準］ツールバーの ☼ （イメージの調整）をクリックすると，［イメージの調整］ダイアログボックスが表示される．

② すべての色を調整するために，つまみをドラッグする前にダイアログボックスの左下隅にあるボックスで［すべての色］をクリックする．

③ 調整したい，"明るさ"，"コントラスト"，"ガンマ値"のつまみをそれぞれ左右にドラッグし，画像の効果を確認しながら調整を行う．

・変更は抑えめにした方がよい．

・各つまみは，右にドラッグすると"明るさ"，"コントラスト"がそれぞれ高くなり，左にドラッグすると低くなる．"ガンマ値"は左にドラッグすると高くなる．

④ ［OK］をクリックすると変更が確定され更新される．

2) 色調の変更

写真全体が赤みをおびている，青みをおびている，などの失敗を修正する場合は，前記の"明るさ・コントラスト・ガンマ値の変更"と同様に［イメージの調整］ダイアログボックスを表示する．つまみをドラッグする前に，ダイアログボックスの左下部にあるボックスで調整したい［赤］，［緑］または［青］の色をクリックして選択する．その後，［明るさ］・［コントラスト］，または［ガンマ値］のつまみをドラッグするとカラーチャンネルごとに調整されるので，画像の効果を確認しながら調整を行う．

表Ⅶ-2 最適な解像度

出力装置	画像の解像度	出力 dpi	出力 lpi
モニタ	96	96	na
レーザープリンタ	120	300	55～65
レーザープリンタ	150	600	65～85
インクジェットプリンタ	110	300	50～60

数値はその出力装置に対するもっとも一般的な数値であり，出力 dpi や出力 lpi をより正確に指定する場合には，使用しているプリンタやモニタのマニュアルで確認する必要がある．

3）解像度の変更

画像の解像度がプリンタで印刷可能な解像度よりも高い場合は，プリンタはその余分な解像度を単に無視する．最適な解像度は，プリンタの1インチ当りの線数（lpi）の2倍である．画像をプリンタで印刷する場合は，通常1インチ当り150ピクセルの解像度が最適である（60ピクセル/cm）．画像をモニタだけで表示する場合（PowerPointのプレゼンテーションなど）は，通常1インチ当り96ピクセルの解像度が最適である（38ピクセル/cm）．最適な解像度を表Ⅶ-2に示す．

① ［ファイル］メニューの［プロパティ］をクリックすると［プロパティ］ダイアログボックスが表示される．

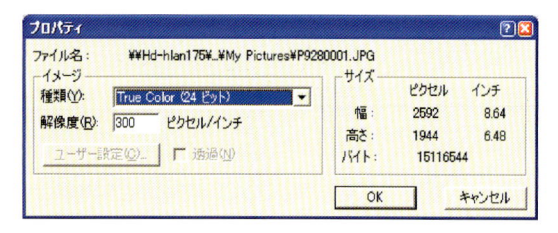

② ［解像度］ボックスに，必要な解像度を入力する．

③ ［OK］をクリックする．

4）サイズの変更

前項の解像度の変更にて解像度を低くした後，画像のサイズを変更して保存することにより，ファイルサイズを小さくすることができる（保存する場合は，オリジナルの画像を残しておくために"名前を付けて保存"にて別の名前を付けて保存する）．PowerPointのプレゼンテーション用などのパソコンモニタにて表示するために適した状態に変更し，ファイルサイズを小さくするためには，300万画素で撮影した画像の場合，解像度を96ピクセル/インチ（38ピクセル/cm）に変更後，幅1,024ピクセル・高さ768ピクセル（幅26.81 cm・高さ20.11 cm）にサイズを変更する．また，画像をメールに添付したり，Webに公開する場合などは，幅640ピクセル・高さ480ピクセルや，幅320ピクセル・高さ240ピクセルにするとよい．

① ［イメージ］メニューの［サイズ変更］をクリックすると［サイズ変更］ダイアログボックスが表示される．

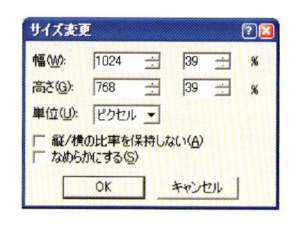

② 単位のボックスで"ピクセル"を選択する．

③ 新しい幅と高さを入力するか，元のサイズに対するパーセンテージを入力する．

④ ［OK］をクリックする．

5）画像のトリミング

写真の不要な部分をカットしたい場合やズーム表示をしたい場合には，画像のトリミングを行う．顕微鏡写真では，表示したときに細胞などの大きさがほかの写真と違ってしまうため，あまり行わないほうがよい．

Ⅶ デジタルカメラによる撮影方法と画像処理

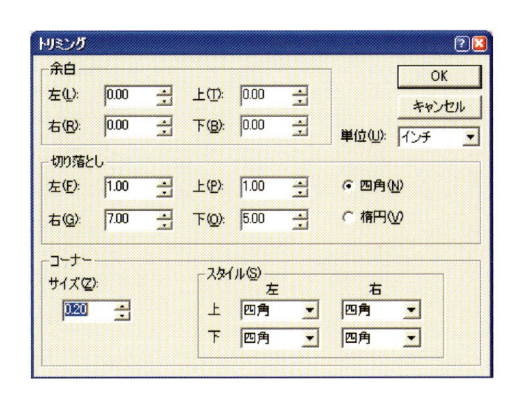

①［標準］ツールバーの（選択）をクリックした後，画像の残しておく部分を囲むようにドラッグする．
②［イメージ］メニューの［トリミング］をクリックする．
③必要なオプションを選択後，［OK］をクリックする．

（協力：駿河台日本大学病院 臨床検査部
原　美津夫）

VIII 尿沈渣検査の精度管理

1. 内部精度管理

　標本全体を観察し，総合的に判定できる方法として，尿沈渣用コントロール尿を用いる方法がある．癌研法にて尿沈渣成分を固定および保存し，精度管理時に標本を作製して，実際に血球系，上皮系，円柱系などを鑑別および同定するとともにカウントさせ，尿沈渣成績を記載させることによって，個人の熟練度合いが把握できる．

2. 外部精度管理

　外部精度管理には，日本臨床衛生検査技師会（日臨技）や米国臨床病理学会（CAP）などのスライドサーベイ，フォトサーベイが用いられ，施設内の技師による個人差や施設間差を把握することができる．また，最近ではインターネットを利用したWebフォトサーベイを活用することによって，時間と場所を問わずに精度管理が行えるようになった．

IX 腎・尿路系の解剖

1. 腎臓

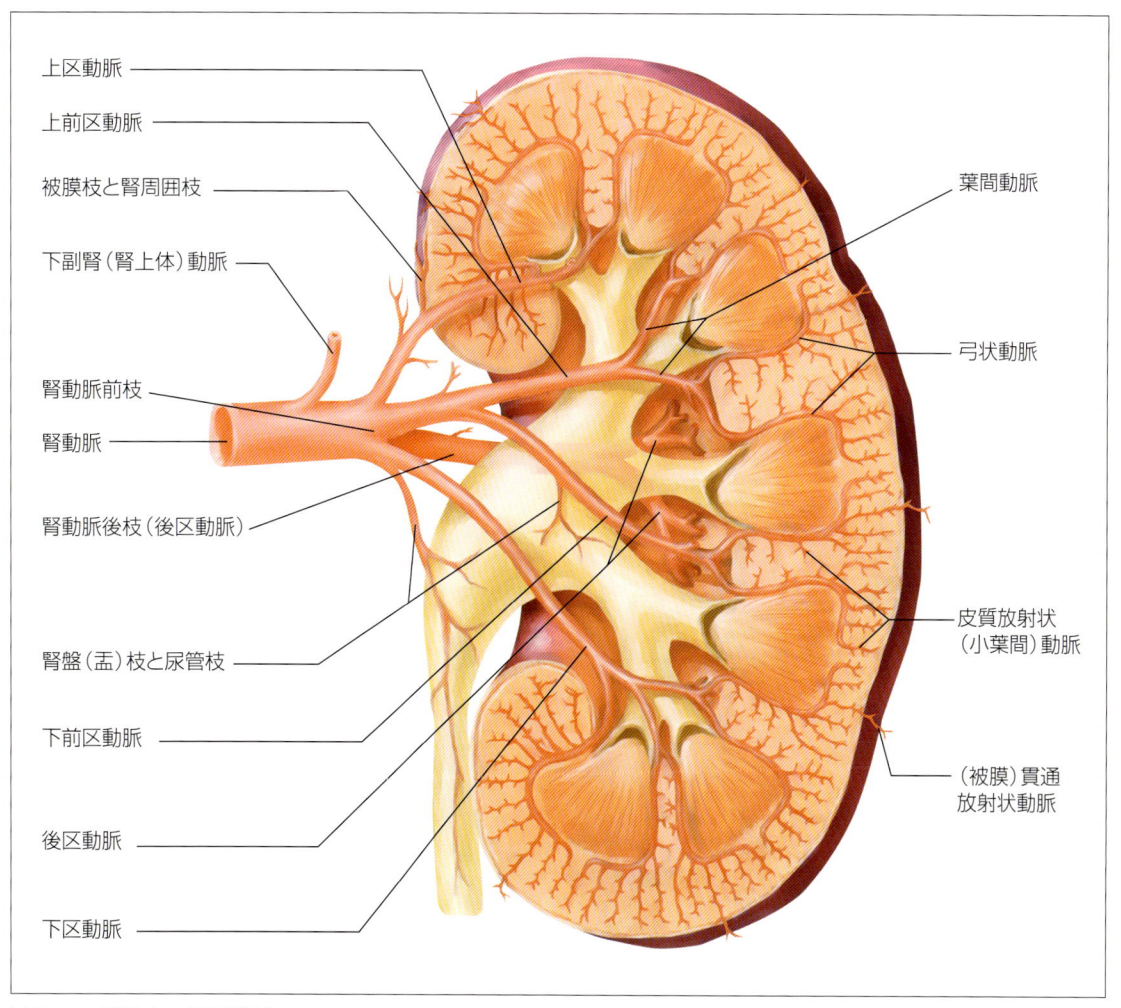

図IX-1　腎臓内の血管構築像

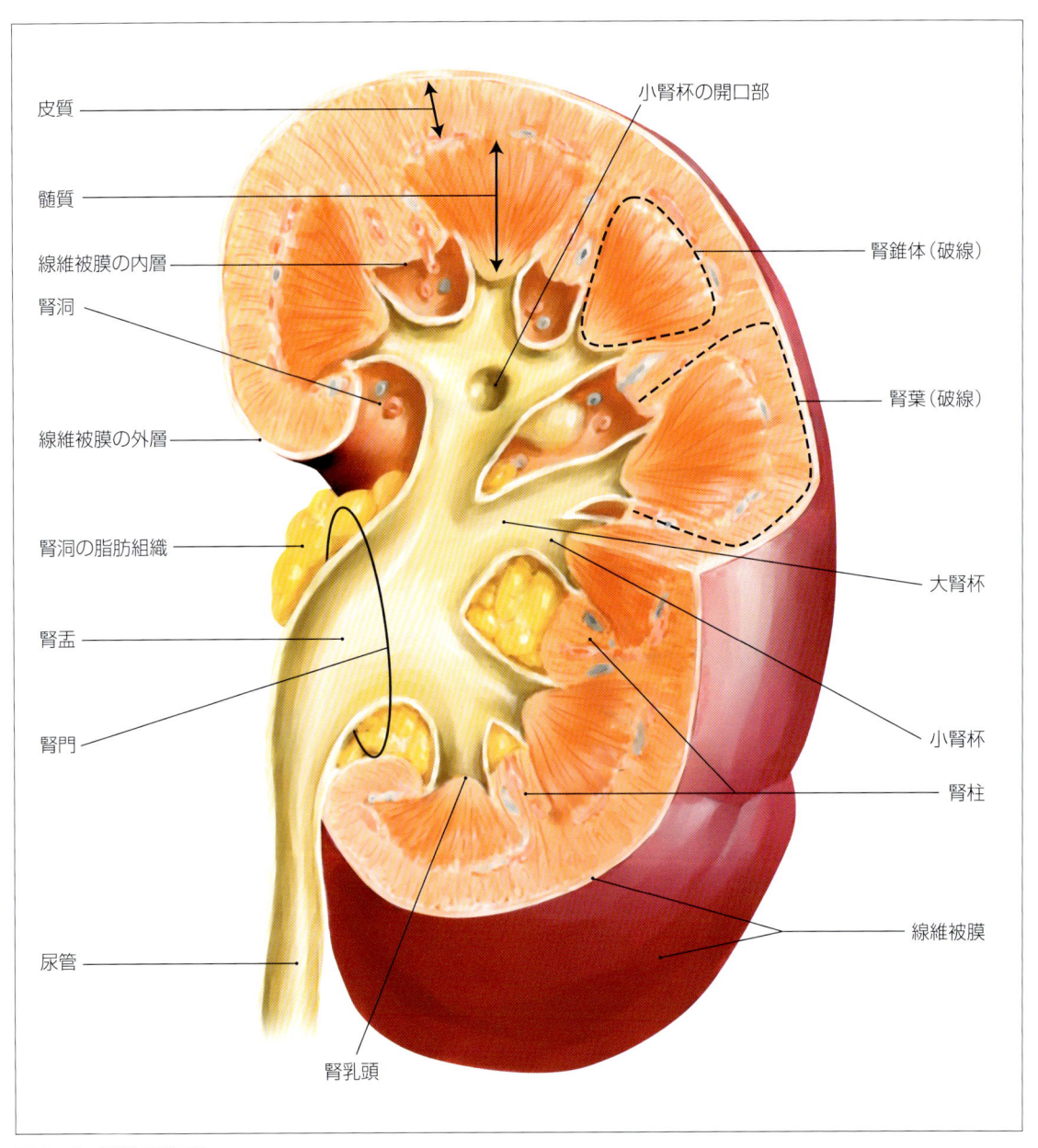

図Ⅸ-2　腎臓の割面像

IX 腎・尿路系の解剖

2. 泌尿生殖器

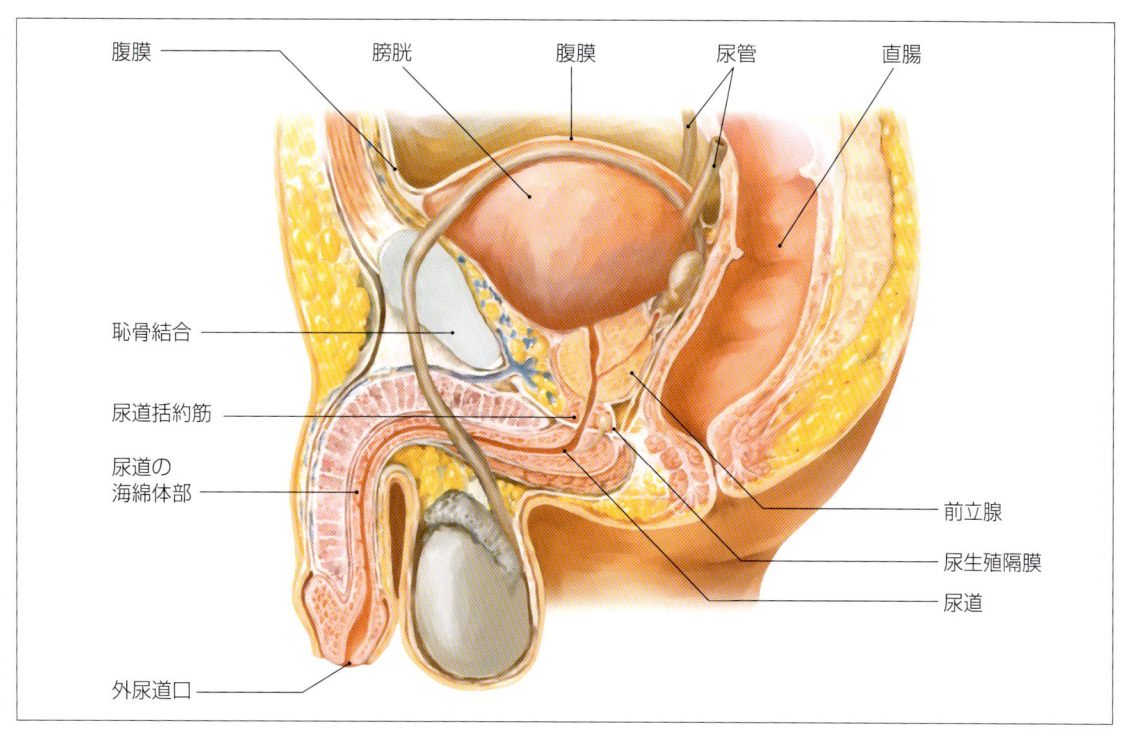

図IX-3-1　男性生殖器の正中断面像

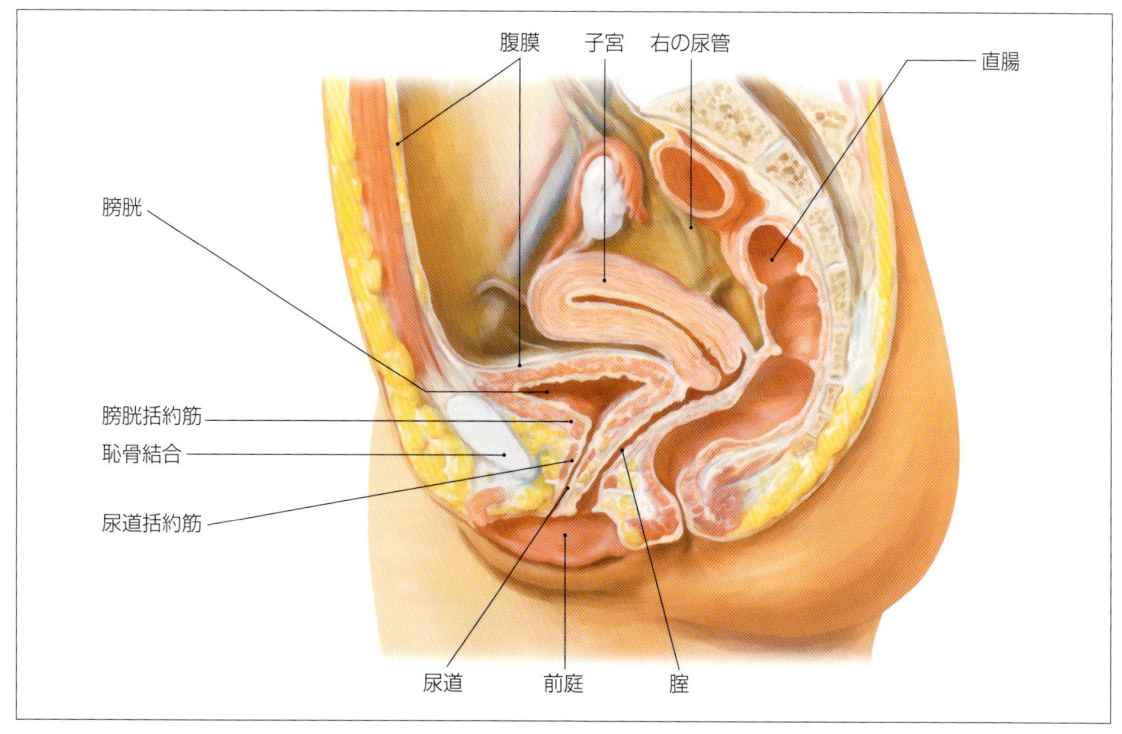

図IX-3-2　女性泌尿生殖器の正中断面像

X 各種尿沈渣成分の鑑別

血球類

1. 赤血球 red blood cell

(1) 起源（由来）

赤血球は，骨髄において多能性幹細胞から骨髄網赤血球まで分化する．その後，末梢血へ放出されて末梢網赤血球となり，約1日たつと成熟赤血球になる．分化増殖には，腎臓で産生されるエリスロポエチンが重要な働きを担っている．末梢血中の赤血球が糸球体腎炎や腎・尿路系腫瘍などによって尿中に流出した場合を血尿という．尿1,000 mlに1ml以上の血液が混入すると，肉眼的血尿として認識される．

(2) 機能

赤血球のおもな機能は，O_2を肺から組織に送り，組織中のCO_2を肺胞へ放出することである．

(3) 形態学的特徴（細胞像）

末梢血中のヒト正常成熟赤血球は，無核で細胞の両面がくぼんだ円盤形を呈する．平均直径は約7.5 μmである．pH（酸性では球状化，アルカリ性では扁平化），細胞内エネルギー（アデノシン三リン酸；ATP）レベルの低下，細胞膜の構造異常などによって形態が変化する（写真X-1〜6）．

尿中の赤血球は，尿の性状（浸透圧やpH）および出血部位の違いによって形態が変化する．高浸透圧尿や低pHでは萎縮して金平糖状を，低浸透圧尿や高pH尿では膨化してゴースト状を呈する．上部尿路出血（糸球体性血尿）では，同一標本上に標的状（target cell），コブ状（acanthocyte），ドーナツ状，小型状など大小不同かつ多彩な形態を示すdysmorphic RBC（変形赤血球）の出現が特徴である（写真X-7〜14）．下部尿路出血（非糸球体性血尿）では，金平糖状，ゴースト状などの形態を示し，単調なisomorphic RBC（均一赤血球）の出現が特徴である（写真X-15〜24）．非糸球体性血尿の検体でもまれに，コブ状の形態を示す場合があるため注意が必要である．しかし，コブをマスクして観察することによって，ヘモグロビンをしっかり含んだ均一赤血球であることがわかる（写真X-22）．

(4) 染色性

末梢血中の赤血球は，メイ・グリュンワルド・ギムザ染色（May-Grünwald-Giemsa stain；MGG染色）でピンク色に染まる．尿中の赤血球は，ステルンハイマー染色（Sternheimer stain；S染色）でヘモグロビンを有する場合は染色性が不良である．しかし，脱ヘモグロビン状，ゴースト状の場合の染色性は良好で，赤〜ピンク色に染色される（写真X-23, 24）．

(5) 陽性基準

5個以上/HPF（強拡大，400倍）．

(6) 再検基準

尿潜血反応と尿沈渣赤血球数との乖離があった場合は再度確認する．基準値を表X-1に示す．

(7) 類似する沈渣成分との鑑別方法

鑑別を要する成分として，真菌，シュウ酸カルシウム結晶（ビスケット状），脂肪球，レシチン顆粒などがある．赤血球は10％酢酸を加えると溶血するため，鑑別が可能である．

表X-1 潜血反応と尿沈渣赤血球の関係（基準値）

潜血反応	−	±	1+	2+	3+
尿沈渣赤血球数	0〜5〜9/HPF	1/20HPF〜10〜19/HPF	1/4〜9HPF〜30〜49/HPF	5〜9/HPF〜50〜99/HPF	10〜19/HPF〜100≦/HPF
5〜9/HPF以上	多彩な赤血球とともにacanthocyteが認められた場合は，dysmorphic RBCとコメント入力する				

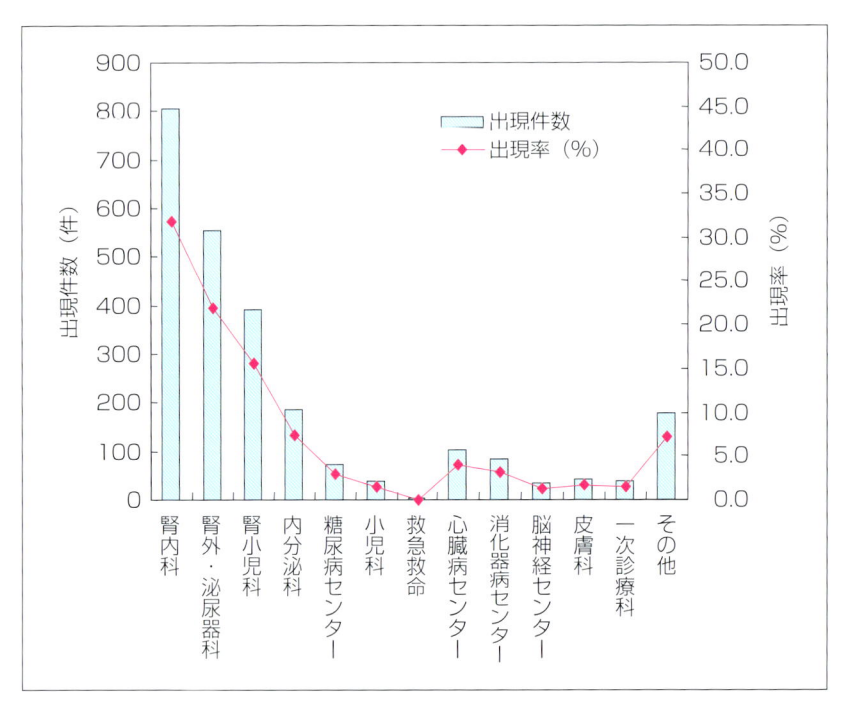

図X-1 診療科別変形赤血球の出現件数および出現率（東京女子医大病院）

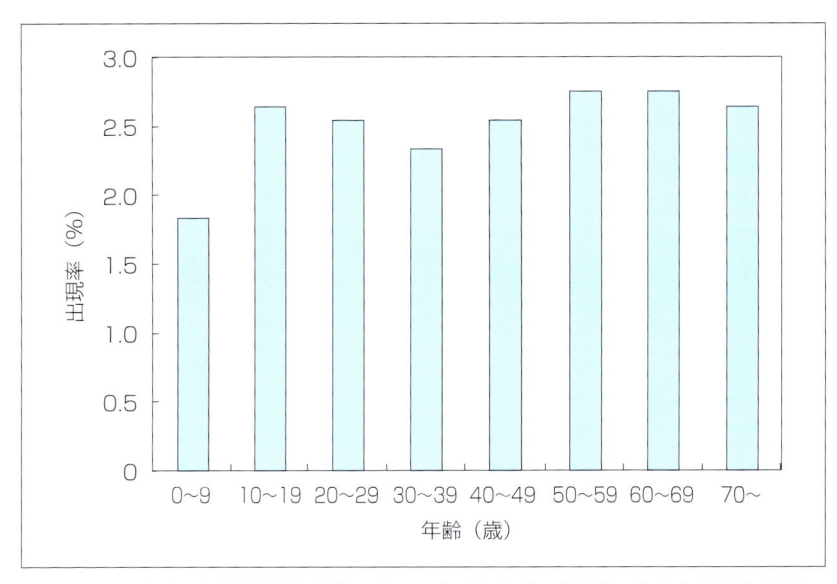

図X-2 年齢別尿沈渣検査依頼件数に対する変形赤血球の出現率（東京女子医大病院）

X 各種尿沈渣成分の鑑別

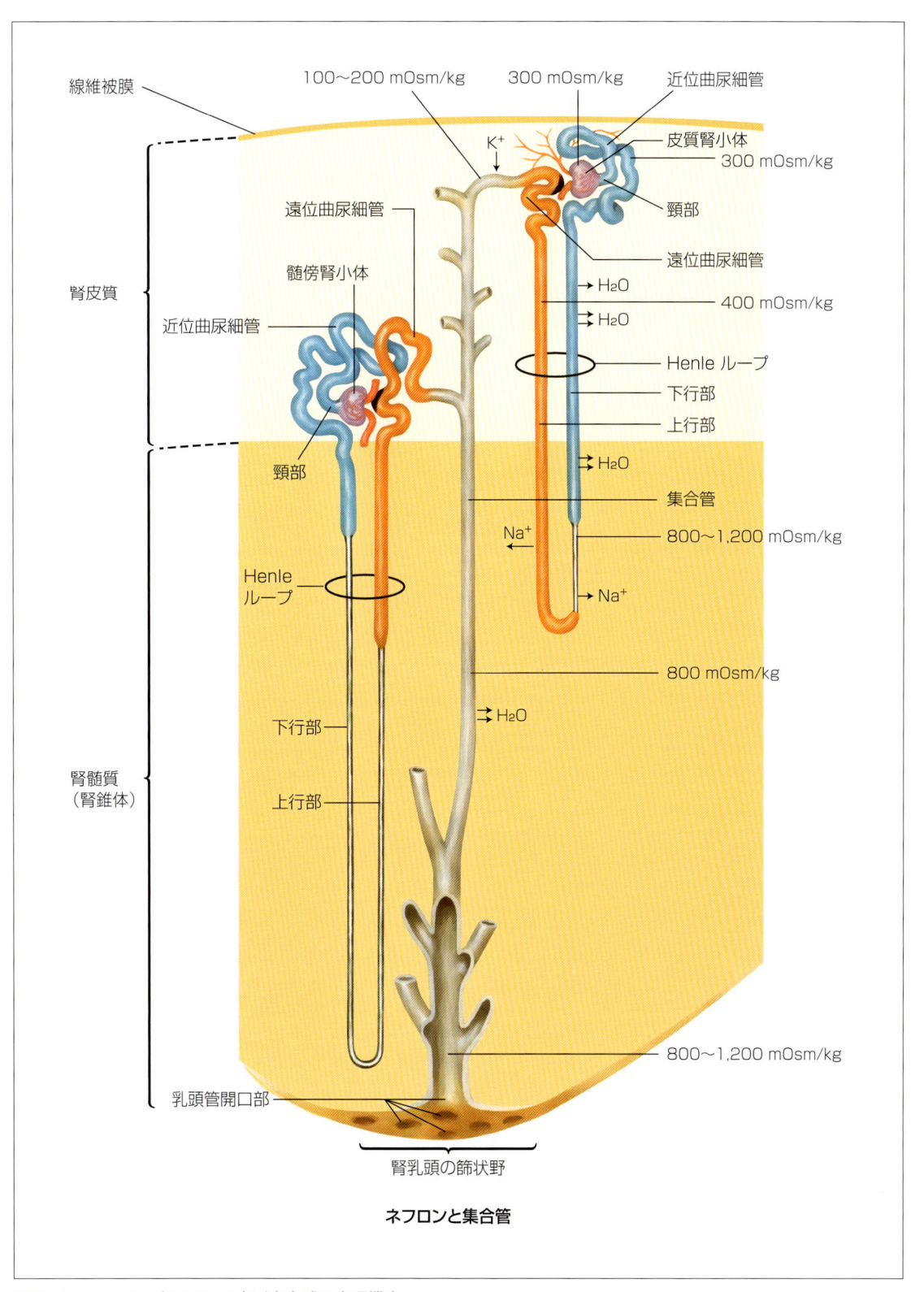

図X-3 ネフロン内における変形赤血球の出現機序

(8) 臨床的意義

尿中に排泄される赤血球は1日に約100万個で、鏡検するとHPFで1視野に1個未満である．1視野に5個以上を認めた場合，試験紙法で潜血反応が陽性を示し，血尿（肉眼的血尿，顕微鏡的血尿）と診断される．血尿は，腎・尿路系疾患だけでなく全身疾患でも認められるため，出血の原因が糸球体性なのか非糸球体性であるのかを鑑別することが重要である．

非糸球体性の血尿を呈する代表的な疾患として，小児では尿路感染症，高カルシウム尿症，ナットクラッカー現象，出血性膀胱炎（ウイルス性ではアデノウイルス11型，21型が多い）があり，成人では急性膀胱炎，尿路の結石症および悪性腫瘍などがある．一方，糸球体性の血尿を呈する疾患は，小児では遺伝性のAlport症候群，菲薄基底膜病や慢性糸球体腎炎であるIgA腎症，全身性血管炎に発症した紫斑病性腎炎などがあり，成人では急性糸球体腎炎，IgA腎症，ループス腎炎などがある．しかし，小児では赤血球の変形能が高く，健常者でも糸球体病変と関係なく変形赤血球を認めることがあるため，出血原因を赤血球形態で鑑別することは困難な場合もある．出現頻度について図X-1, 2に示す．

(9) ワンポイントアドバイス

● どうして変形赤血球ができるのか？

ネフロンを通過する際に浸透圧の変化とK，PO_4濃度の存在のもと赤血球膜障害程度差に応じ収縮過程がアンバランスになることによって，有棘赤血球（acanthocyte；AC）を含む変形赤血球ができる（図X-3）．

● 変形赤血球の鑑別方法は？

①無染色では位相差顕微鏡，S染色では明視野顕微鏡を用いて，形態を観察して鑑別する．
②フローサイトメトリー法を用いて，赤血球のサイズによって鑑別する．
③赤血球を被膜するタンパクに対する抗体を用いて，染色状態を鏡検して鑑別する．
④赤血球膜成分に対する抗体を用いて染色状態を鏡検し，さらにフローサイトメトリー法で鑑別する．

● 糸球体性赤血球（変形赤血球）の表現方法は？

『尿沈渣検査法2000』（日本臨床衛生検査技師会編）では，「赤血球形態の報告方法としては，非糸球体性の血尿と考えられる場合をisomorphic RBC（均一赤血球），糸球体性の血尿と推定する場合をdysmorphic RBC（変形赤血球）とコメントする」と記載されている．当院では，尿沈渣検査がスクリーニング検査であることをふまえ，尿中に赤血球を5〜9個/HPF以上認め，形や大きさが多彩でACが散見された場合に「dysmorphic RBCを認めます」とコメントしている．

2. 白血球 white blood cell

(1) 起源（由来）

好中球，好酸球，好塩基球，単球，リンパ球は，骨髄において多能性幹細胞から種々のサイトカインの作用によって分化する．リンパ球は，Tリンパ球が胸腺でさらに分化成熟し，Bリンパ球は末梢のリンパ組織で分化成熟する．末梢血中に放出された白血球は，種々の疾患によって組織中や尿中に流出する．尿中に出現する白血球は大部分が好中球であり，腎・尿路感染症または前立腺・精嚢腺などの炎症によって増加する．

(2) 機能

a. 好中球

生体内に細菌などの異物が侵入した際に，遊走，貪食，殺菌して処理することによって生体を防御する．また，種々のサイトカインを放出して免疫の防御にも働いている．

b. 好酸球

遊走，貪食，殺菌能を有するが好中球より弱い．細胞内の顆粒に含まれるタンパクは，寄生虫に傷害を与えて寄生虫感染を防御する反面，気管支喘息患者の気管支粘膜に対して組織傷害作用も引き起こす．

c. 単球

細菌，真菌，原虫，ウイルスや組織の断片に対し遊走，貪食して処理する．処理した抗原について情報を記憶し，Tリンパ球に伝達する抗原提示機能を有する．

d. リンパ球

リンパ球は機能によりT細胞，B細胞，NK細胞に大別され，いずれも重要な免疫担当細胞としての役割を担っている．T細胞は抗原認識，免疫応答の成立，制御などの働きをもち，B細胞は免疫グロブリンを産生，分泌する．また，NK細胞は明らかな抗原感作なしに標的細胞を自然に殺す細胞（natural killer cell）という意味で命名されたもので，非特異的にキラー活性を示す．

(3) 形態学的特徴（細胞像）

末梢血中のヒト正常成熟白血球は，大きさが5〜20μmで，一番小さいリンパ球から大型な単球まであり，円形〜類円形を呈する．

尿中の白血球は球状を呈するが，尿の性状（浸透圧やpH）および細胞の生死によって形態が変化する．高浸透圧尿や低pHでは萎縮状，低浸透圧尿や高pH尿では膨化状を呈する．

a. 好中球

末梢血中の好中球は大きさが12〜15μmで，桿状核から2〜4分葉核を有し，類円形を呈する．尿中では球状や円形〜類円形を呈する．しかし，生細胞と死細胞では形状が異なる．

生細胞は球状から棒状，糸状，乳頭状，コブ状，アメーバ状など多彩な形態を呈する．核は通常2〜4分葉核であるが，球状化した場合は細胞質が厚くなるため，観察が困難である．生細胞の一つである輝細胞は，細胞質内にブラウン運動する顆粒を認める（**写真X-25〜46**）．

死細胞は，尿の浸透圧やpHの影響によって萎縮状や膨化状を呈する．核は細胞質との境界が明瞭で観察は容易である．生殖器から混入した場合，細胞質が崩壊し裸核状を呈するものが認められる．細胞の大きさと，S染色での分葉核を確認することが重要である（**写真X-47〜54**）．

b. 好酸球

末梢血中の好酸球は，好中球とほぼ同様の形態を呈するが，粗大な好酸性顆粒を有することが特徴的である．尿中では円形〜類円形で，細胞質内に光沢のある顆粒が充満し，核は丸みを帯びたメガネ状の2分葉核を呈する（**写真X-55〜62**）．

c. 単球

末梢血中の単球は大きさが15〜20μmの大型な細胞で，細胞質は広く，時に空胞を認める．核は陥凹〜分葉核を呈する．尿中では，生細胞の時に一部偽足様に突出して種々な形態を呈する．細胞質は綿菓子状〜均質状で，時に大小の空胞を認める．細胞の辺縁構造は不明瞭で，結合性のない集塊で出現することが多い．核は円形，類円形，腎形，馬蹄形，ブーメラン形を呈し，偏在性である（**写真X-63〜74**）．

d. リンパ球

末梢血中のリンパ球は大きさが5〜15μmの円形細胞である．細胞質は狭く，核は円形〜楕円形を呈する．形態学的にBリンパ球とTリンパ球を区別することは困難である．尿中では小型な円形細胞として観察される．細胞質は均質状，核は単核で核細胞質比（nucleocytoplasmic ratio；N/C）が高く，核内は抜けてみえることが多い（**写真X-75〜81**）．

(4) 染色性

末梢血中の白血球は，MGG染色で，核は紫色，細胞質は淡青色〜青藍色に染色される．しかし，細胞の種類によって染色性は異なる．好酸球の細胞質内顆粒は赤橙色に染色されることが特徴である．

尿中の白血球は，S染色で，核は青色〜紫色，細胞質は赤紫色〜青紫色に染色され，生細胞は不良，死細胞または崩壊の進んだ細胞は良好であることが多い．好中球については，染色性によって①濃染細胞（dark cell），②淡染細胞（pale cell），③輝細胞（glitter cell）の3つに分類される．②，③については，細胞膜が保持され染色性が不良であることから生細胞と考えられ，活動性炎症の指標とされている．

(5) 陽性基準

5個以上/HPF．

(6) 再検基準

10〜19個以上/HPFの白血球が認められた場合は，細菌，真菌，微生物・寄生虫類に（±）以上の結果値が入力されているかどうか再確認する．認められない場合には，（−）を入力し，「検

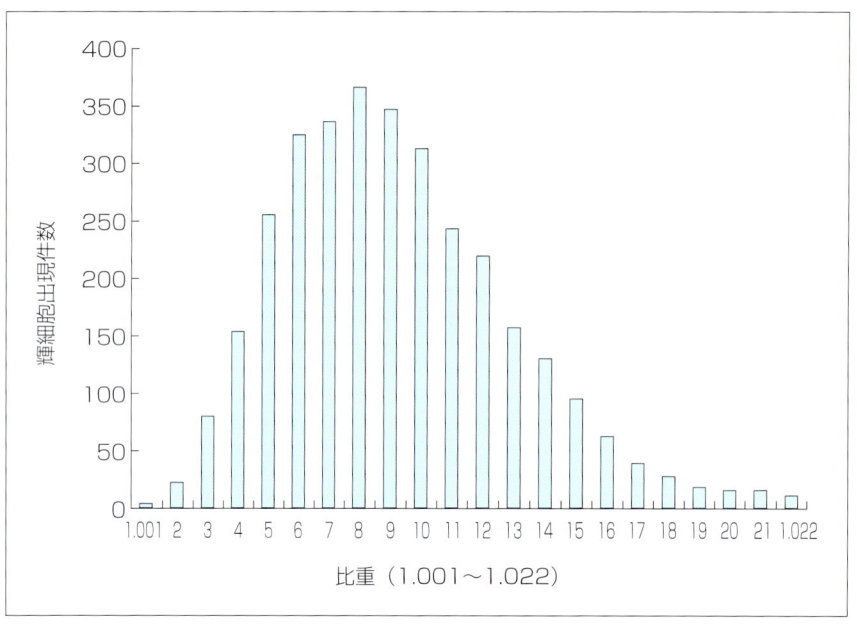

図X-4 好中球（輝細胞）の尿比重による出現分布

査標本中に細菌を認めません」とコメントしている．

（7）類似する沈渣成分との鑑別方法

鑑別を要する成分として，トリコモナス，尿細管上皮細胞がある．5〜10%酢酸を加えて核を明瞭にすることや，プレスコット・ブロディ染色（Prescott–Brodie stain）（リンパ球以外の白血球を染色する），細胞の表面構造や無染色での色調を確認することによって鑑別が可能である．

（8）臨床的意義

尿中の白血球は，腎・尿路系組織における感染症，炎症性疾患，アレルギー疾患の存在を意味する．また，尿路系腫瘍や尿路結石症などでも認められる．

a. 好中球

尿中白血球の大部分（90〜95%）は好中球である．尿路感染症によって多数出現し，尿沈渣検査では，強拡大で1視野に10個以上認められた場合に膿尿と診断される．尿路感染症は，細菌病原因子（線毛，菌体成分），宿主側因子（尿流，pH，Tamm–Horsfallムコタンパク），外的因子（留置カテーテル）などによって成立する．尿中に出現した好中球が淡染細胞や輝細胞で，細菌や移行上皮細胞（尿路上皮細胞）とともに認められれば膀胱炎を考え，発熱も伴えば腎盂腎炎を疑う．慢性前立腺炎では，前立腺マッサージ前で尿中に白血球を認めず，マッサージ後のみに多数の白血球と前立腺由来の脂肪顆粒細胞が認められる．輝細胞は低浸透圧尿を示す疾患で認められる（図X-4）．

女性の場合，生殖器（腟部，外陰部など）からの分泌物が混入し，細菌を伴った白血球尿となることがあり，尿路感染症を示唆する所見を呈するため注意が必要である．好中球が濃染細胞で多数の扁平上皮細胞を同時に認めれば混入を考える．S染色を行って，濃染細胞なのか淡染細胞なのかを確認することが大切である．

b. 好酸球

尿細管間質性腎炎，アレルギー性膀胱炎，寄生虫性疾患，尿路結石症などで出現する．好酸球は，肥満細胞や寄生虫から放出されるECF（eosinophilic chemotactic factor）や補体の賦活物質C5aなどにひかれて病巣局所に集まり，アレルギー反応を鎮静させるように働く．尿細管間質性腎炎では，尿中白血球分画で5%以上を認めた場合，診断価値が高い．尿細管間質性腎炎は

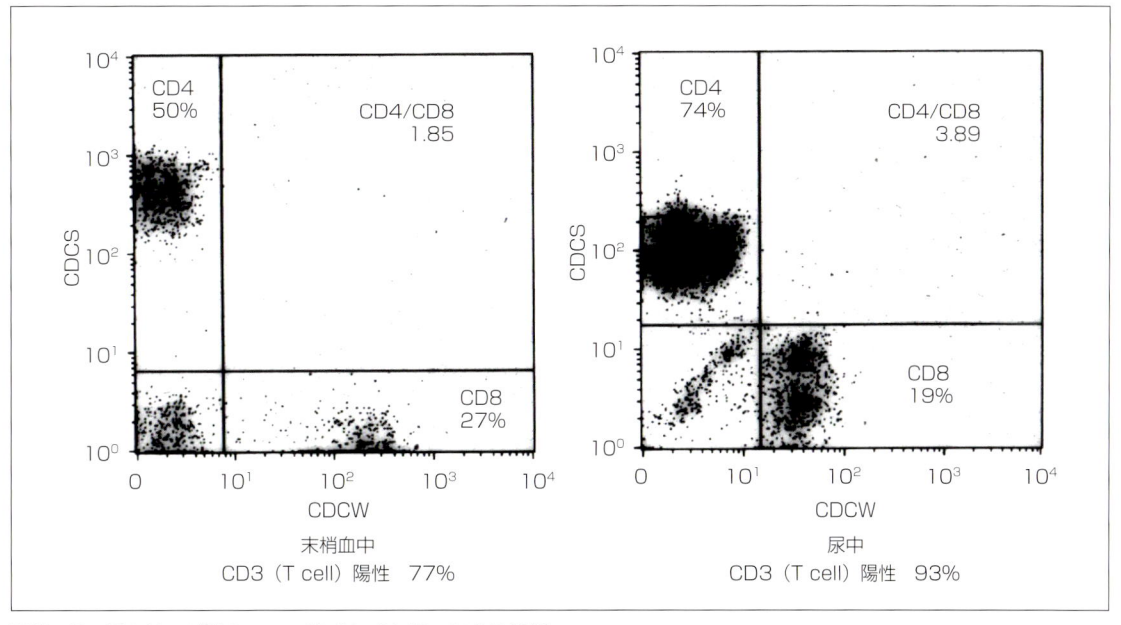

図X-5　尿中リンパ球のフローサイトメトリーによる解析

急性腎不全を伴うことが多いため，尿中に出現した好酸球を正しく判定して臨床に報告することが重要である．

　c．リンパ球

　尿路のリンパ管瘻による乳び尿，腎結核，腎移植後の拒絶反応などで出現する．とくに，腎移植後の拒絶反応を診断するには重要な所見で，尿中で認められるリンパ球の大部分がCD4陽性のヘルパーTリンパ球である．拒絶反応は，細胞性と液性の2種類があり，尿中にリンパ球を認めるのは細胞性の拒絶反応であり，血中では変化はしないが尿中ではCD4陽性のヘルパーTリンパ球の割合が増加する（図X-5）．しかし，現在使用されている免疫抑制剤はTリンパ球の増殖を抑制する薬剤が主であるため，尿中にリンパ球を認める症例はほとんどないのが現状である．

　d．単球/マクロファージ

　糸球体腎炎，尿路感染症の回復期などで出現する．尿中単球/マクロファージは，IgA腎症などの増殖性糸球体腎炎で排泄増加を認め，さらにFc receptor γIII（CD16抗原）陽性の活性化マクロファージは炎症を惹起する（図X-6）．尿中に出現した単球/マクロファージ数は，腎組織に

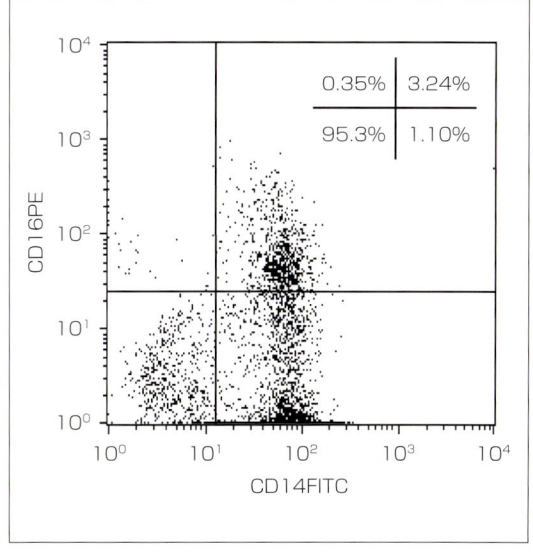

図X-6　尿中単球のフローサイトメトリーによる解析

おける糸球体および間質浸潤の両方を反映し，腎炎の活動性の指標に用いられている．

（9）ワンポイントアドバイス

● 好中球が生細胞の時は報告するべきか？

　当院では，10～19個以上/HPFを認めた検体について80％以上が淡染細胞であった場合に，

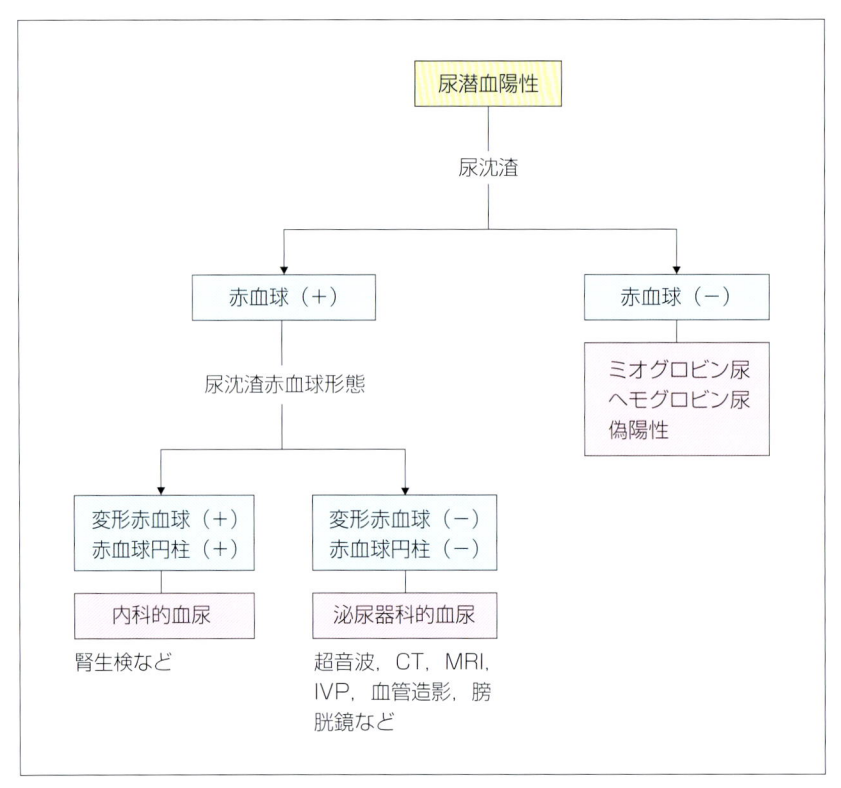

```
                    尿潜血陽性
                        │
                      尿沈渣
                ┌───────┴───────┐
            赤血球（＋）      赤血球（－）
                │                │
          尿沈渣赤血球形態   ┌──────────┐
                │           │ミオグロビン尿│
        ┌───────┴───────┐   │ヘモグロビン尿│
    変形赤血球（＋）  変形赤血球（－） │偽陽性      │
    赤血球円柱（＋）  赤血球円柱（－） └──────────┘
        │                │
    ┌──────┐         ┌──────────┐
    │内科的血尿│       │泌尿器科的血尿│
    └──────┘         └──────────┘
     腎生検など        超音波，CT，MRI，
                      IVP，血管造影，膀
                      胱鏡など
```

図X-7 尿潜血陽性例に対する診断フローチャート

生細胞優位として「活動性の白血球を認めます」と報告している.

● 尿白血球反応と尿沈渣白血球数が乖離するのはなぜか？

当院での検討では，尿白血球反応が陰性で尿沈渣白血球数が10～19個以上/HPFを認めた検体は，101,867検体中674検体（0.66％）であり，乖離した検体に出現した好中球の染色性を調べたところ，62％が死細胞，38％が生細胞であった．これより，乖離の原因は，今までに報告されてきた高比重尿，高タンパク尿，トリプシンインヒビター含有尿などに加え，尿沈渣で生細胞が優位である尿検体が考えられる．生細胞は細胞が崩壊していないため，エステラーゼが尿中に放出されにくいことが考えられる．

● 好酸球の顆粒はなぜ目立つのか？

顆粒の中央部に電子密度の高い芯構造がみられ，成熟につれて増大し，円形から楕円形・杆状のものが増えて両凸レンズ状の立体構造をとるためである．

3. 臨床医からの一言

（1）赤血球

血尿の原因は多岐にわたるが，腎実質（糸球体）由来の血尿（糸球体性血尿または内科的血尿）と腎杯から尿道由来の血尿（非糸球体性血尿または泌尿器科的血尿）に大別される．

血尿の診断プロセスでは，まず両者を鑑別することから始まり，確定診断のための諸検査は両者間で大きく異なる（**図X-7**）．両者の鑑別の第一歩として，尿沈渣赤血球の形態観察はきわめて重要であり，日常診療現場において必須の検査事項である．糸球体性血尿の場合には，その形態は，ドーナツ様，コブ状，有棘状など多彩で大小不同（dysmorphic）であるのに対し，非糸球体性血尿の場合には，金平糖状などの形態を示すものの大きさや形態がそろっている（isomorphic）のが特徴である．

（2）白血球

　白血球尿を呈する場合には，まず尿の採取状態を確認しておく必要がある．自然排尿や採尿パックによる採尿では，外陰部や腟からの白血球や細菌が混入している可能性も考慮する．

　観察される白血球の多くは好中球であるが，病態によっては好酸球（間質性腎炎やアレルギー性膀胱炎など）やリンパ球（腎移植後など）が認められるので，鑑別診断のためには尿沈渣染色を併用して尿中白血球分画を検討する必要がある．

　白血球尿でもっとも可能性があるのは尿路感染症であるが，糸球体腎炎（溶連菌感染後急性糸球体腎炎，膜性増殖性糸球体腎炎，紫斑病性腎炎など）の急性期でも認められることに留意する．

　尿路感染症は無菌的に採尿した尿培養で単一菌 $5×10^4$ コロニー/ml 以上で診断されるが，急性巣状細菌性腎炎（acute focal bacterial nephritis；AFBN）の場合には，炎症が限局しているため，尿にまったく異常が認められないこともある（診断には造影 CT 検査が有用である）．また難治性，繰り返す尿路感染症の場合には，腫瘍，結石，異物などの存在や，尿の通過障害や停滞をきたす疾患（前立腺肥大症，神経因性膀胱，膀胱尿管逆流など）を念頭におき精査を進め，さらに無菌性膿尿の場合には尿路性器結核を疑い結核菌培養を行う必要がある．

（東京女子医科大学 腎臓小児科　服部元史）

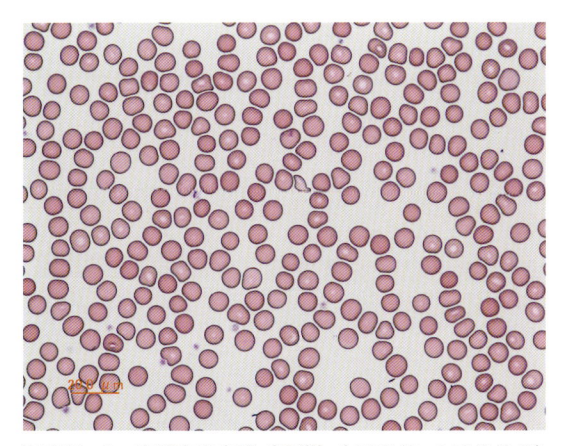

写真 X-1　末梢血赤血球（正常）（400倍，MGG 染色）
　円形で大きさも均一である．

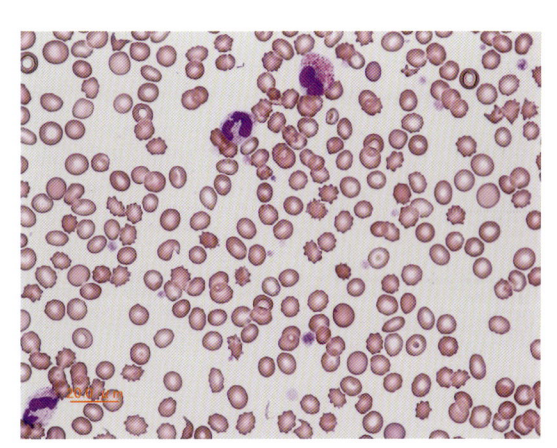

写真 X-2　末梢血赤血球（ウニ状）（400倍，MGG 染色）
　細胞表面に大きさが均一の多数の突起がみられる（尿毒症）．

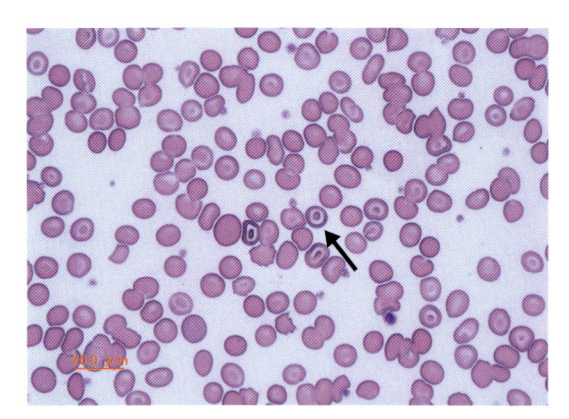

写真X-3 末梢血赤血球（target cell）（400倍，MGG染色）
標的状の形態を示す（←）．容積に対する表面積の増大による（サラセミア，高脂血症）．

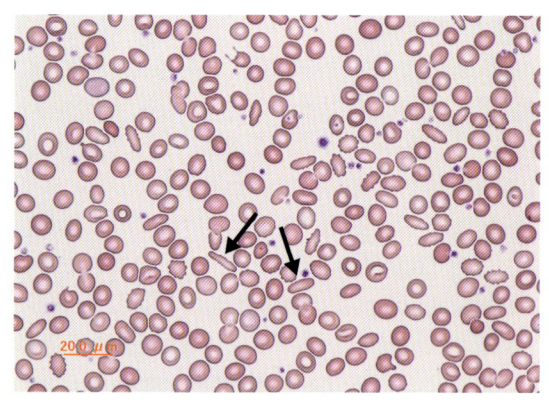

写真X-4 末梢血赤血球（楕円）（400倍，MGG染色）
長楕円の形態を示す（←）．赤血球膜タンパクが関与している（遺伝性楕円赤血球症，大球性貧血）．

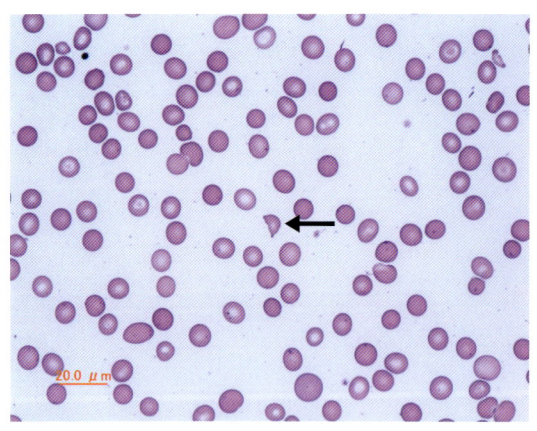

写真X-5 末梢血赤血球（破砕状）（400倍，MGG染色）
物理的に引き裂かれて生ずる赤血球．正常の血球より小さく，鋭角や突起をもつ（←）（HUS，DIC，人工弁）．

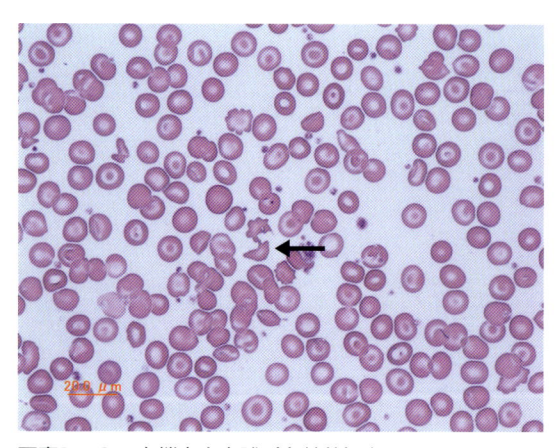

写真X-6 末梢血赤血球（有棘状）（400倍，MGG染色）
細胞表面に大小不同の突起が不規則にみられる（←）（無βリポタンパク血症，アルコール性肝疾患）．

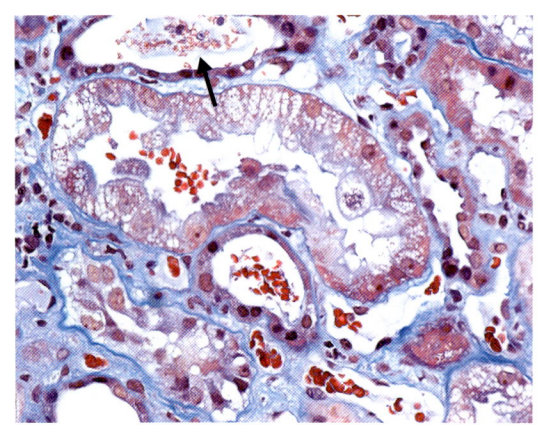

写真X-7 腎生検組織像（400倍，マッソン・トリクローム染色）
糸球体から漏れ出た赤血球が尿細管を流れていく様子がわかる．一部に変形赤血球が認められる（←）．

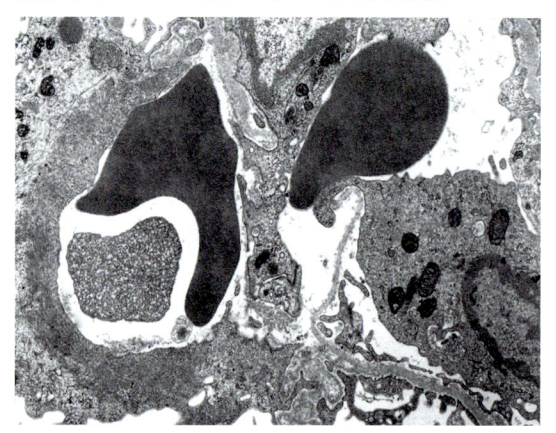

写真X-8 赤血球（10,000倍，透過電顕像）
柔軟に変形する赤血球が断裂した糸球体基底膜を通り抜ける様子が認められる．

X 各種尿沈渣成分の鑑別

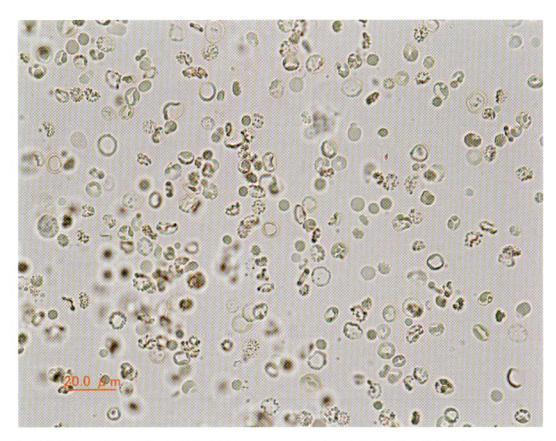

写真X-9 赤血球（dysmorphic RBC）（400倍，無染色）
多彩かつ大小不同の赤血球とともに標的状の変形赤血球を認める．

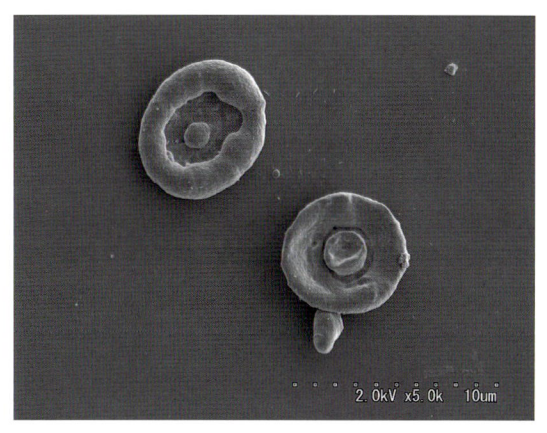

写真X-10 赤血球（5,000倍，走査電顕像）
ドーナツ状の赤血球を示す．

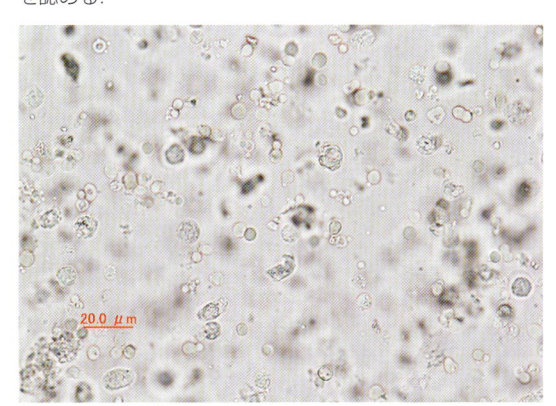

写真X-11 赤 血 球（dysmorphic RBC）（400倍，無染色）
大小不同，コブ状（acanthocyte），小型な赤血球など，多彩な形態を示す．

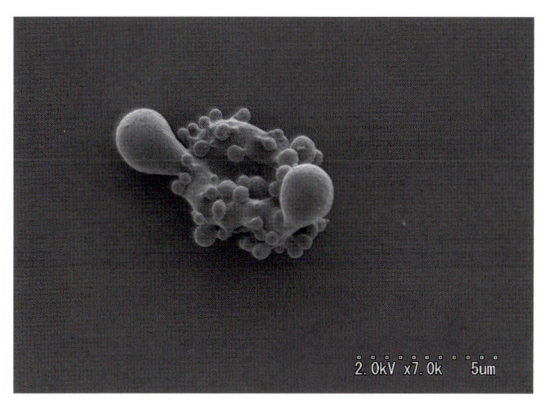

写真X-12 赤血球（7,000倍，走査電顕像）
コブ状（acanthocyte）の赤血球や一部にちぎれが認められる．

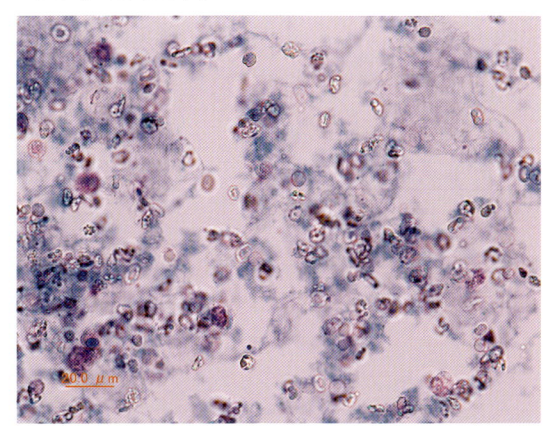

写真X-13 赤血球（dysmorphic RBC）（400倍，S染色）
大小不同，コブ状（acanthocyte），小型な赤血球など多彩な形態を示す．

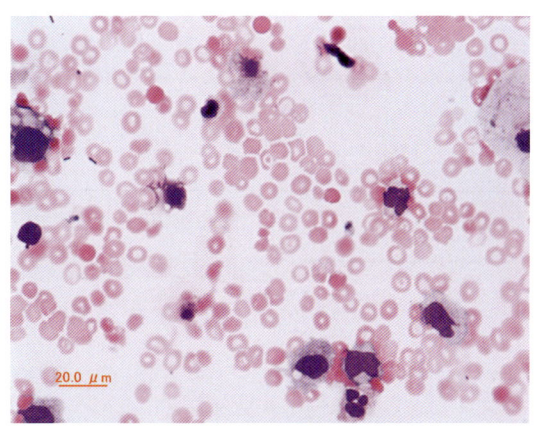

写真X-14 赤 血 球（dysmorphic RBC）（400倍，MGG染色）
ピンク色に染まった大小不同，コブ状（acanthocyte），標的状，小型な赤血球を認める．

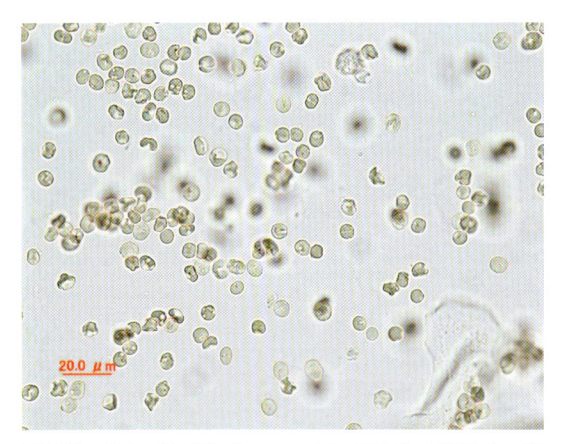

写真Ⅹ-15　赤血球（isomorphic RBC）（400倍，無染色）
ヘモグロビンをしっかり含んだ円盤状の均一赤血球を認める.

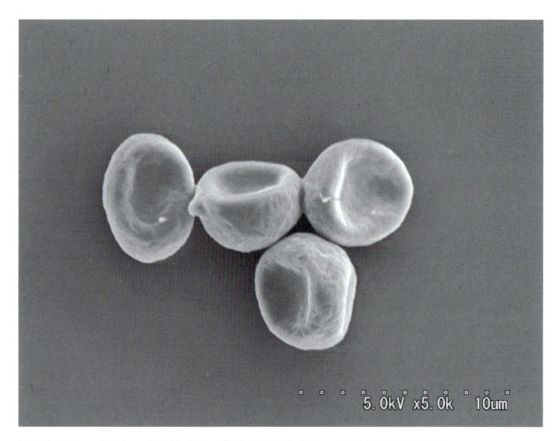

写真Ⅹ-16　赤血球（5,000倍，走査電顕像）
円盤状の赤血球形態を示している.

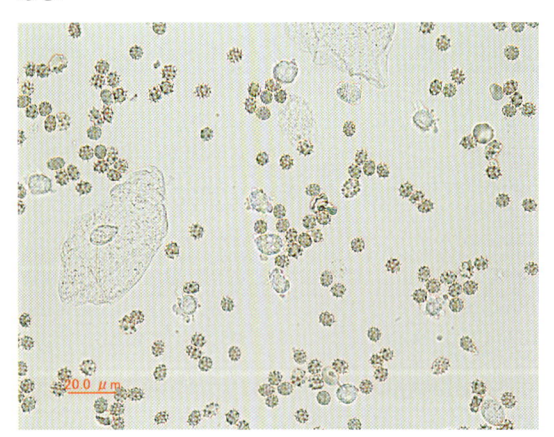

写真Ⅹ-17　赤血球（isomorphic RBC）（400倍，無染色）
高浸透圧尿によって金平糖状の形態を示す均一赤血球.

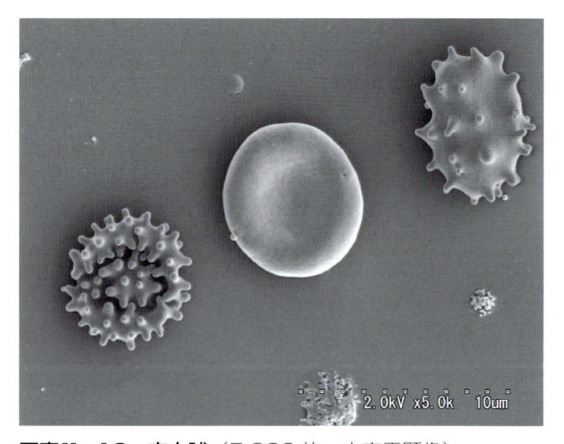

写真Ⅹ-18　赤血球（5,000倍，走査電顕像）
金平糖状の赤血球形態を示している.

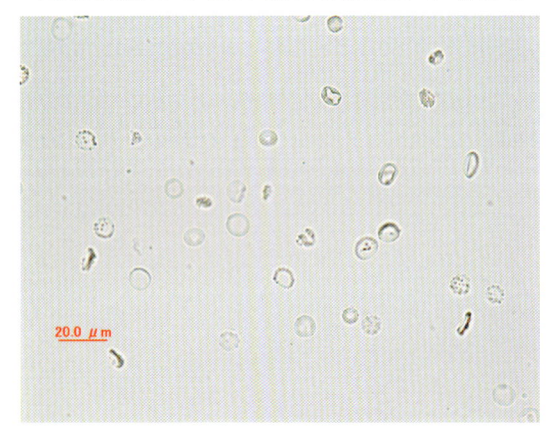

写真Ⅹ-19　赤血球（isomorphic RBC）（400倍，無染色）
脱ヘモグロビンにより扁平化した赤血球など，多彩な形態を示す.

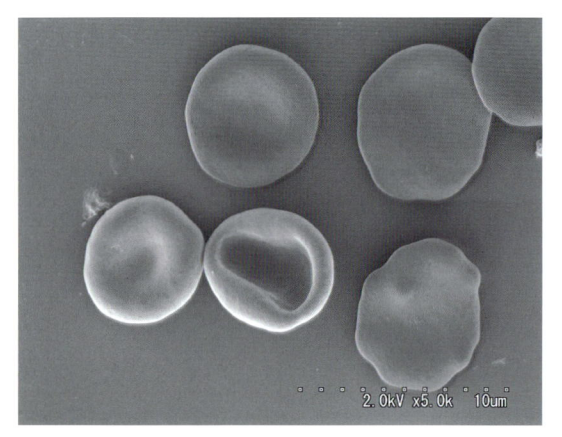

写真Ⅹ-20　赤血球（5,000倍，走査電顕像）
扁平化した赤血球.

X 各種尿沈渣成分の鑑別

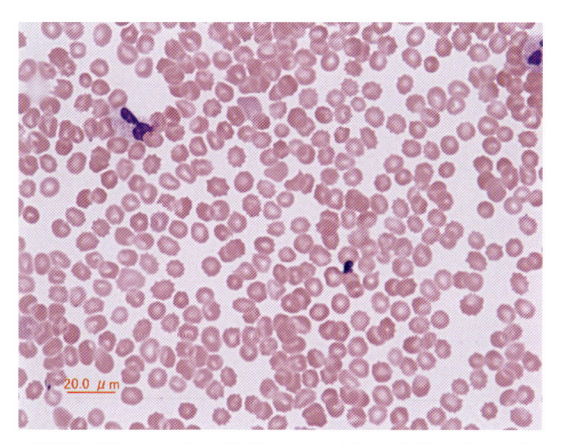

写真X-21 赤血球（isomorphic RBC）（400倍，MGG染色）
円形と金平糖状の均一赤血球である．

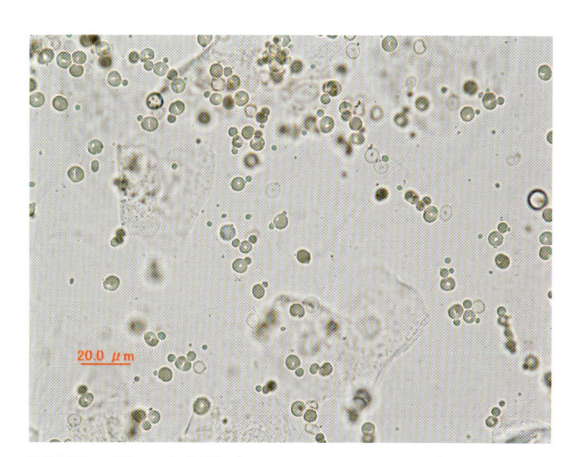

写真X-22 赤血球（isomorphic RBC）（400倍，無染色）
変形赤血球のようにみえるが，コブをマスクするとヘモグロビンをしっかり含んだ均一赤血球であることがわかる．

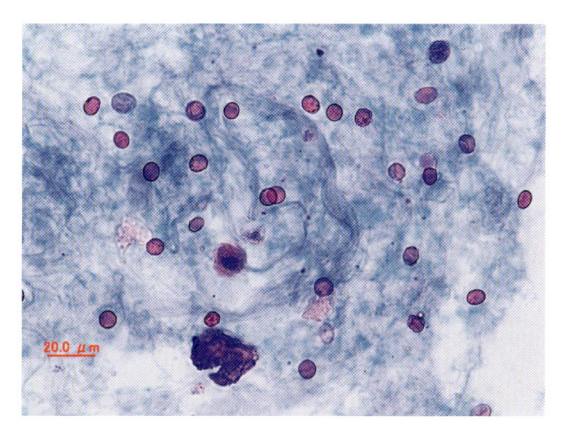

写真X-23 赤血球（isomorphic RBC）（400倍，S染色）
低浸透圧尿により，膨化状や脱ヘモグロビン状の赤血球はピロニンBによって赤色を呈する．

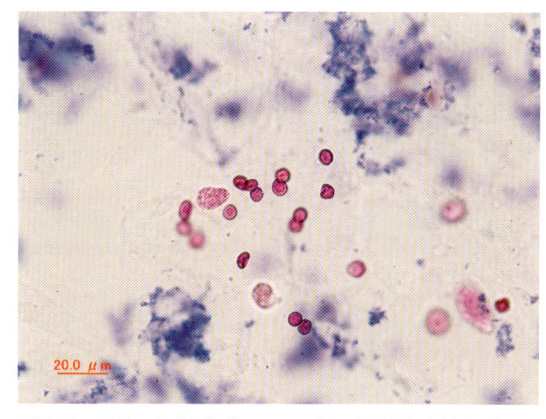

写真X-24 赤血球（isomorphic RBC）（400倍，S染色）
高浸透圧尿により，小型になった赤血球を示す．多彩性は認められず，均一である．

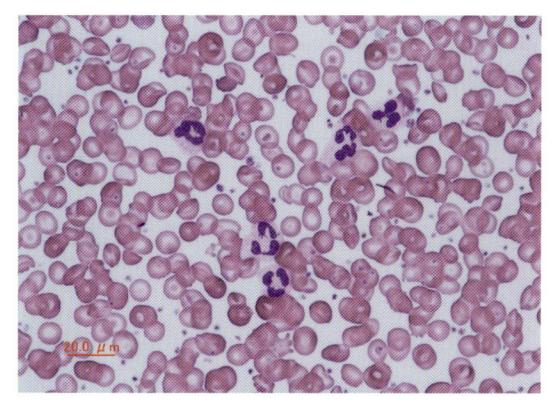

写真X-25 末梢血白血球（好中球）（400倍，MGG染色）
青紫色に染色された分葉核が認められる．

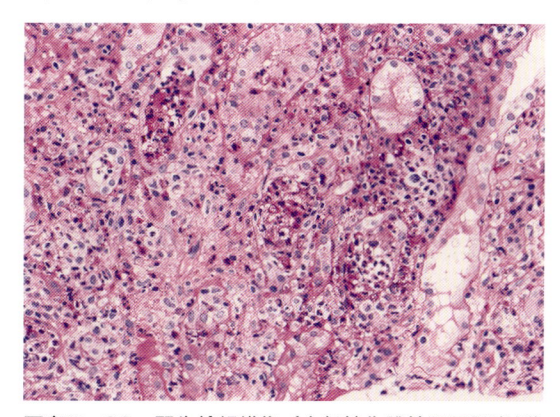

写真X-26 腎生検組織像（上行性化膿性腎盂腎炎例）（200倍，PAS染色）
赤紫色に染色された好中球主体の炎症細胞が，尿細管腔内と間質に認められる．

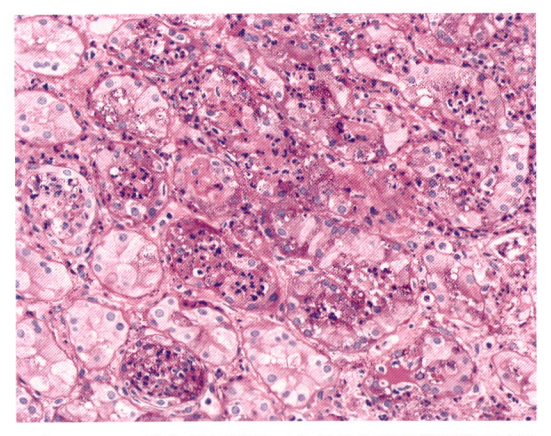

写真X-27 腎生検組織像（上行性化膿性腎盂腎炎例）
（200倍，PAS染色）
赤紫色に染色された好中球主体の炎症細胞が，尿細管腔内に認められる．

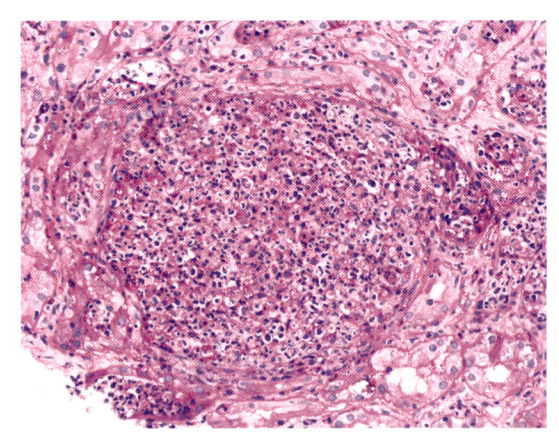

写真X-28 腎生検組織像（上行性化膿性腎盂腎炎例）
（200倍，PAS染色）
赤紫色に染色された好中球と組織球主体の細胞浸潤と小膿瘍の形成が認められる．

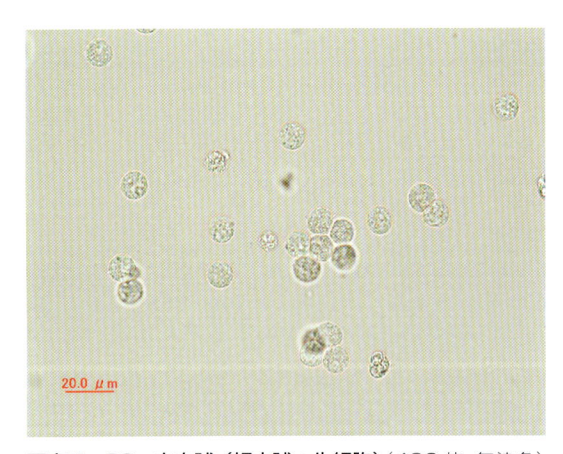

写真X-29 白血球（好中球：生細胞）（400倍，無染色）
生細胞の場合，細胞質に厚みはないが，核の観察は困難である．活動性の炎症例では細胞質に顆粒成分を認める．

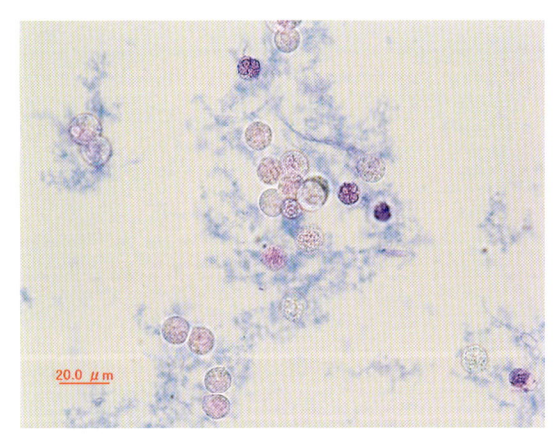

写真X-30 白血球（好中球：生細胞）（400倍，S染色）
生細胞の場合，細胞膜が保持され，崩壊していないため染色性は不良である．

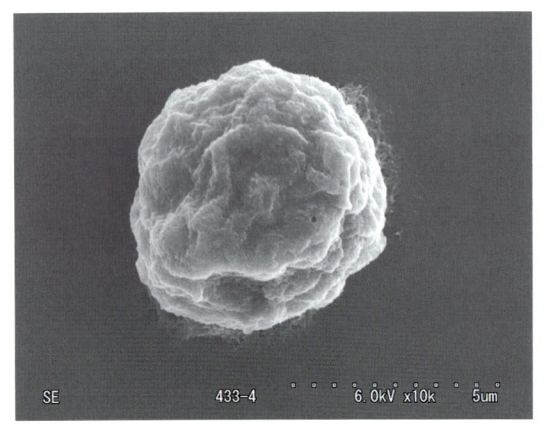

写真X-31 白血球（好中球：生細胞）（10,000倍，走査電顕像）
生細胞の表面は崩壊像が認められず，きれいである．

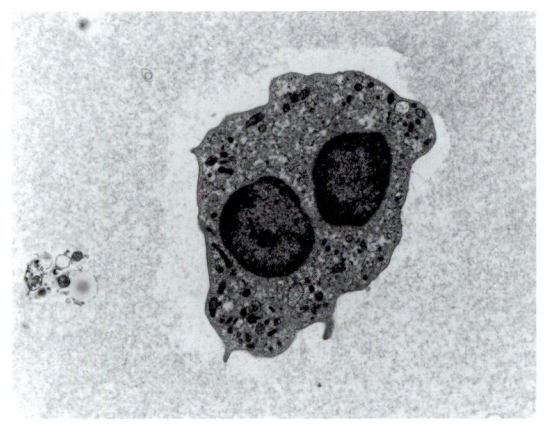

写真X-32 白血球（好中球：生細胞）（6,000倍，透過電顕像）
細胞の辺縁は崩壊像が認められず，しっかりとしている．

X 各種尿沈渣成分の鑑別

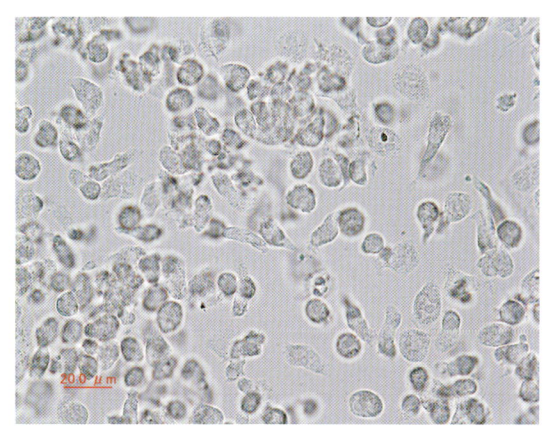

写真X-33 白血球（好中球）（400倍，無染色）
　生細胞の場合，活動性の炎症例では球状から棒状，アメーバ状など多彩な形態を示す．伸展している場合は，核が観察できることがある．

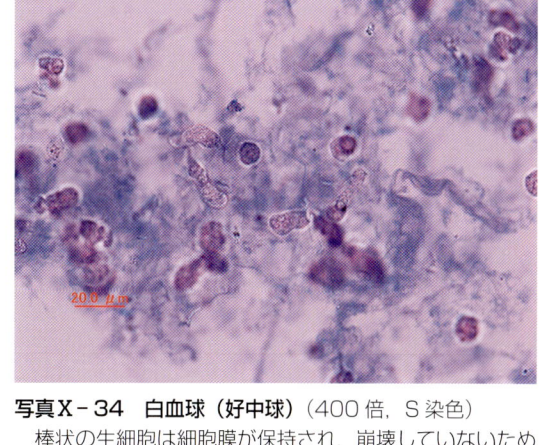

写真X-34 白血球（好中球）（400倍，S染色）
　棒状の生細胞は細胞膜が保持され，崩壊していないため染色性は不良である．

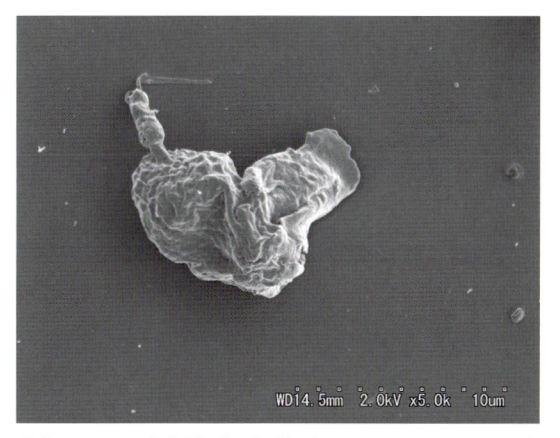

写真X-35 白血球（好中球）（5,000倍，走査電顕像）
　偽足を認めるが，細胞の表面は崩壊像が認められず，きれいである．

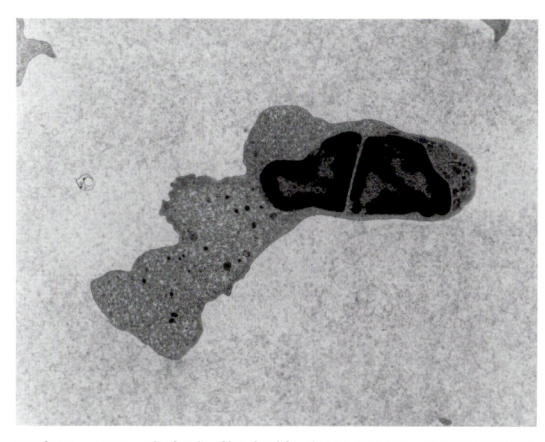

写真X-36 白血球（好中球）（4,000倍，透過電顕像）
　棒状，アメーバ状の形態を示す．

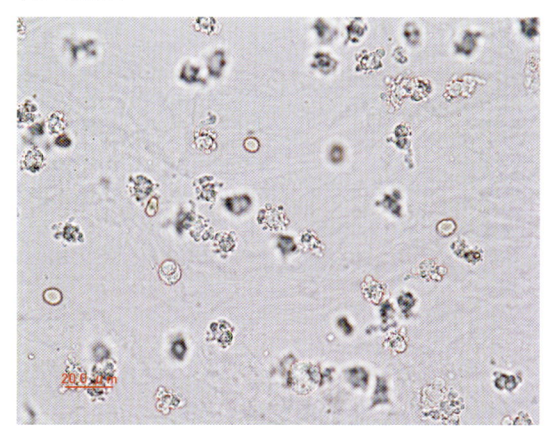

写真X-37 白血球（好中球）（400倍，無染色）
　生細胞のなかには，浸透圧の影響によってコブ状および乳頭状の偽足を有する場合がある．活動性の炎症例で認められる．

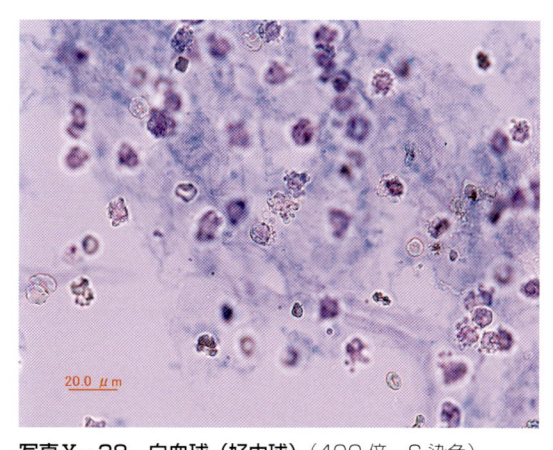

写真X-38 白血球（好中球）（400倍，S染色）
　コブ状の好中球は一見崩壊しているようであるが，染色性が不良であり生細胞と考えられる．

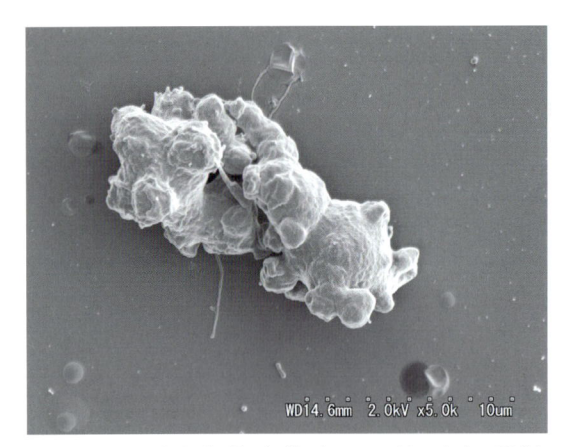

写真X-39　白血球（好中球）（5,000倍，走査電顕像）
　たくさんのコブ状および乳頭状の偽足を有するが，細胞の表面はきれいで崩壊像は認められない．

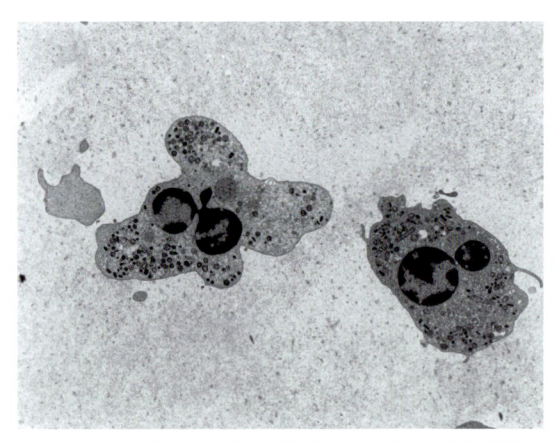

写真X-40　白血球（好中球）（3,000倍，透過電顕像）
　コブ状の形態である．細胞の辺縁はしっかりしている．

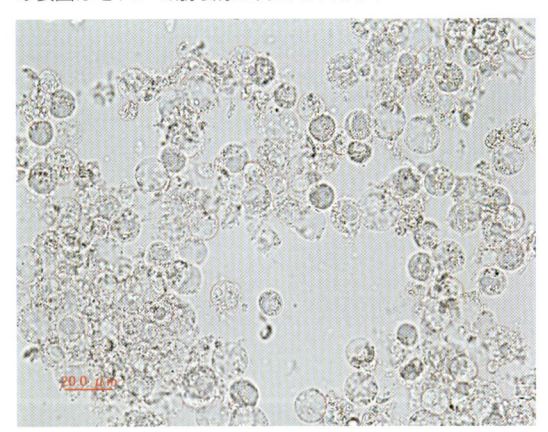

写真X-41　白血球（好中球：輝細胞）（400倍，無染色）
　低浸透圧尿によって細胞は膨化し，細胞質内にブラウン運動する顆粒が認められる．

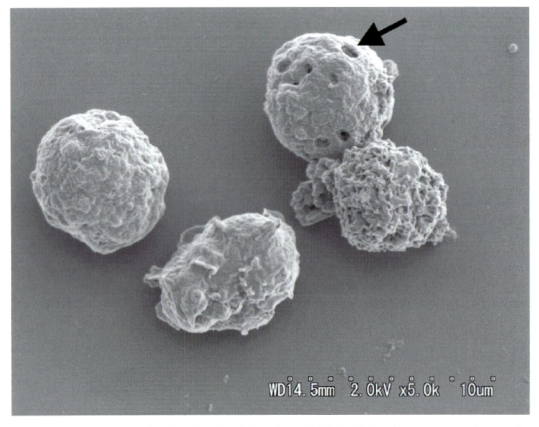

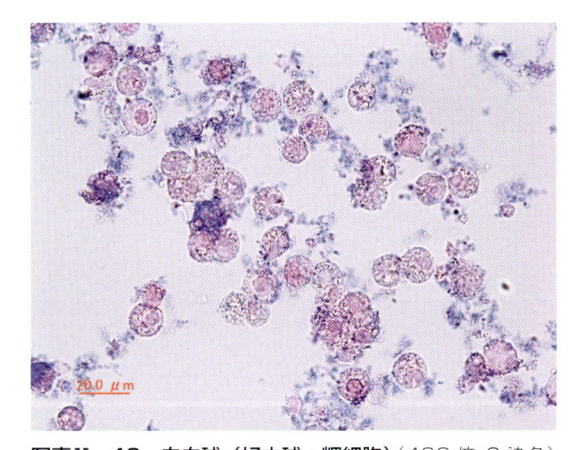

写真X-42　白血球（好中球：輝細胞）（400倍，S染色）
　輝細胞は染色性が不良であり，生細胞であると考えられる．

写真X-43　白血球（好中球：輝細胞）（5,000倍，走査電顕像）
　細胞の表面は崩壊像が認められず，きれいである．しかし，小さな穴が認められ，これによって尿浸透圧の影響を受けて膨化することが示唆される（←）．

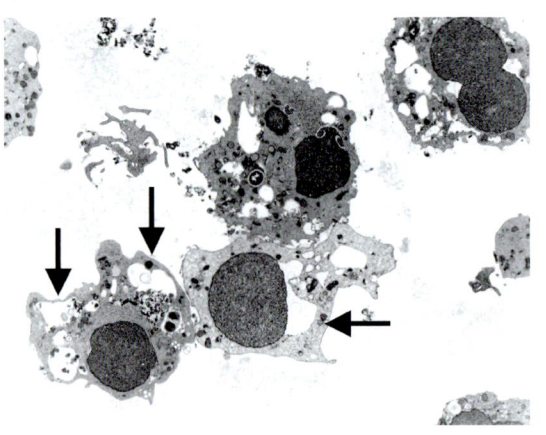

写真X-44　白血球（好中球）（3,000倍，透過電顕像）
　細胞表面に認められる穴に比べ，内部は大きな穴が形成されていることが推察できる（←）．

X 各種尿沈渣成分の鑑別

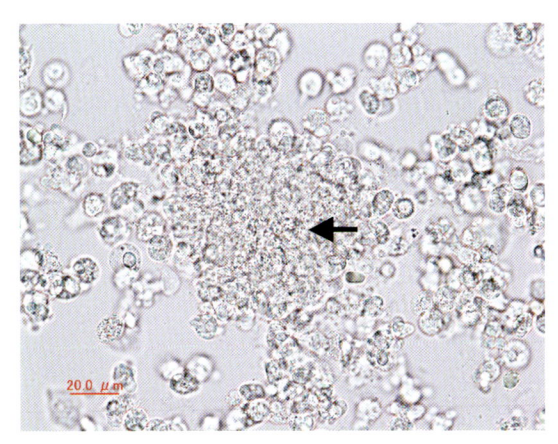

写真X-45 白血球（好中球）（400倍，無染色）
多数の好中球が細菌を取り囲んで貪食する様子が認められる（←）.

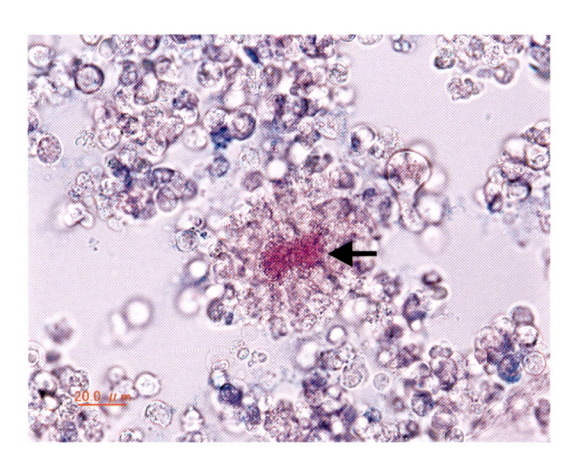

写真X-46 白血球（好中球）（400倍，S染色）
写真X-45と同様である（←）. 赤紫色に染色された細菌を取り囲んで貪食する様子が認められる.

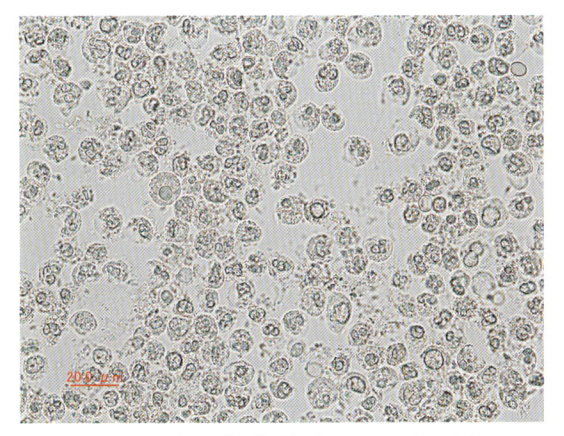

写真X-47 白血球（好中球）（400倍，無染色）
死細胞の場合は，分葉した核をよく観察することができ，好中球であることがわかる.

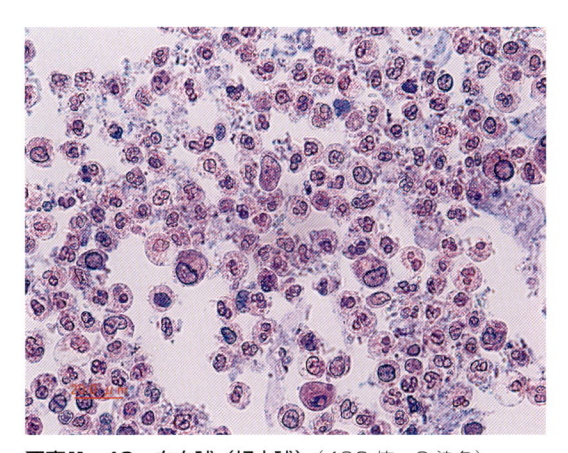

写真X-48 白血球（好中球）（400倍，S染色）
細胞膜が崩壊し，染色液が浸透するため染色性は良好である. 同時に扁平上皮細胞が多数観察された場合は，子宮腟部からの混入が考えられる.

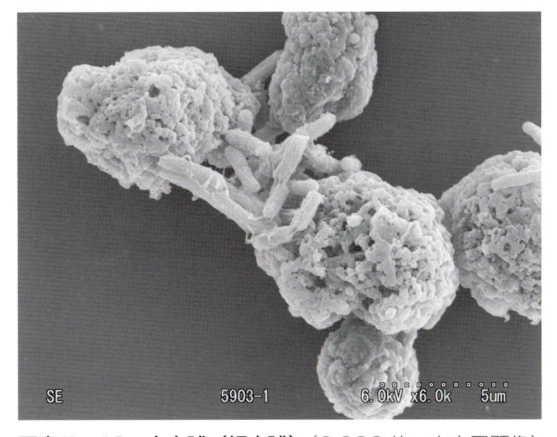

写真X-49 白血球（好中球）（6,000倍，走査電顕像）
細菌を貪食する好中球が認められ，細胞表面の一部に崩壊像が認められる.

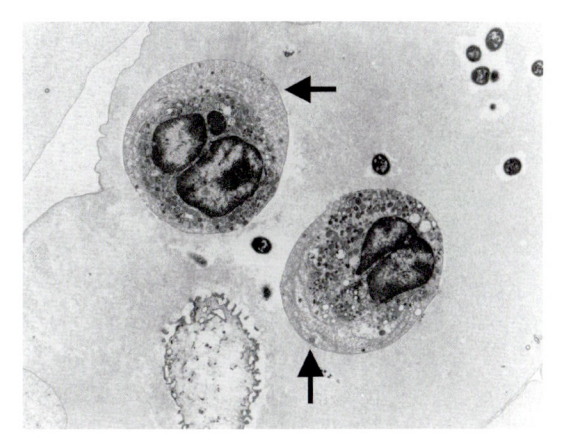

写真X-50 白血球（好中球）（3,000倍，透過電顕像）
死細胞のなかには，膨化および変性が認められる（←）.

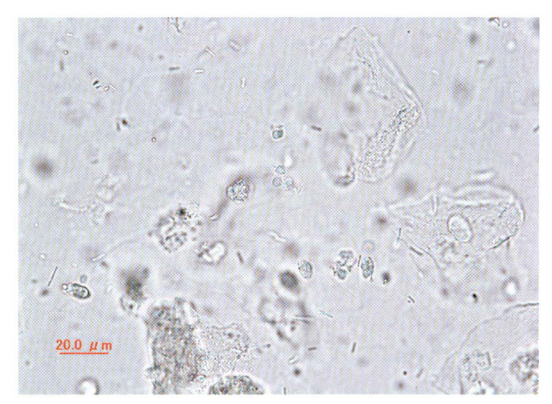

写真X-51　白血球（裸核状）（400倍，無染色）
　死細胞は時間の経過によって崩壊し，裸核状を示す場合がある．

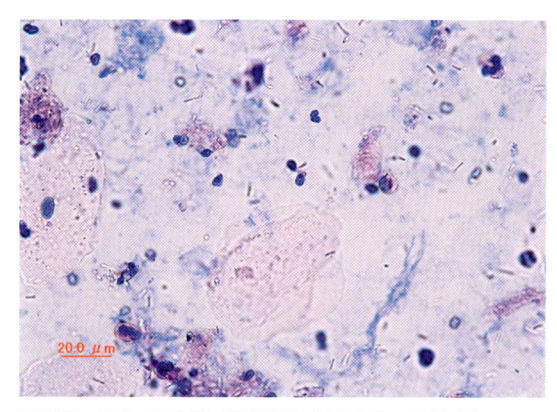

写真X-52　白血球（裸核状）（400倍，S染色）
　写真X-51と同一症例である．当院では，同一標本上で正常好中球の核と比較して同様であれば，裸核であっても1個の好中球としてカウントしている．

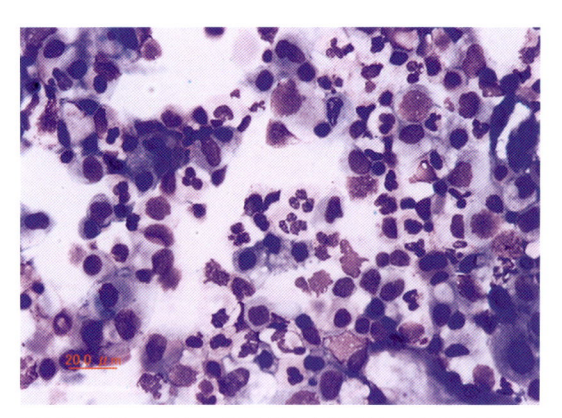

写真X-53　白血球（好中球）（400倍，MGG染色）
　末梢血中の好中球と同様の染色性である．

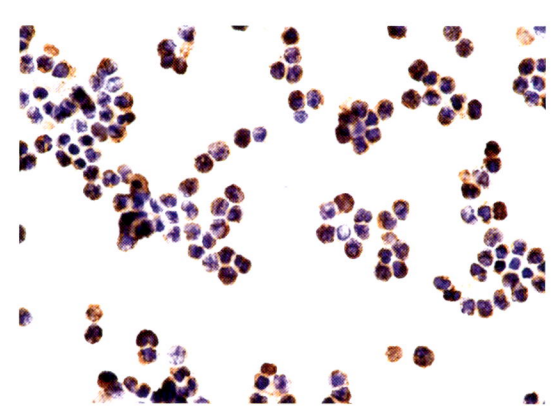

写真X-54　白血球（好中球）（400倍，酵素抗体法）
　抗ヒト好中球エラスターゼ抗体に対して強陽性像を呈したことから，尿中に出現している白血球のほとんどが好中球であることがわかる．

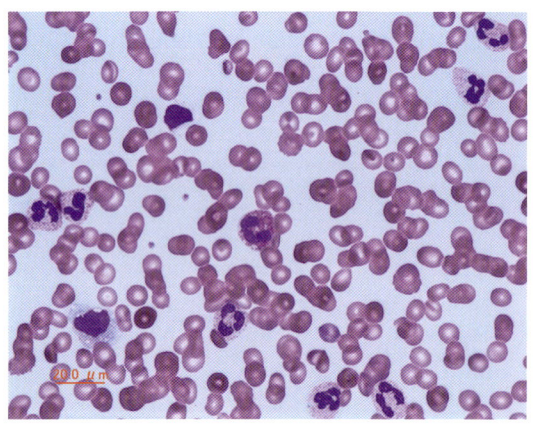

写真X-55　末梢血白血球（好酸球）（400倍，MGG染色）
　細胞質内の顆粒が赤橙色に染色されている．

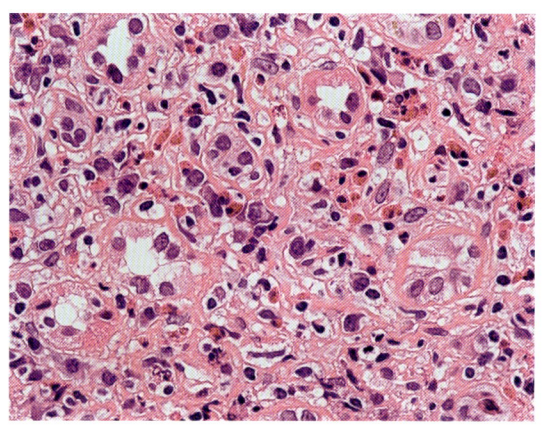

写真X-56　腎生検組織像（間質性腎炎例）（200倍，HE染色）
　間質に，赤橙色に染色された顆粒を有する好酸球の浸潤が認められる．

X 各種尿沈渣成分の鑑別

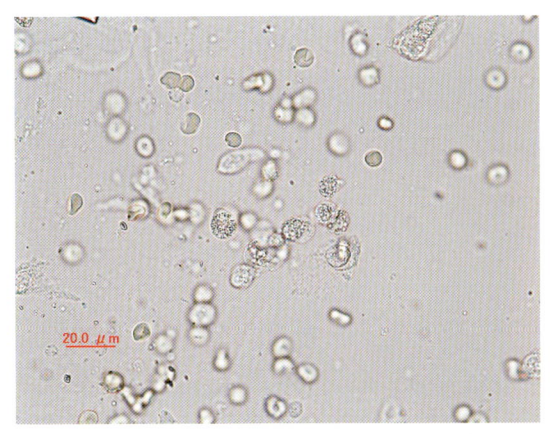

写真X-57 白血球（好酸球）（400倍，無染色）
好中球と比較して，光沢のある粗い顆粒が細胞質内に充満している．

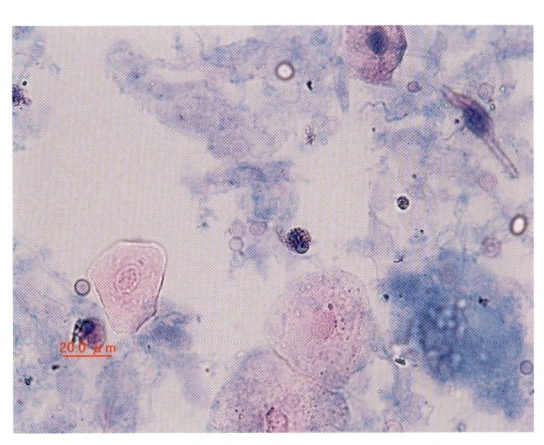

写真X-58 白血球（好酸球）（400倍，S染色）
核は丸みを帯びたメガネ状の2分葉核を呈することが多い．

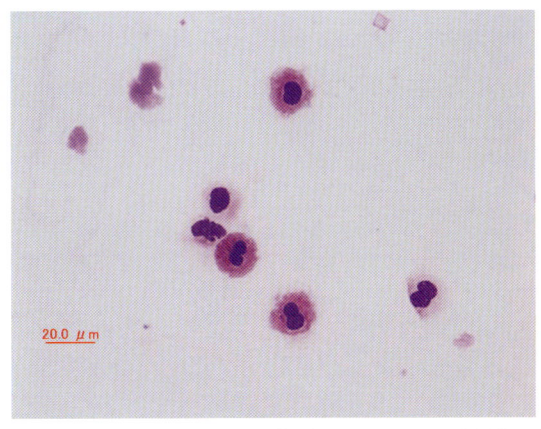

写真X-59 白血球（好酸球）（400倍，MGG染色）
尿中好酸球は，MGG染色によって赤橙色に染色される細胞質内の顆粒を確認するとよい．

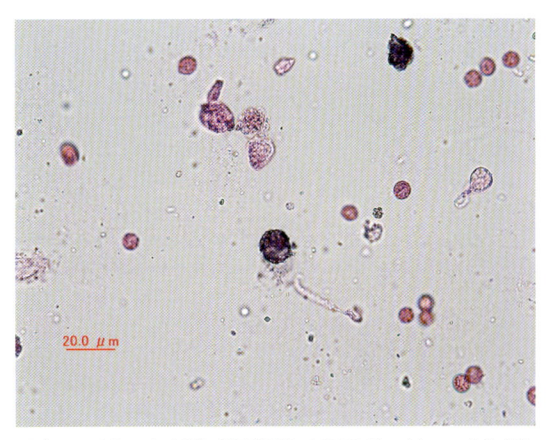

写真X-60 白血球（好酸球）（400倍，Hansel染色）
好酸球の顆粒は，橙赤色に染色される．

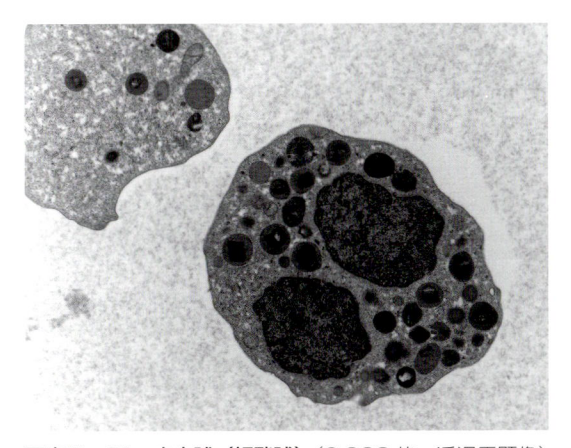

写真X-61 白血球（好酸球）（6,000倍，透過電顕像）
好中球に比べ，好酸球の顆粒は中央部に電子密度の高い芯構造が認められる．

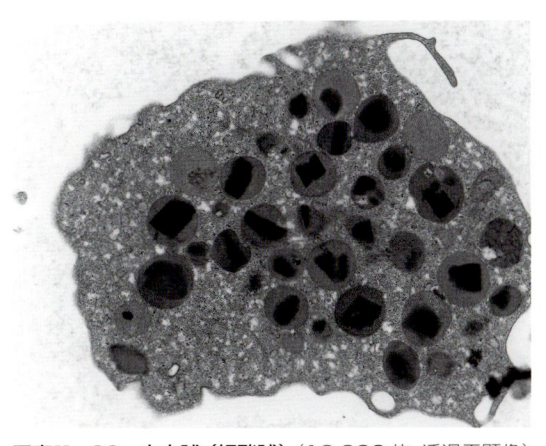

写真X-62 白血球（好酸球）（10,000倍，透過電顕像）
成熟した好酸球では，楕円形や杆状などの両凸レンズ状の立体構造をとる顆粒が認められる．

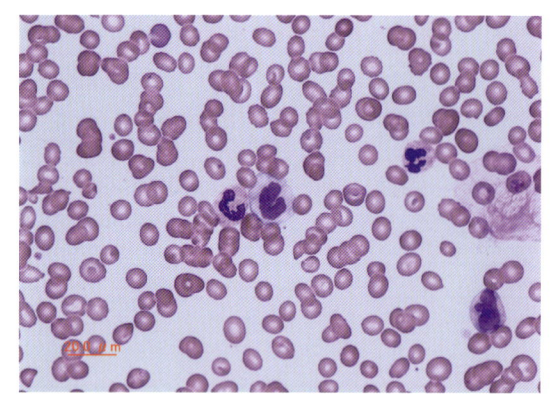

写真X-63　末梢血白血球（単球）（400倍，MGG染色）
　馬蹄形の核は青紫色，細胞質は淡青色に染色されている．

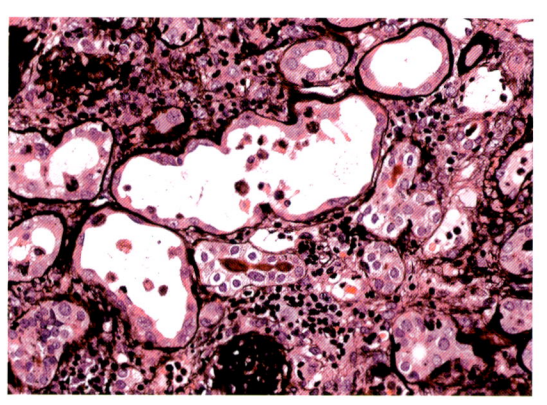

写真X-64　腎生検組織像（急速進行性腎炎例）（200倍，PAM染色）
　尿細管腔内に鑑別困難な細胞が認められる．

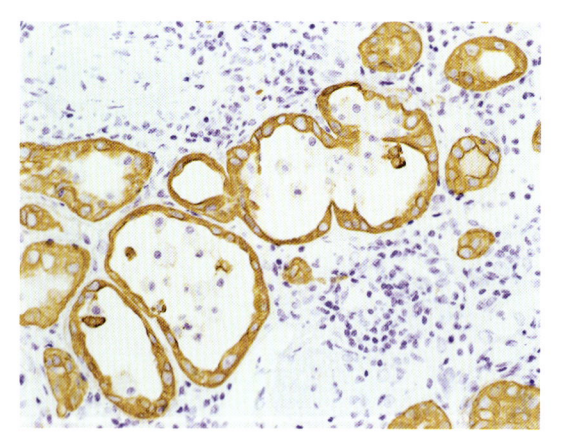

写真X-65　腎生検組織像（急速進行性腎炎例）（200倍，酵素抗体法）
　写真X-64と同一症例の連続切片である．尿細管上皮細胞と尿細管腔内の一部の細胞が，上皮系マーカーであるサイトケラチン陽性を示している．

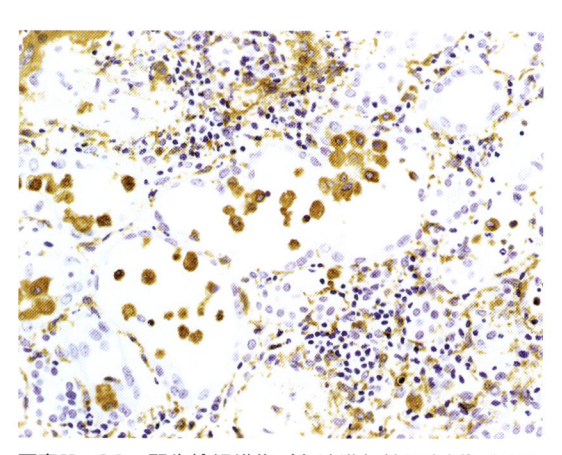

写真X-66　腎生検組織像（急速進行性腎炎例）（200倍，酵素抗体法）
　写真X-64と同一症例の連続切片である．尿細管腔内の細胞は，単球系マーカーであるCD68陽性を示した．このような症例では，尿中に単球が認められる．

写真X-67　白血球（単球）（400倍，無染色）
　細胞質は均質状で，核は類円形～馬蹄形を呈し偏在性である．細胞辺縁構造は不明瞭であることが多い．

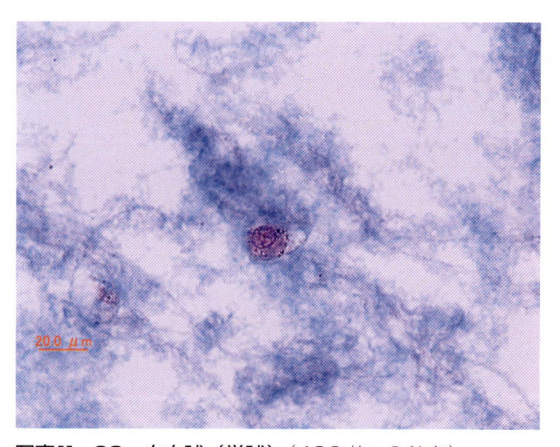

写真X-68　白血球（単球）（400倍，S染色）
　写真X-67と同様所見である．尿細管上皮細胞と比較して細胞質に厚みがないことが特徴である．

X 各種尿沈渣成分の鑑別

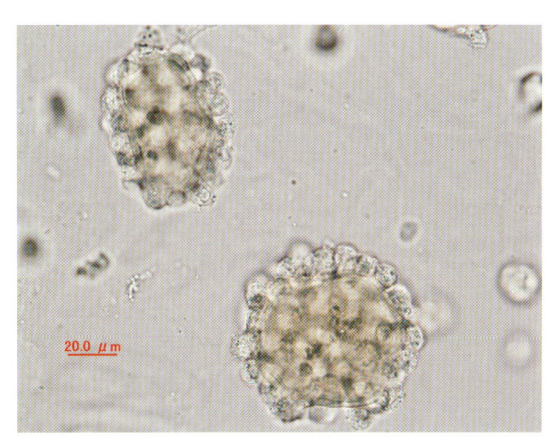

写真X-69　白血球（単球）（400倍，無染色）
　類デンプン小体を取り囲み，異物処理をしていることが考えられる．

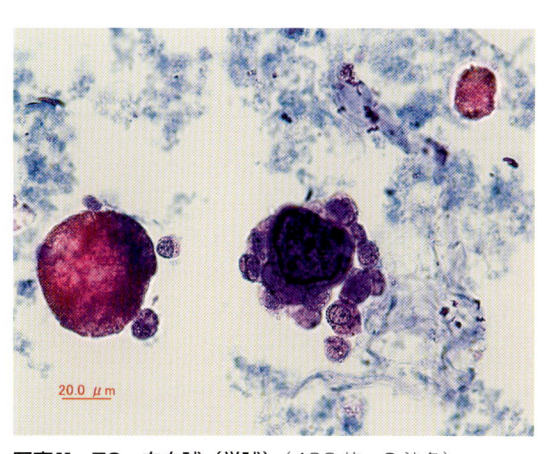

写真X-70　白血球（単球）（400倍，S染色）
　写真X-69と同一症例である．類デンプン小体を取り囲む細胞は，核が類円形～馬蹄形を呈し偏在性であること，細胞質が淡く薄いことから単球であることがわかる．

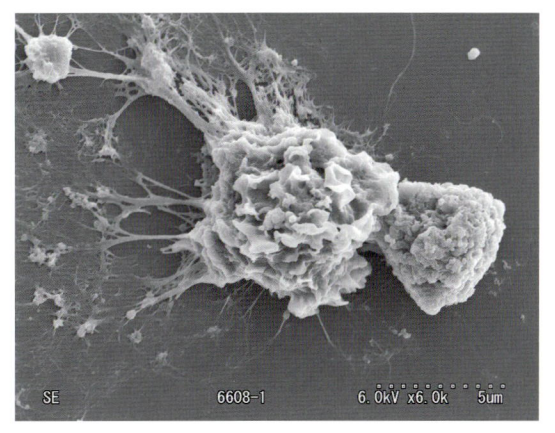

写真X-71　白血球（単球）（6,000倍，走査電顕像）
　細胞表面に多数のひだを有し多数の偽足を出しているため，尿中単球の細胞質は淡く綿菓子状，細胞辺縁構造は不明瞭となることが示唆される．

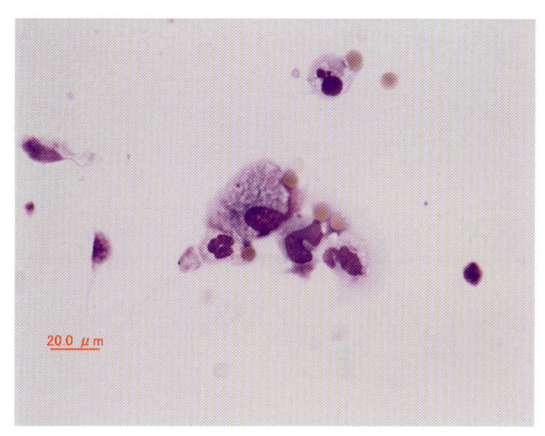

写真X-72　白血球（単球）（400倍，MGG染色）
　末梢血中の単球同様に，馬蹄形の核は青紫色，細胞質は淡青色に染色されている．

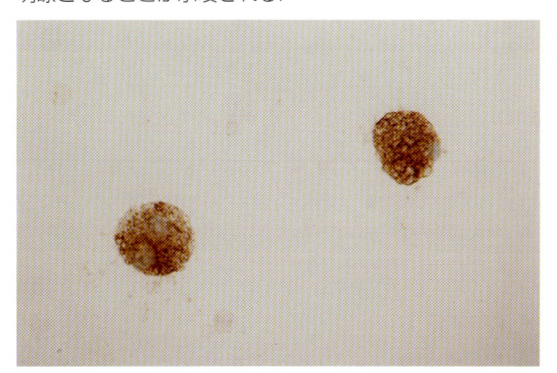

写真X-73　白血球（単球）（400倍，酵素抗体法）
　尿中に出現した大型で細胞質が綿菓子状の細胞は，CD68が陽性を示したことから，単球系の細胞と考えられる．

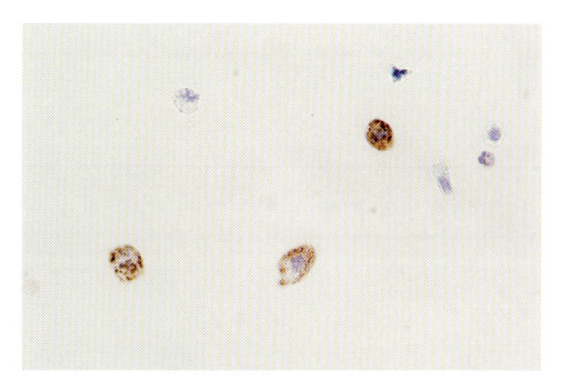

写真X-74　白血球（単球）（400倍，酵素抗体法）
　尿中に出現した好中球大の細胞は，CD68が陽性を示したことから，単球系の細胞と考えられる．

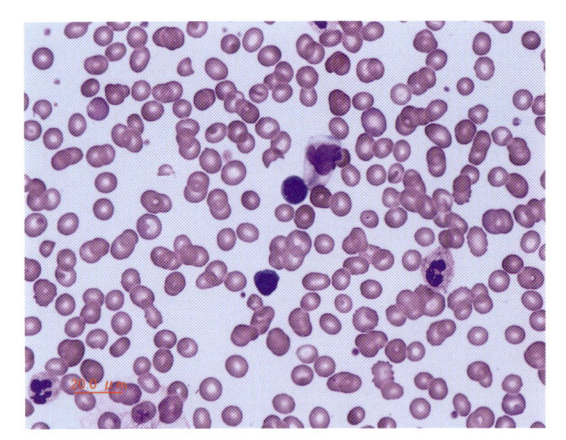

写真Ⅹ-75　末梢血白血球（リンパ球）（400倍，MGG染色）

成熟リンパ球は白血球のなかでもっとも小型である．核は単核円形で濃青紫色に，細胞質は青色に染色される．N/C比が高く，細胞質の観察は困難な場合が多い．

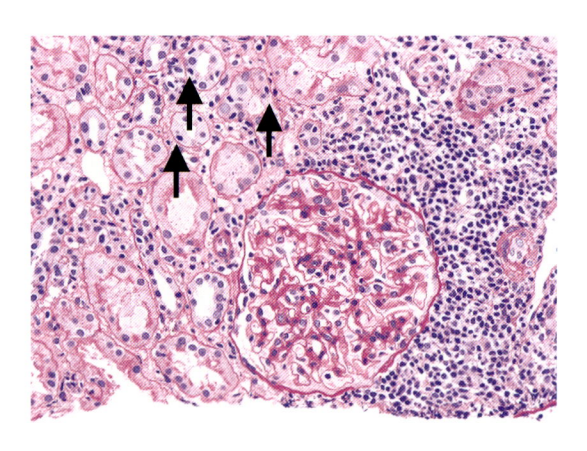

写真Ⅹ-76　腎生検組織像（腎移植後細胞性拒絶反応例）（200倍，PAS染色）

間質にリンパ球の浸潤像と，一部の尿細管上皮細胞内にリンパ球が浸潤した尿細管炎像が認められる（←）．このような場合，尿中にリンパ球が認められることがある．

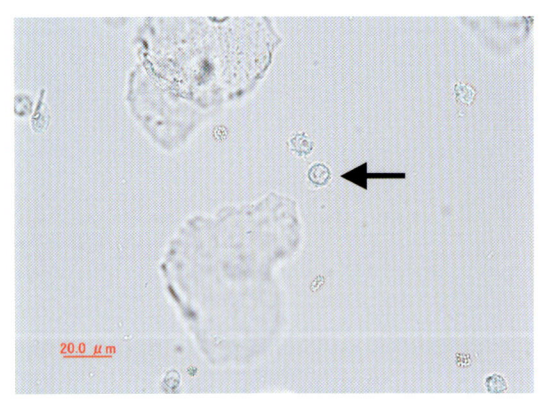

写真Ⅹ-77　白血球（リンパ球）（400倍，無染色）

赤血球大の小型な円形細胞で灰白色である（←）．核は単核で，細胞質は観察が困難な場合が多い．

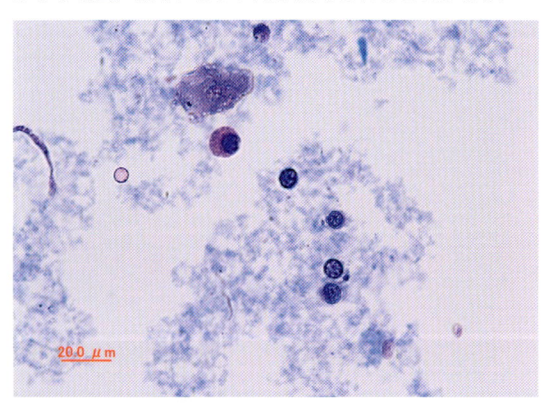

写真Ⅹ-78　白血球（リンパ球）（400倍，S染色）

核は単核で青色に染色されるが，核内が抜けてみえることが多い．細胞質は赤紫色に染色されるが，N/C比が高いため観察は困難な場合が多い．

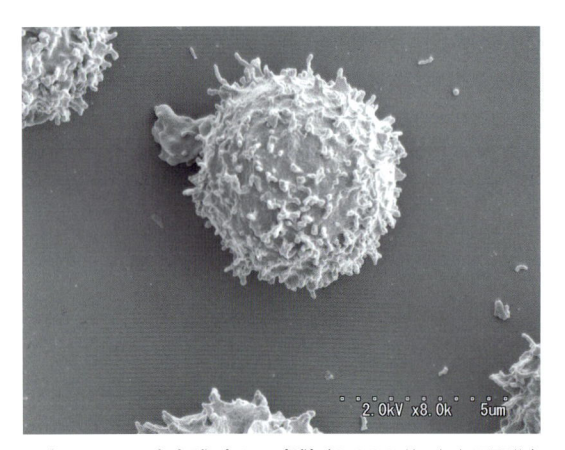

写真Ⅹ-79　白血球（リンパ球）（8,000倍，走査電顕像）

細胞表面に無数の突起が認められる．通常でも認められるが，活性化したリンパ球に認められることが多い．

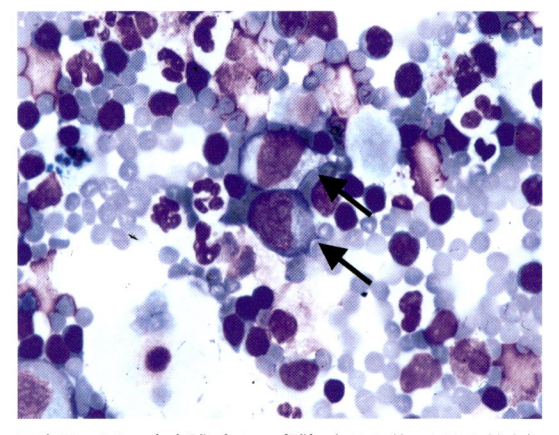

写真Ⅹ-80　白血球（リンパ球）（400倍，MGG染色）

膵・腎同時移植後拒絶反応例である．成熟リンパ球とともに幼若なリンパ球（←）が認められる．

X 各種尿沈渣成分の鑑別

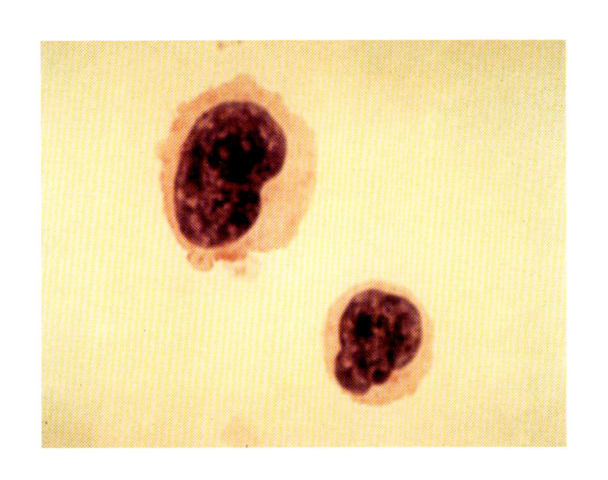

写真X-81　白血球（リンパ球）（1,000倍，酵素抗体法）
　写真X-80と同一症例である．尿中に出現したリンパ球は，細胞質が赤橙色に発色しCD4陽性を示したことから，ヘルパーTリンパ球であることがわかった．

上皮細胞類

1. 尿細管上皮細胞 tubular epithelial cell

(1) 起源（由来）

腎臓の皮質と一部髄質に存在する近位尿細管からヘンレ（Henle）の係蹄，遠位尿細管，集合管，腎乳頭までの内腔の上皮層に由来する．各種腎疾患で尿中に出現する．

(2) 機能

腎臓の機能は，以下の①〜⑤のとおりである．
①体内での代謝産物，老廃物を排出する．
②水・電解質バランスを調節する．
③レニンやプロスタグランジンなどを産生して血圧を調節する．
④エリスロポエチンを産生して造血を調節する．
⑤酸塩基平衡を調節する．

尿細管の機能は，以下の①〜④などがある．
①近位尿細管：糸球体濾液における水の約70〜80％と糖質，アミノ酸についてはほとんど100％を再吸収する．Na^+などの電解質については，ナトリウムポンプ機構によって吸収する．クレアチン，パラアミノ馬尿酸や薬物は尿中に分泌する．
②ヘンレの係蹄：糸球体濾液における水の約5％を再吸収し，尿を濃縮する．
③遠位尿細管：抗利尿ホルモン（antidiuretic hormone；ADH）の作用を受け，糸球体濾液における水の約15％を再吸収する．水素イオン（H^+）を分泌し，重炭酸イオン（HCO_3^-）を吸収することによって酸塩基平衡に重要な役割を果たしている．
④集合管：ADHの作用を受け，糸球体濾液における水の約4％を再吸収し，尿を高張にする．

(3) 形態学的特徴（細胞像）

近位尿細管から集合管までみられ，単層立方上皮で構成されている．しかし，ヘンレの係蹄の細い部分（薄壁尿細管）は単層扁平上皮，遠位尿細管の一部は円柱上皮で構成されている．近位尿細管は，尿細管のうちもっとも長く全長の約1/2を占め，遠位尿細管は短く近位尿細管の約1/3である．近位尿細管は刷子縁を有し，遠位尿細管の上皮は近位尿細管の上皮に比べて多数の核がみられ，刷子縁はないが短い微絨毛がみられる（写真X-82〜93）．

尿中の尿細管上皮細胞は，多彩な細胞像を示すため鑑別困難なことが多く，日常業務のなかで鏡検に時間を要する細胞成分の一つである．形態学的には，大きく基本型と特殊型に分けられ，分類およびほかの細胞との鑑別には，円柱内に封入されている尿細管上皮細胞を詳細に観察し，特徴を把握することが重要である．さらに，出現背景（診療科，年齢，性別など）を念頭に観察することが見落とさないためのコツである（図X-8, 9）．乳幼児から小児などでは，発熱に伴う脱水状態の時，尿細管上皮細胞の出現率が高い．

a. 基本型

形状は不定形で大きさは約10〜35μmと大小で，大きいものでは白血球の2〜3倍の細胞もある．おもに孤立散在性に出現することが多い．

1. 鋸歯型

孤立散在性に，粘液糸や塩類・結晶とともに出現し，日常よく遭遇する尿細管上皮細胞である．辺縁構造は鋸歯状（凹凸状）で，表面構造はゴツゴツとした不規則型顆粒状であり，細胞質は黄色調である．核は濃縮状で偏在性である．細胞表面にある顆粒は，豊富なミトコンドリアを示し，大部分は近位尿細管由来と考えられる（写真X-94〜111）．

2. 棘突起・アメーバ偽足型

孤立散在性に出現することが多い．辺縁構造は，棘状や樹枝状に分岐しアメーバ偽足状である．表面構造は細顆粒状であり，細胞質は黄色調である．核は濃縮状で偏在性である．細胞表面にミトコンドリアの顆粒を有することから，大部分

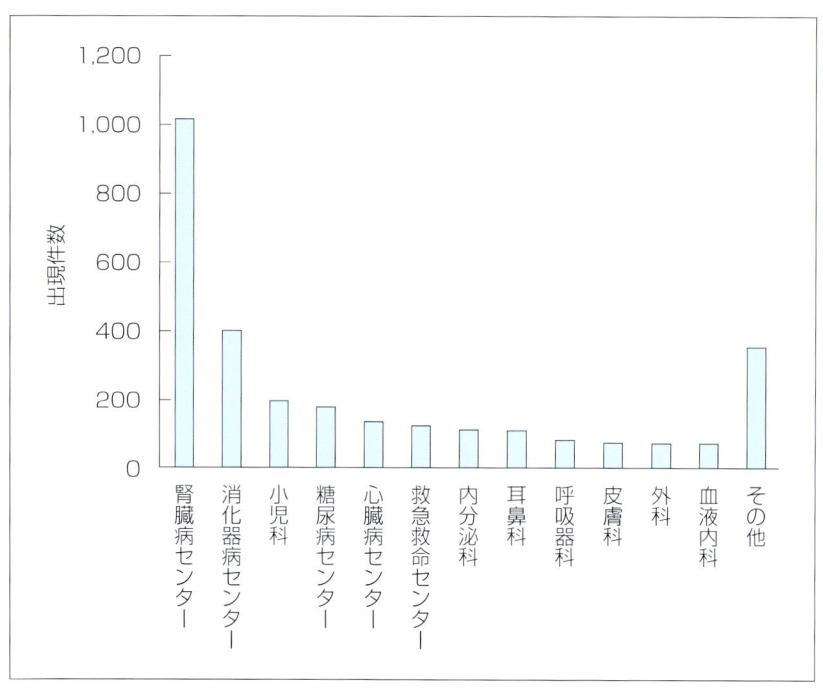

図X-8　診療科別にみた尿細管上皮細胞の出現件数

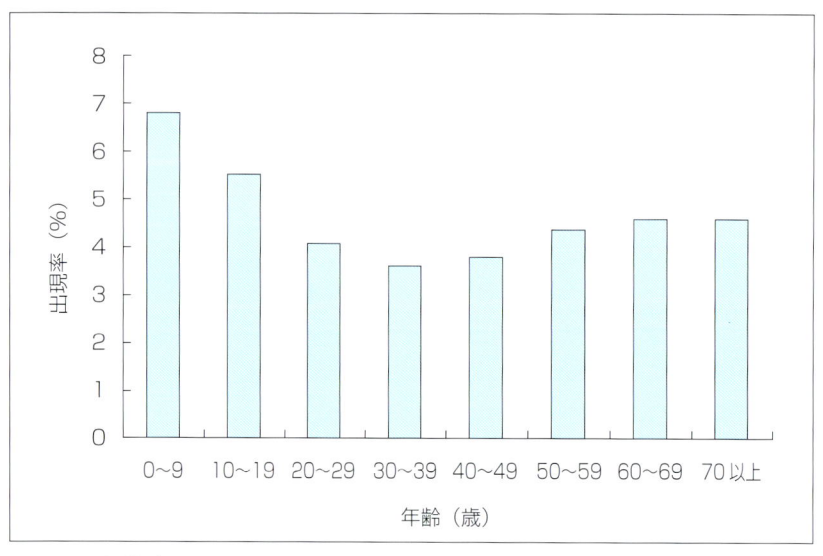

図X-9　年齢別にみた尿細管上皮細胞1個/HPF以上の出現率

は近位尿細管由来と考えられる（**写真X-112～117**）．

3．角柱・角錐台形型

孤立散在性に出現することが多い．内腔面が短く，基底膜面側が長く広がっている．立体感が強く，側面像は角柱型，正面像は角錐台形型を示す．辺縁構造は角状で，基底膜側ではやや不明瞭である．表面構造は均質状および微細顆粒状であり，細胞質は黄色調〜灰白色調である．核は濃縮状で，基底膜側に位置することが多く偏在性である．比較的小型で細胞表面が均質状であることから，大部分が遠位尿細管とヘンレの係蹄由来と考

えられる．しかし，豊富なミトコンドリアの顆粒を有する細胞も存在するため，近位尿細管由来も考慮すべきである（写真X-118～137）．

b．特殊型

高度な腎・尿細管障害のため種々の形状を示し，孤立散在性～小集塊状で出現する．ほかの細胞系や円柱などとの鑑別を必要とすることが多い．

1．円形・類円形型

平面的な小集塊で出現することが多い．辺縁構造は明瞭であり曲線状である．表面構造は網目状で，細胞質は薄く灰白色調である．核はやや大型で核小体が目立つものもある．しかし，N/C比の増大やクロマチンの増量は認められない．近位系と遠位系尿細管上皮細胞由来の再生上皮が考えられる．しかし，結石症を除いて再生した尿細管上皮細胞が尿中に剥離することは考えられず，種々の刺激による反応性変化が示唆される（写真X-138～149）．

2．オタマジャクシ・ヘビ型，線維型

平面的～やや重積を示し，束状や放射状の集塊で出現する．円柱に付着して認められることが多い．辺縁構造は淡い線状で不明瞭である．表面構造は均質状で，細胞質は薄く黄色調～灰白色調であり，リポフスチン顆粒を認めることがある．核はやや大型を示す場合がある．しかし，N/C比の増大やクロマチンの増量などの異型性は認められない（写真X-150～161）．

3．洋梨・紡錘型

平面的な集塊で出現する．円柱に付着して認められることが多い．辺縁構造は不明瞭である．表面構造は均質状で，細胞質は薄く黄色調～灰白色調であり，リポフスチン顆粒を認めることがある．核はやや大型で深層の移行上皮に類似するため鑑別を必要とする場合がある．しかし，細胞質のねじれやしわを認めること，集塊の場合は細胞境界が不明瞭であることなどから鑑別できる（写真X-162，163）．

4．空胞変性円柱・顆粒円柱型

孤立散在性に出現する．辺縁構造は明瞭である．表面構造は均質状～細顆粒状で，細胞質は黄色調～灰白色調で大小の空胞を有する．高度の尿細管障害による細胞どうしの融合によって，核は1～数個有することもある．やや大型な核も認められるが，N/C比の増大やクロマチンの増量は認められない（写真X-164～167）．

5．脂肪顆粒型（卵円形脂肪体）

孤立散在性および平面的（花冠状配列）～やや重積性を示す集塊で出現する．辺縁構造は不明瞭であるが，辺縁は追うことができる．表面構造は均質状～細顆粒状であり，細胞質は黄色調～灰白色調である．細胞質には，光沢のある茶褐色調～黒褐色調および黄色調の脂肪顆粒が認められる．単球系（マクロファージ）の細胞も混在するため，鑑別が困難な場合もある（写真X-168～181）．

(4) 染色性

S染色で染色性は良好で，核は青色調に，細胞質は赤紫色調に染まる．

(5) 陽性基準

1個以上/HPF．

(6) 再検基準

上皮円柱を散見し尿細管上皮細胞を認めない場合や，尿タンパクが陽性で卵円形脂肪体や顆粒円柱が認められた場合は，再度注意して観察する．

(7) 類似する沈渣成分との鑑別方法

鑑別を要する成分として，白血球，深層～中層型の移行上皮細胞などがある．5～10％酢酸を加えて核を明瞭にすることにより，白血球との鑑別が可能である．移行上皮細胞については，尿細管上皮細胞の特徴的な表面構造，S染色で赤紫色調に染まるミトコンドリア顆粒を確認することによって鑑別が可能である．さらに，リポフスチン顆粒の有無や塩類の付着などを確認することは鑑別に有用である．

(8) 臨床的意義

尿細管上皮細胞は，水の再吸収，電解質の再吸収と分泌などを行い，腎臓の恒常性維持に深く関与している．その90％は近位尿細管上皮細胞が担っている．さらに，各種のケモカインを産生することによって尿路感染症の防御や糸球体腎炎など各種腎疾患の進展に関与し，免疫担当細胞とし

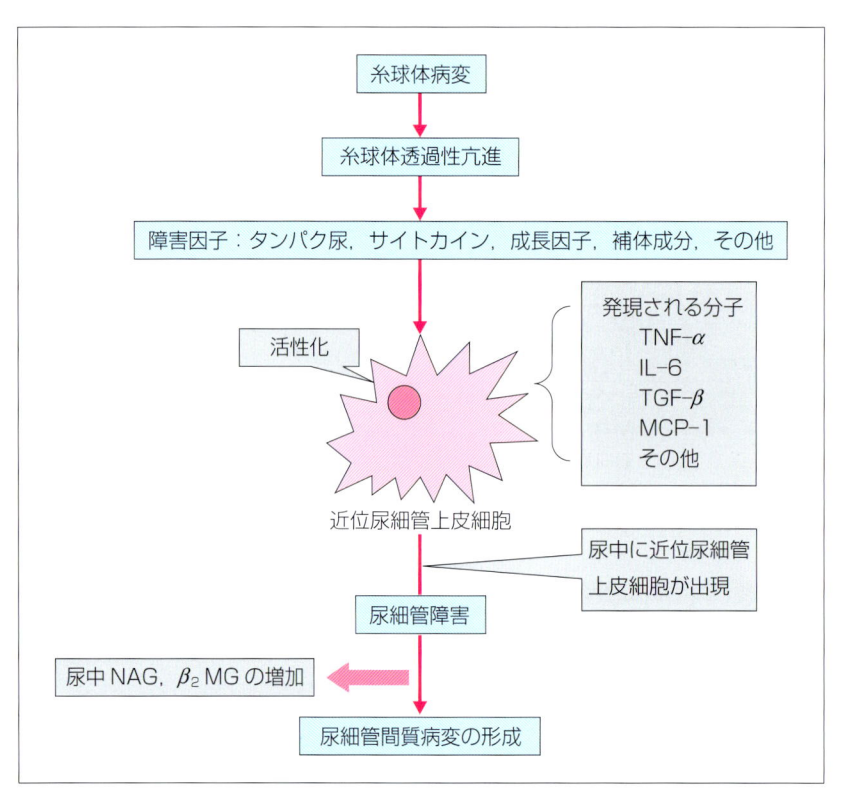

図X-10 尿細管間質病変の発症機序

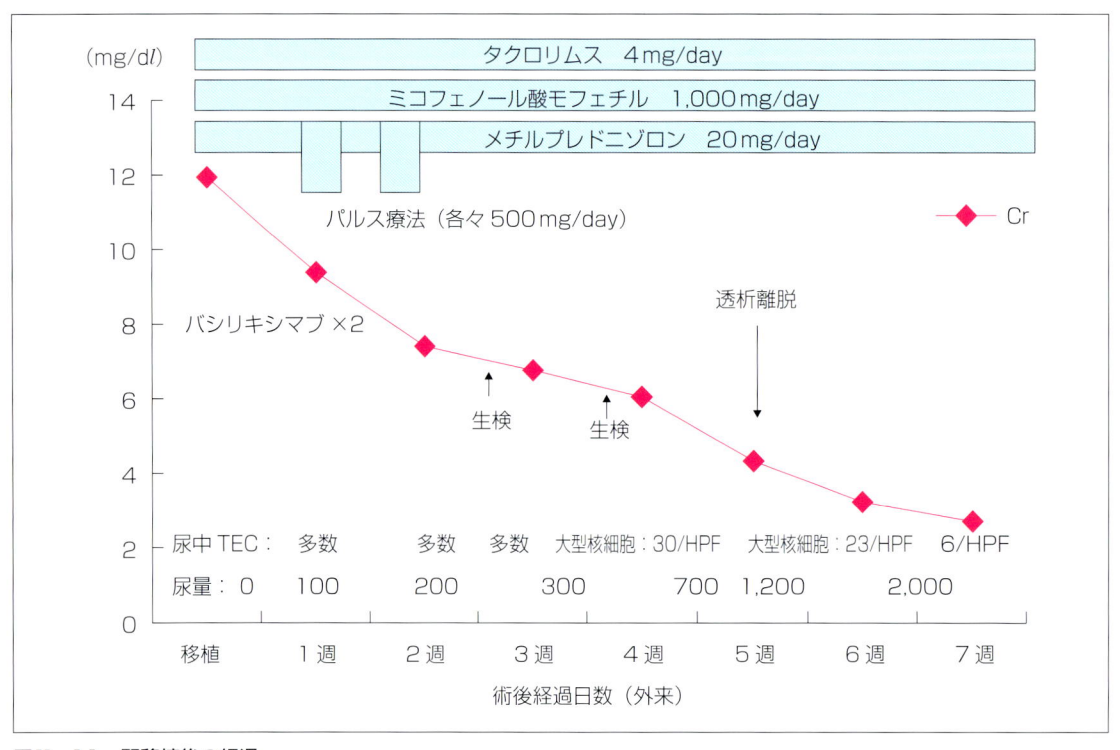

図X-11 腎移植後の経過

ての役割も担っている．尿中には，中毒性尿細管壊死，虚血性尿細管壊死，慢性経過を示す各種腎疾患などによって出現する．

中毒性尿細管壊死は，薬剤（抗生物質，抗癌剤，免疫抑制剤），重金属（水銀，砒素，亜鉛）などによって起こり，おもに近位尿細管上皮細胞が障害され出現する．虚血性尿細管壊死は，外傷，心不全，下痢や嘔吐などの高度脱水，火傷などによって起こり，おもに遠位および集合管由来の尿細管上皮細胞が障害され出現する．慢性糸球体腎炎などでは，尿細管間質病変の形成に伴って（図X-10），尿中への近位尿細管上皮細胞の排泄が増加する．腎移植では，急性尿細管壊死の回復の診断に尿細管上皮細胞の形態をモニタリングすることが有効であること（図X-11），HLA-DR陽性の尿細管上皮細胞が拒絶反応時に出現すること，腎毒性時に膨化および空胞変性した近位尿細管上皮細胞が出現することなどから，尿中に排泄された尿細管上皮細胞を検出することは臨床的に非常に重要である．

（9）ワンポイントアドバイス

● 尿細管上皮はどうして多彩な変化像を示すのか？

腎組織での近位尿細管上皮細胞と遠位および集合管由来の尿細管上皮細胞では，細胞どうしの結合構造が違うこと，基底膜から剥離して尿中に浮遊することによって多方向から刺激を受けるため多彩な変化を示す．

● 近位尿細管上皮細胞は，どうしてミトコンドリアが豊富なのか？

腎臓の恒常性維持の90％を担っている近位尿細管上皮細胞は，ほかの尿細管上皮に比べて細胞死と再生を多く繰り返しているため，自己複製能を有するエネルギー産生の場であるミトコンドリアが豊富なのである．

2. 移行上皮細胞（尿路上皮細胞）
transitional epithelial cell（urothelial cell）

（1）起源（由来）

腎盂（いくつかの腎杯が集まったもの），尿管，膀胱，尿道の前立腺部に由来する．尿路における感染症，結石症，腫瘍やカテーテルの挿入などによって出現する．

（2）機能

表層の被蓋細胞は，強い結合性によって，尿の通過や貯留による膀胱内圧の変化に対応し，尿が上皮層の内部に入り込むことがないように防御する．基底膜下のIgA分泌細胞によって，細菌などに対する防御システム（粘膜バリアー）で感染を防御する．

（3）形態学的特徴（細胞像）

組織像は各組織部位によって細胞の層形成が異なり，腎乳頭の表面，腎盂，尿管，膀胱粘膜は各々1～2層，2～3層，4～5層，5～6層の多列上皮で構成されている．基底膜側から深層型，中層型，表層型細胞に分類される（写真X-182～187）．移行上皮細胞は，膀胱内の尿量に応じて高さを変えること，扁平上皮細胞や腺上皮細胞に化生を起こしやすい移行形の細胞という意味から移行上皮細胞と名づけられている．尿中でも組織像と同様に各層の細胞が認められる．しかし，尿の性状（浸透圧やpH）や炎症によって変性を伴うため，鑑別困難な場合も多い．

a. 深層型～中層型細胞

孤立散在性～集塊状に出現する．大きさは15～60μm，辺縁構造は角状で明瞭である．形は丸みのある洋梨形～紡錘形を呈する．表面構造は漆喰状および細顆粒状でザラザラし，細胞質は黄色調～灰白色調である．核は白血球よりやや大きく，1～2核で偏在性に位置する（写真X-188～191）．

b. 表層型細胞

孤立散在性に出現することが多い．大きさは60～150μm，辺縁構造は角状で明瞭である．形は多稜形から多辺形を呈し，表面構造は漆喰状および細顆粒状でザラザラであり，細胞質はウロクロムの影響を受け黄色調である．核は白血球よりやや大きく，中心性～偏在性に位置する．1～3核のことが多く，時に多核を示す．最外層には細胞質が広く，傘を広げたような形態を示すアンブレラ細胞（umbrella cell）といわれる細胞を認める（写真X-192～207）．

c．反応性移行上皮細胞

孤立散在性～集塊状（シート状）で出現する．大きさは 15 ～ 60μm，辺縁構造は角状で明瞭である．形は各層に認められる細胞と同様である．表面構造は漆喰状および細顆粒状でザラザラであり，細胞質は黄色調～灰白色調である．核は各層の細胞と比較して N/C 比が増大し，核小体が明瞭である．しかし，クロマチンの増量を認めず，どの細胞も同様な染色性を示す．変性を伴っていることもある（写真 X-208 ～ 225）．

（4）染色性

S 染色で染色性は良好で，核は青色調に，細胞質は赤紫色調に染まる．

（5）陽性基準

1 個以上/HPF．

（6）再検基準

多数の白血球，細菌，塩類・結晶を認めた場合は，尿路の感染症や結石症が考えられるため，再度注意して観察する．

（7）類似する沈渣成分との鑑別方法

鑑別を要する成分として，尿細管上皮細胞，扁平上皮細胞と移行上皮癌細胞がある．移行上皮細胞は，無染色で黄色調，辺縁構造が角状で明瞭，表面構造が漆喰状を呈することから，尿細管上皮細胞および扁平上皮細胞との鑑別が可能である．移行上皮癌細胞との鑑別は，細胞量が少ないこと，表層型細胞への分化が認められること，N/C 比の増大とクロマチンの増量が認められないこと，などによって鑑別が可能である．

（8）臨床的意義

移行上皮細胞は，尿路感染症，前立腺肥大症による影響，結石症および体外衝撃波砕石術による影響，腫瘍，カテーテル挿入に伴う機械的損傷によって認められる．

3．扁平上皮細胞 squamous epithelial cell

（1）起源（由来）

大部分は外尿道口の粘膜に由来する．女性では，子宮腟部・外陰部由来も含まれる．正常でも認められるが，ホルモン療法，感染症，腫瘍などによって出現する．

（2）機能

重層構造によって，外界からの刺激や細菌などの感染から生体を防御する．

（3）形態学的特徴（細胞像）

組織像は，基底膜に対して細胞が水平で多層性に配列し，基底膜側から深層（基底，傍基底）細胞，中層細胞，表層細胞で構成されている（写真 X-226 ～ 229）．尿中でも組織像と同様に各層の細胞が認められる．

　a．深層型～中層型細胞

孤立散在性に出現することが多い．大きさは 20 ～ 70μm，辺縁構造は曲線状で明瞭である．形は円形～類円形を呈する．表面構造は均質状で，細胞質は厚く豊富なグリコーゲンを含有し，灰白色調～灰色調である．核は中心性に位置し，中層型細胞では白血球大 10 ～ 15μm で網状クロマチンを呈する（写真 X-230, 231）．

　b．表層型細胞

孤立散在性～集塊状に出現する．大きさは 60 ～ 100μm，辺縁構造は多稜状で明瞭である．形は不定形を呈する．表面構造は均質状で，細胞質は薄く灰白色調でしわを有することがある．核は中心性に位置し，赤血球大 10μm で濃縮状である（写真 X-232 ～ 239）．

（4）染色性

S 染色で深層型～中層型細胞は染色性が不良であり，染まったとしても淡桃色に染まる程度である．核は不染のことが多い．表層型細胞は良好であり，核は青色調に，細胞質は淡桃色調に染まる．Pap 染色では，深層型～中層型細胞はライトグリーン，表層型細胞はオレンジ G に染色される（写真 X-240, 241）．

（5）陽性基準

とくになし．

（6）再検基準

女性で白血球が濃染細胞として数多く出現し，中層型細胞の集束が散見された場合は，真菌（カンジダ）による感染やトリコモナスが寄生している可能性があるため，再度注意して観察する．

X 各種尿沈渣成分の鑑別

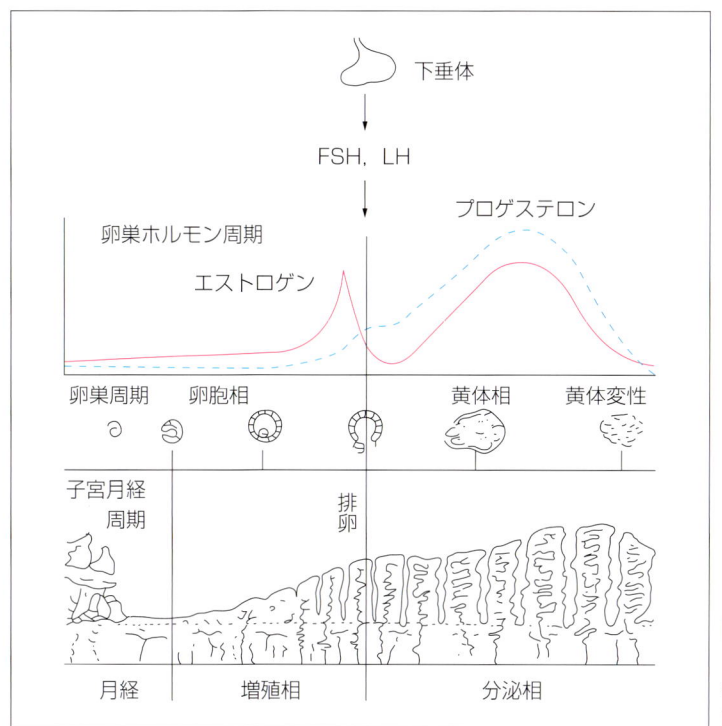

図X-12 月経周期とホルモン変化
（水口國雄監修，(財)東京都健康推進財団編集：スタンダード細胞診テキスト．39，医歯薬出版，1998）

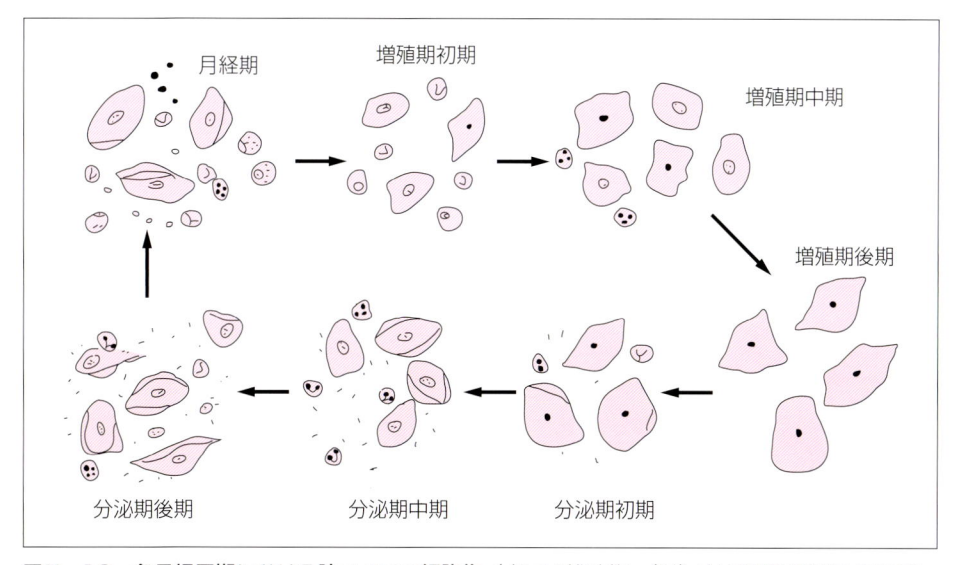

図X-13 各月経周期における腟スメアの細胞像（水口國雄監修，(財)東京都健康推進財団編集：スタンダード細胞診テキスト．61，医歯薬出版，1998）

（7）類似する沈渣成分との鑑別方法

鑑別を要する成分として，特殊型（円形）の尿細管上皮細胞，移行上皮細胞と扁平上皮癌細胞がある．扁平上皮細胞は，無染色で灰白色調，辺縁構造が曲線状で明瞭，表面構造が厚みのある均質状を呈することから，尿細管上皮細胞および移行上皮細胞との鑑別が可能である．扁平上皮癌細胞との鑑別は，細胞量が少ないこと，ヘビ・オタマジャクシ状の細胞形を呈するが異常角化した奇妙な細胞が認められないこと，N/C比の増大とク

ロマチンの増量が認められないこと，などによって可能である（写真X-242, 243）．

(8) 臨床的意義

正常でも女性は性周期によって，各層の扁平上皮細胞が認められる．そのほか放射線療法，ホルモン療法，感染症，腫瘍などによって出現する．トリコモナスやカンジダなどの感染症では，炎症性の核肥大と空胞変性を伴った中層〜表層型の扁平上皮細胞が集束して認められることがある．扁平上皮細胞に毛玉状に無数の菌が付着しているクルー細胞（clue cell）は，ガルドネラ（*Gardnerella*）による細菌性腟症を示唆する重要な所見であるが，すべての菌がガルドネラとはかぎらないため，報告にあたっては慎重を要する（写真X-244〜248）．

(9) ワンポイントアドバイス

● 扁平上皮細胞と女性ホルモンとの関係

ホルモン（エストロゲン，プロゲステロン）の作用によって，扁平上皮細胞の形態と出現する細胞に変化が認められる（図X-12, 13）．

月経期：中層細胞とともに多数の赤血球と白血球が認められる．

増殖期：表層細胞が主体となり背景はきれいである．

分泌期：中層細胞が主体に細胞質がめくれ上がった舟状細胞（写真X-249, 250）と白血球およびデーデルライン桿菌を認める．

4. 円柱上皮細胞 columnar epithelial cell

(1) 起源（由来）

男性では，尿道の隔膜部，海綿体部，尿道腺，尿道球腺，前立腺に由来する．女性では，尿道の一部，大前庭腺，子宮の一部組織（おもに子宮体内膜細胞）に由来する．膀胱癌の治療として膀胱全摘除術後の尿路変更患者で，回腸や結腸由来の細胞が認められる．感染症，前立腺マッサージ後，尿路変更術後，月経期および婦人科系の内視鏡検査後，カテーテル挿入などによって出現する．

(2) 機能

①前立腺の円柱上皮細胞：クエン酸，亜鉛，酸性ホスファターゼ，タンパク分解酵素などを含む前立腺液を分泌し，精子の運動の促進および安定性維持に関与する．

②尿道，尿道腺および尿道球腺の円柱上皮細胞：尿道は尿と精液の輸送通路で，外尿道括約筋によって随意的に排尿を制御する．尿道腺および尿道球腺は，アルカリ性の粘液を分泌して，尿によって酸性となった尿道の内腔を中和する．

③子宮体内膜細胞：子宮頸内膜細胞は，排卵時には大量のアルカリ性の漿液を分泌し，精子を進入しやすくする．黄体期は，粘稠性が増して精子の進入や細菌の侵入を障害する．子宮体内膜細胞はエストロゲンとプロゲステロンの作用による性周期によって変化し，受精卵が着床できるように準備する．

④回腸および結腸粘膜上皮細胞：回腸は，消化および水と栄養を吸収する．結腸は，水および電解質とガスを吸収して便をつくる．

(3) 形態学的特徴（細胞像）

a. 前立腺円柱上皮細胞

組織像は，分泌細胞と基底細胞の二層性配列からなり，腺腔を囲む上皮は単層の立方ないし円柱状の小型な上皮である（写真X-251〜254）．

尿中には孤立散在性〜集塊状（柵状やシート状）で出現する．大きさは20〜30μm，辺縁構造は角状で明瞭である．形は円柱状を呈し，表面構造はレース網目状〜均質状で，細胞質は淡く透明感のある灰白色調で脂肪変性を伴うことがある．核は赤血球大〜白血球大の円形〜類円形で，中心性〜やや偏在性に位置する（写真X-255〜258）．

b. 尿道円柱上皮細胞

組織像は，重層円柱上皮ないし多列円柱上皮で構成されている．

尿中には，孤立散在性〜小集塊状で粘液にからまって出現する．大きさは15〜60μm，辺縁構造は緩い曲線状で明瞭である．形は円柱〜短円柱状を呈し，表面構造はレース網目状〜均質状で，細胞質は淡く透明感のある灰白色調である．核は赤血球大〜白血球大の円形〜類円形で，中心性〜

やや偏在性に位置する（写真X-259〜272）．

c．子宮体内膜細胞

組織像は，単層の円柱上皮で構成されている．

尿中には，細胞が密に結合した境界不明瞭な集塊状で出現することが多い．大きさは15〜60μm，辺縁構造は曲線状でやや不明瞭である．短円柱状〜円形および類円形を呈し，表面構造はレース網目状〜均質状で，細胞質は淡く透明感のある灰白色調で脂肪変性を伴うことがある．核は赤血球大〜白血球大の円形〜類円形で，やや偏在性に位置する（写真X-273〜282）．

d．回腸および結腸粘膜上皮細胞

組織像は，吸収上皮細胞，杯細胞，内分泌細胞で構成された単層円柱上皮である．

尿中には，孤立散在性〜柵状配列および境界不明瞭な集塊状で出現する．大きさは15〜60μm，辺縁構造は曲線状で明瞭である．形は高円柱状を呈し，表面構造はレース網目状〜均質状で，細胞質は淡く透明感のある灰白色調である．核は赤血球大〜白血球大の円形〜楕円形で，偏在性に位置する（写真X-283〜294）．

（4）染色性

S染色で染色性は良好で，核は青色調に，細胞質は赤紫色調に染まる．

（5）陽性基準

1個以上/HPF．

（6）再検基準

前立腺由来の円柱上皮細胞が出現した場合，脂肪顆粒細胞，脂肪を貪食した好中球，類デンプン小体の有無を確認する．血尿で多数の炎症細胞が認められた場合，前立腺癌細胞の有無を確認する．

尿道円柱上皮細胞が出現した場合，カテーテル尿であるか否かを確認する．

子宮体内膜細胞が出現した場合，生理中であるか否かを確認する．

回腸および結腸粘膜上皮細胞が出現した場合，リン酸アンモニウムマグネシウム結晶の有無を確認する．

（7）類似する沈渣成分との鑑別方法

鑑別を要する成分として，尿細管上皮細胞と移行上皮細胞がある．円柱上皮細胞は，表面構造がレース網目状や均質状であること，大きさがそろっていること，線毛もしくは刷子縁を有することがあること，柵状配列を呈すること，などから鑑別が可能である．

（8）臨床的意義

カテーテル挿入による機械的損傷，尿道炎，前立腺炎，前立腺肥大症，前立腺マッサージ後，尿路変更術後などで認められる．子宮体内膜細胞の出現は，月経開始から12日目までに限られ，それ以外に認められた時は子宮体内膜疾患（内膜炎，内膜症，内膜増殖症，内膜癌）を考えなければならない．日常業務における出現頻度は，尿沈渣検査の依頼があった全患者を対象とした場合では0.15％，生理中の患者では8.5％である．

尿路変更術として回腸および結腸利用代用膀胱造設術を施行された患者は，合併症として腎盂腎炎や尿管結石症を起こすことがあり，腸粘膜上皮細胞が観察された場合は，同時に白血球，細菌，塩類・結晶類（とくにリン酸アンモニウムマグネシウム結晶）などを確認しなければならない．

（9）ワンポイントアドバイス

● 回腸および結腸粘膜上皮細胞由来の円柱上皮細胞は，どうして尿中では白血球に類似した形態を呈するのか？

浸透圧の変化によって，膨化・変性するためである．

5．封入体細胞 inclusion bearing cell

（1）起源（由来）

腎・尿路系および生殖器の各組織を構成する細胞に由来する．ウイルス感染や炎症による細胞の変性によって尿中に出現する．

（2）機能

とくになし．

（3）形態学的特徴（細胞像）

組織像は，腎・尿路系および生殖器の各組織を構成する細胞の核内および細胞質内に封入体が認められる．尿中では細胞の変性や崩壊が著しく，細胞系の同定は困難である．

a．核内封入体細胞

　孤立散在性に出現することが多い．大きさは15〜100μm，まれに200μm以上の大型細胞を認める．形は円形〜類円形を呈し，細胞質は各由来細胞の表面構造を示すことがある．核は単核〜多核でスリガラス様を示し，多核の場合には圧排像を示すことがある．クロマチンは核縁に凝集した状態である．核内には円形〜類円形の無構造な封入体が認められる（写真X-295〜300）．

　b．細胞質内封入体細胞

　孤立散在性に出現することが多い．大きさは15〜100μm，形は円形〜多辺形まで種々である．辺縁を追うことができる．細胞質は各由来細胞の表面構造を示すことがある．核は単核〜多核を示し，細胞の辺縁に追いやられていることが多い．核内構造は濃縮状，破砕状，凝集状である．細胞質内には円形，類円形，馬蹄形，ドーナツ形など種々の形を示す無構造な封入体が認められる（写真X-301〜308）．

（4）染色性

　S染色で染色性は良好で，核は青色調，細胞質は赤紫色調に染まる．封入体のほとんどは細胞質と同じ色調を示すが，まれに異なる色調を示すことがある．

（5）陽性基準

　1個以上/HPF．

（6）再検基準

　とくになし．

（7）類似する沈渣成分との鑑別方法

　鑑別を要する成分として，マクロファージがある．血球系の細胞であり，細胞質および細胞の辺縁構造が薄くて不明瞭であるため，上皮細胞由来である封入体細胞との鑑別が可能である．

（8）臨床的意義

　核内封入体細胞は，サイトメガロウイルスやヘルペスウイルスなどのDNAウイルスに感染した患者に認められる．細胞質内封入体細胞は麻疹，風疹，インフルエンザウイルスなどのRNAウイルスに感染した患者に認められる．小児の場合，流行性耳下腺炎による発熱，耳下腺腫脹の時期や麻疹による口腔内コプリック（Koplik斑）の出現する時期では，尿中に細胞質内封入体細胞が出現し診断に役立つことがある．しかし，成人では非特異的な炎症性変化が大部分であり，ウイルス性疾患とは関係ない場合が多い．

6．異型細胞 atypical cell

A．異型細胞を検出するための有力所見

　尿沈渣検査がスクリーニング検査であることを認識し，異型細胞の疑いがある場合，積極的に臨床へ報告することが重要である．さらに，できるかぎり異型細胞の母組織系を推定することが望ましい．以下の所見に注意して細胞を観察すれば，異型細胞の鑑別に役立つと考える．

（1）患者情報と検査材料

　年齢，性別，病歴，臨床所見などの患者情報や，自然尿，カテーテル尿，洗浄液などの検査材料を把握する．

（2）背景

　血尿：悪性腫瘍は単クローン性に細胞が異常増殖し，栄養血管からの血液の供給が低下することによって，細胞の結合性が低下し剥離する．したがって，細胞を支持していた血管からは血液が漏れ出し，血尿をきたす．

　壊死物質：腫瘍細胞の異常増殖によって血液の供給が低下し，虚血状態となった細胞は細胞死（壊死）に陥る．その壊死細胞および細胞片を壊死物質という．

　炎症細胞：悪性腫瘍では，増殖の過程で壊死を伴うことがある．その壊死組織および細胞は炎症反応を誘発するため，悪性腫瘍では炎症細胞を伴い，時に腫瘍細胞の細胞質内に入り込んでいる像をみることもある．

　粘液：正常の腎・尿路系を構成する細胞で，粘液を多量に分泌するものは存在しないため，尿路変更術を施行した患者を除き，尿中に多量の粘液が観察された場合は注意が必要である．

　核線：非常に壊れやすい悪性リンパ腫や小細胞癌で認められることがある．

（3）出現様式

　細胞と細胞の結合性を観察することによって，

上皮性か非上皮性かの鑑別，高分化型か低分化型の上皮性悪性細胞の鑑別に役立つ．結合性のある細胞の出現を集塊状，結合性のない細胞の出現を孤立散在性という．集塊状の場合には，上皮性の悪性細胞が出現する．孤立散在性の場合には，血液細胞由来と非上皮性の悪性細胞や低分化型の上皮性悪性細胞が出現する．

（4）細胞量

上皮性の腫瘍では，高分化型の悪性細胞は結合性が保持され，尿中の出現細胞量は少ない．低分化型の悪性細胞は結合性の低下によって出現細胞量が多い．

（5）細胞集塊

自然尿では，細胞が集塊状で出現することはまれである．尿中に出現した場合は，腎・尿路系の結石症や悪性腫瘍による細胞剥離が考えられる．細胞集塊を認めた場合の観察ポイントを以下に記す．

核間距離と核配列の乱れ（極性の乱れ）：良性では同一細胞集塊で規則正しく結合し配列している．しかし，悪性の場合は，腫瘍増殖によって隣接する細胞間で比較すると，核間距離，核配列および位置にずれが生じ，核の長軸方向性も不規則で多方向性である（写真X-309, 310）．

核の大小不同性：集塊を構成する細胞の長軸核径差が2倍以上ある場合は，悪性細胞の可能性が高い（写真X-311, 312）．

クロマチンの染色性：良性では，集塊を形成する細胞は同様な分化と成長をしてきたと考えられ，細胞1個あたりのDNA含有量は同じである．しかし，悪性では，個々の細胞でDNA含有量が増量し核内での分布も不均等になるため，同一集塊を形成する細胞間でも染色性が異なってくる（写真X-313, 314）．

重積性：良性では平面的（シート状）であるが，悪性では細胞の異常増殖によって不規則性に重積した集塊を形成するため，鏡検時に一点で焦点が合わず，数段階で焦点が合う（写真X-315, 316）．

結合性：悪性細胞は，正常細胞に比べて陰性表面荷電が強いため，細胞間の接着性の低下とそれに伴う接着装置の減少によって結合性が低下する（写真X-317, 318）．

（6）細胞形

各種臓器を構成する分化した上皮細胞の細胞形より，極端に逸脱した左右非対称性，不整形細胞の出現は悪性の可能性が高い．角化型扁平上皮癌細胞は，奇妙なオタマジャクシ型，ヘビ型を呈する．

（7）核（写真X-319～322）

核の大きさ：悪性細胞の核は，DNA含有量の増量によって大型になる．好中球の2倍以上，$25\mu m$以上の大きさは悪性の可能性が高い．移行上皮癌細胞などでは，同一標本中に出現している各層（深層，中層，表層）の移行上皮細胞の核と大きさを比較して悪性を評価することが重要である．

核形の不整：DNA含有量の増量および分布異常によって核形が不整となる．腺癌細胞では，曲線状の切れ込み像，移行上皮癌細胞では鋭角な切れ込み像として認められる．

クロマチンの増量：細胞1個あたりのDNA含有量は通常2倍体である．しかし，悪性細胞では4倍体，8倍体といった多倍体や3倍体，6倍体といった異数倍体となり，DNA含有総量の増量，つまりクロマチンの増量として認められる．クロマチンには，ユークロマチンとヘテロクロマチンがあり，ユークロマチンは活発に転写が起こっている領域，ヘテロクロマチンは転写が抑制されている領域である．核の大きさ同様に，同一標本中に出現している各層（深層，中層，表層）の移行上皮細胞の核とクロマチン量を比較して悪性を評価することが重要である．

核縁：ヘテロクロマチンが不均等に核膜に凝集し，核縁が不均等に肥厚している場合は，悪性の可能性が高い．

核分裂像：通常認められる核分裂像は2極分裂像であるが，悪性の場合は異常核分裂像（3極分裂像～多極分裂像）を呈する．

核の位置：基本的に扁平上皮細胞の核は中心性，腺系上皮細胞の核は偏在性，移行上皮細胞の核は中心性～偏在性を呈する．核が極端に偏在性

を示し，細胞質から外に突出している細胞は要注意である．

(8) 核小体

核小体は，リボソーム RNA の合成が行われる場所である．著しく増殖し，タンパク合成が盛んな悪性細胞などは大きくなっている．

大きさ：5μm 以上もしくは大小不同がある場合は要注意である．腺癌細胞では，大型ではりのある目立つ核小体を有し，核は核小体周囲明暈を示す．

形：不規則な形は要注意である．

数：1 つの核に 3 個以上ある場合は要注意である．

B．組織由来別の異型細胞の特徴

1）移行上皮癌細胞（尿路上皮癌細胞）

(1) 起源（由来）

腎盂・腎杯，尿管，膀胱，内尿道口から発生する．尿中に出現する移行上皮癌細胞（transitional cell carcinoma）の 90％は膀胱由来である．

(2) 機能

とくになし．

(3) 形態学的特徴（細胞像）

組織学的な異型度によって grade 分類され，高分化型（低悪性度）を grade 1，低分化型（高悪性度）を grade 3 とし，その中間型を grade 2 とする．膀胱における上皮内癌は，粘膜内に限局し内腔への乳頭状増殖を示さない平坦病変であるが，核異型が強く grade 3 に相当する．

異型度と発育様式（乳頭状，非乳頭状，浸潤性，非浸潤性）によって，集塊状〜孤立散在性に出現する．低分化型になるほど孤立散在性に出現する．大きさは 20〜200μm，形は類円形から多辺形を呈する．

腎盂・腎杯，尿管由来の異型細胞は，膀胱由来の異型細胞に比べてやや小型である．表面構造は漆喰状で正常細胞に類似する．核は大きく中心性〜偏在性に位置し，N/C 比は 60〜80％以上，核形の不整，クロマチンの増量を認める（写真 X-323〜360）．

(4) 染色性

S 染色で染色性は良好で，核は濃青色調に，細胞質は赤紫色調に染まる．

(5) 陽性基準

1 個以上/WF．

(6) 再検基準

前回値で検出し，今回値で認められなかった場合は再度確認するか，熟練者に鏡検を依頼する．

(7) 類似する沈渣成分との鑑別方法

鑑別を要する成分として，カテーテル挿入および尿路結石症で集塊状に出現する移行上皮細胞と反応性の尿細管上皮細胞がある．移行上皮癌細胞は，クロマチンの増量，核形の立体不整があるため鑑別可能である．

(8) 臨床的特徴

腎盂癌は，白板症や腎結石に合併することがある．

尿管癌は，尿管下部 1/3 に多発する傾向があり，腎盂癌より早期に浸潤，転移をきたす．症状は，排尿障害を主徴とする．

膀胱癌は，男女比が 4：1 で 50 歳以上に多い．有機化合物取扱者，喫煙者，鎮痛剤乱用者はハイリスクである．症状は，血尿（70％，多くは肉眼的持続性），排尿困難，頻尿などがある．

2）扁平上皮癌細胞

(1) 起源（由来）

膀胱，外尿道口の原発性癌および子宮頸部癌の浸潤がある．まれに尿管から発生する．尿中に出現する扁平上皮癌細胞（squamous cell carcinoma）は子宮頸部癌由来がほとんどである．

(2) 機能

とくになし．

(3) 形態学的特徴（細胞像）

組織中の角化した扁平上皮癌細胞の充実巣では，一部に同心円状を示す癌真珠の形成が認められる．尿中では角化した扁平上皮癌は孤立散在性に出現することが多い．大きさは 20μm 以上で，大きいものから長いものまで多彩である．形は類円形から多辺形で，特徴的な線維型，オタマジャクシ型，ヘビ型の細胞像を呈し，表面構造はザラ

ザラで黄色調を示す．核は中心性に位置し，核形の不整，クロマチンの増量を認める（**写真X-361～372**）．

####（4）染色性
S染色で染色性は良好で，核は濃青色調に，細胞質は角化傾向が強くなるにつれて濃赤紫色調に染まる．

####（5）陽性基準
1個以上/WF．

####（6）再検基準
前回値で検出し，今回値で認められなかった場合は再度確認するか，熟練者に鏡検を依頼する．

####（7）類似する沈渣成分との鑑別方法
鑑別を要する成分として，ホルモン療法を行っている患者に出現する扁平上皮細胞がある．扁平上皮癌細胞は，N/C比の増大，クロマチンの増量，核形の不整があり，奇妙な形をした強い角化傾向を示す細胞のため鑑別可能である．

####（8）臨床的特徴
膀胱原発の扁平上皮癌は，ビルハルツ住血吸虫による感染，膀胱結石，長期のカテーテル留置などによって発生する．子宮頸部癌（浸潤扁平上皮癌）は40～50歳以上の経産婦に多い．性交相手が多い人や初交年齢が低い人，喫煙者はハイリスクである．さらに近年では，ヒトパピローマウイルス（human papilloma virus；HPV）-16，18，31，33，35型による感染，とくに16，18型に感染している患者はハイリスク群と考えられている．

3）腺癌細胞
####（1）起源（由来）
腎・尿路系原発では，腎細胞癌，前立腺癌，膀胱原発腺癌がある．転移または浸潤した腺癌には，大腸癌，子宮頸部および体内膜腺癌，胃癌がある．

####（2）機能
とくになし．

####（3）形態学的特徴（細胞像）
a．腎細胞癌（淡明細胞癌）
組織像は，豊富で淡明な細胞質を有し，多量の脂質とグリコーゲンを含む．核は小さく悪性に乏しい．尿中では，孤立散在性～小集塊状に出現することが多い．まれに，ホブネイルパターンを呈する．大きさは60～100μm，形は類円形～多辺形で，辺縁を追うことができる．表面構造は均質調で灰白色調を示す．核は偏在性に位置し，N/C比は小さい．新鮮な細胞は核小体が明瞭である．クロマチンは核内に充満するように分布する（**写真X-373～378**）．

b．前立腺癌
組織像は，単層の立方上皮細胞は乳頭状や篩状構造を示し，分化が低くなるにつれて間質に浸潤し，腫瘍性腺管を形成する．異型度の評価は，Gleason分類が用いられている．尿中では，孤立散在性～小集塊状に出現することが多い．大きさは20～60μmで小型である．形は類円形で，辺縁を追うことができる．表面構造は均質調で灰白色調を示す．細胞質に脂肪を含有していることが多い．核は偏在性に位置し，N/C比の増大，核小体の明瞭化，クロマチンの増量が認められる．小型細胞で核が異常に濃く染色された細胞は要注意である（**写真X-379～390**）．

c．膀胱原発腺癌（尿膜管癌）
組織像は，大腸癌に類似する．尿中では，小集塊状で出現することが多い．大きさは20～80μmである．形は高円柱状で，辺縁を追うことができる．表面構造は均質調で灰白色調を示す．核は偏在性に位置し，N/C比の増大，核小体の明瞭化，クロマチンの増量が認められる．尿路変更術を施行した患者以外で，尿中に多量の粘液が認められた場合は要注意である（**写真X-391～402**）．

d．大腸癌
組織像は，高円柱上皮細胞が明瞭な腺管を形成し，管腔内に乳頭状突出を認める．分化が低くなるにつれて腺管形成が不明瞭となり，管腔は小さくなる．核は大小不同が目立ち，核小体が明瞭となる．尿中では，汚い背景に集塊状（管腔様，柵状配列）で出現することが多い．大きさは20～80μmで，形は高円柱状で，辺縁を追うことができる．表面構造は均質調で灰白色調を示す．核

は長楕円形で偏在性に位置し，N/C比の増大，核小体の明瞭化が認められ，クロマチンは粗く増量している．高齢の男性で，尿沈渣中に便が認められた場合は要注意である（**写真X-403～408**）．

（4）染色性
S染色で染色性は良好で，核は青色調に，細胞質は赤紫色調に染まる．

（5）陽性基準
1個以上/WF．

（6）再検基準
前回値で検出し，今回値で認められなかった場合は再度確認するか，熟練者に鏡検を依頼する．

（7）類似する沈渣成分との鑑別方法
鑑別を要する成分として，反応性の尿細管上皮細胞と円柱上皮細胞がある．腺癌細胞は，強い重積性，腺腔構造，粘液の含有，N/C比の増大，核小体明瞭，クロマチンの増量，核形の不整を示すため鑑別可能である．

（8）臨床的特徴

a．腎細胞癌（Grawitz腫瘍）
腎細胞癌は，近位尿細管上皮細胞から発生する．3番染色体上に位置する遺伝子〔*VHL*遺伝子（von Hippel–Lindau gene）〕の欠失による遺伝性発生を示すこともある．全腎悪性腫瘍中の90％を占め，その70％は淡明細胞癌である．男女比は2：1で50歳以上に多い．喫煙者は発生率が高い．症状は，血尿，腰痛などがある．赤血球増多症，高カルシウム血症を示すこともある．遠隔転移は肺が高頻度である．

b．前立腺癌
前立腺の外腺部から発生する．男性ホルモン（アンドロゲン）の関与が示されているが，発癌要因は不明である．原発性前立腺癌の98％は腺癌である．60～80歳の高齢者に多い．症状は，排尿困難，骨痛などがある．貧血を示すこともある．直腸診で硬い前立腺を触知する．転移は骨（腰仙椎）などが高頻度である．腫瘍マーカーは，血中のprostate specific antigen（PSA），prostatic acid phosphatase（PAP）などがある．

c．膀胱原発腺癌（尿膜管癌）
膀胱原発腺癌は全膀胱腫瘍の1％前後であり，尿膜管癌は0.17～0.34％にすぎないまれな疾患である．尿膜管癌は膀胱頂部の胎生期の尿膜管遺残から発生する粘液産生の腫瘍である．

d．大腸癌
約80％がS状結腸～直腸に発生する．50～70歳に多く，男性では直腸癌が，女性では結腸癌が多い．発癌要因は食生活（繊維成分の少ない食事，動物性脂肪の過剰摂取）と遺伝子（*APC*，*ras*，*p53*，*DCC*）の突然変異，欠失などが関係している．症状は，出血，便通の異常などがある．貧血を示すこともある．周囲臓器に直接浸潤する．

C．ワンポイントアドバイス

● 尿沈渣検査の担当技師が，いつでもだれでも同じように異型細胞を検出するためにはどうしたらよいか？

各施設での異型細胞とするための判定基準（チェックシート）を作成し，客観的に評価できるようにする．チェックシートの一例を**表X-2**に示す．

7．その他の細胞 other cell

1）ヒトパピローマウイルス（HPV）感染細胞

（1）起源（由来）
尿道，陰茎，外陰部，子宮腟部および頸部の扁平上皮細胞に由来する．

（2）機能
とくになし．

（3）形態学的特徴（細胞像）
組織像は，扁平上皮細胞の細胞質に核周囲細胞質空胞化（コイロサイト）と核の濃縮が認められる．尿中では，小集塊状に出現することが多い．大きさ，形，表面構造，色調は正常扁平上皮細胞に類似する．核は中心性に位置し，濃縮状である．軽度の核異型を示すことがある．細胞質にコイロサイトを認める（**写真X-409～412**）．

（4）染色性
S染色で染色性は良好で，核は淡青色調に，細胞質は赤紫色調に染まる．コイロサイトの部分

X 各種尿沈渣成分の鑑別

表X-2 異型細胞を判定するための基準（チェックシート）

①年齢，性別	40歳以上 ☐	男性 ☐	女性 ☐
②血尿		あり ☐	
③壊死物質		あり ☐	
④粘液		あり ☐	
⑤核線		あり ☐	
⑥細胞量		多数 ☐	少数 ☐
⑦細胞集塊		あり ☐	なし ☐
ありの場合			
核間距離と核配列の乱れ（極性の乱れ）		あり ☐	
核の大小不同性		あり ☐	
クロマチンの染色性		均一 ☐	不均一 ☐
重積性（不規則性に重積）		あり ☐	
結合性		強い ☐	弱い ☐
⑧細胞形　左右非対称性，不整形細胞，奇妙な細胞		あり ☐	
単クローン性の細胞増殖である		はい ☐	いいえ ☐
⑨核　大きさ（正常細胞の2倍以上または25μm以上）		あり ☐	
核形の不整		あり ☐	
クロマチンの増量		あり ☐	
核縁		均一 ☐	不均一 ☐
核分裂像		あり ☐	
核の位置	中心性 ☐	偏在性 ☐	細胞質からの突出 ☐
⑩核小体　大きさ（5μm以上）		あり ☐	
大小不同		あり ☐	
核小体周囲明暈		あり ☐	
数（1核に3個以上）		あり ☐	

☐ にチェック（✓）が多い場合は，異型細胞である可能性が高い．

は，白く抜けている．

(5) 陽性基準

1個以上/WF．

(6) 再検基準

前回値で検出し，今回値で認められなかった場合は再度確認する．

(7) 類似する沈渣成分との鑑別方法

鑑別を要する成分として，扁平上皮癌細胞がある．HPV感染細胞は核が濃縮状のためクロマチンが増量しているようにみえるが，多様性も認められずN/C比も小さいことから鑑別が可能である．

(8) 臨床的意義

肛門や性器の尖圭コンジローマ，婦人科病変では外陰部，子宮腟部および頸部の扁平上皮細胞の異形成や扁平上皮癌にも関連している．男性でも陰茎亀頭および包皮に感染した場合，癌に移行することもある．HPV各型と関係する婦人科病変

表X-3 ヒトパピローマウイルスの各型と関係する婦人科病変

型	おもな病変
6, 11型	尖圭コンジローマ, 異形成
16型	頸部扁平上皮癌, 異形成, 外陰癌, ボーエン様丘疹症 (bowenoid papulosis)
18型	頸部扁平上皮癌, 頸部腺癌, 異形成
31, 33, 35型	異形成, 頸部扁平上皮癌
52, 56, 58型	異形成, 頸部扁平上皮癌

(坂本穆彦編集：細胞診を学ぶ人のために (第4版). 医学書院, 2005)

を表X-3に示す.

(9) ワンポイントアドバイス

● 炎症性の変化による細胞質の空胞化との違いは？

炎症性の変化では核が肥大したのちに萎縮するため, 核に沿って空胞化が認められ, コイロサイトは細胞質に沿って空胞化を認める.

2) ヒトポリオーマウイルス (HPoV) 感染細胞

(1) 起源 (由来)

尿細管上皮細胞 (とくに遠位尿細管上皮細胞) と腎盂・腎杯, 尿管, 膀胱, 内尿道口の移行上皮細胞に由来する.

(2) 機能

とくになし.

(3) 形態学的特徴 (細胞像)

組織像としては, 大型の核を有する遠位尿細管上皮細胞が認められる.

尿中では, 孤立散在性に出現する. 大きさ, 形, 表面構造, 色調は感染した細胞 (尿細管上皮細胞, 移行上皮細胞) に類似する. 変性や崩壊が著しく, 細胞系の同定は困難な場合がある. 核はやや偏在性に位置し, 核内構造は無構造でスリガラス様を呈する. N/C比は増大し, 細胞質から突出して裸核状にみえることがある (写真X-413～424).

(4) 染色性

S染色で染色性は良好で, 核は青色調に, 細胞質は赤紫色調に染まる.

(5) 陽性基準

1個以上/WF.

(6) 再検基準

前回値で検出し, 今回値で認められなかった場合は再度確認する.

(7) 類似する沈渣成分との鑑別方法

鑑別を要する成分として, 悪性細胞 (とくに移行上皮癌細胞) がある. HPoV感染細胞は, N/C比が増大しているが, 核形不整, クロマチンの増量, 多様性も認められないことから鑑別が可能である.

(8) 臨床的意義

HPoVは, BKウイルス (BKV) とJCウイルス (JCV) に分類される. BKVは出血性膀胱炎や移植腎の間質性腎炎に関与し, JCVは進行性多巣性白質脳症 (progressive multifocal leukoencephalopathy；PML) を引き起こすウイルスである. 最近では, 移植腎においてBK腎症を引き起こし, 腎機能低下および喪失の原因とされ重要視されている.

HPoVは移行上皮細胞 (尿路上皮細胞), 集合管, 遠位・近位尿細管上皮細胞に感染し, 移植患者, 糖尿病患者, 妊婦, ステロイドなどで治療を受けている患者の尿にHPoV感染細胞が認められる. 腎移植患者では, 過去に強い拒絶反応に対する治療や免疫抑制剤による腎毒性を起こしている場合, 尿中にHPoV感染細胞が100個/ml以上出現しており, その90%が尿細管上皮細胞由来, 10%が移行上皮細胞由来であることを確認している.

(9) ワンポイントアドバイス

● HPoV感染細胞の出現様式

悪性細胞との鑑別に苦慮した場合, 背景に注意することが重要である. 悪性が疑われる場合は, 赤血球をはじめ種々の細胞成分が出現している. しかし, HPoV感染の場合は, 細胞成分に乏しくHPoV感染細胞のみが出現していることが多い.

8. 臨床医からの一言

尿沈渣に含まれる上皮細胞類としてはさまざまなものがある. この項でも述べられているように, 尿細管上皮, 移行上皮, 扁平上皮などの尿路を形づくる細胞からの脱落細胞が多いのである

が，これらにあまり病的意味はないことが多い．尿細管上皮は急性尿細管壊死からの回復期に多くみられるものである．また，移行上皮もしばしばみられるものの病的意味は少ないことが多い．扁平上皮については，男性でみられることは比較的少ないが，女性では腟上皮の脱落に伴い尿への混入がある．これもまたあまり大きな病的意味はないことが多い．

一方，異型細胞は臨床医にとってもっとも重要であり，とくに尿路系の悪性腫瘍を診断，治療する機会の多い泌尿器科医にとってはきわめて重要である．

異型細胞のなかでも，移行上皮癌細胞はもっともよくみられるものであり診断的意義も大きい．腎盂，尿管，膀胱いずれの部位も移行上皮により被われており，この部位に発生した癌はかなりの場合（30～40％），尿細胞診にて異型細胞を検出することができる．尿路系の悪性腫瘍はその診断がしばしば困難なことも多く，とくに尿路上皮内癌（carcinoma in situ；CIS）は，腎盂撮影，CTなどではほとんど診断ができず，時には膀胱鏡でみてもフラットな腫瘍であるため，診断がむずかしいこともある．このようなときでも，細胞異型が強ければほとんどの場合，尿沈渣に異型細胞を検出することができる．逆に，尿細胞診にて異型細胞を検出しているにもかかわらず，画像診断上ではまったく腫瘍を検出できないこともあり，異型細胞の存在のみを頼りに治療を進めることもあるくらいである．

また，腺癌細胞などが検出されれば，膀胱腫瘍だけではなく，尿膜管癌の可能性なども示唆され，診断上非常に有効である．

尿沈渣検査時には，このように尿中の細胞成分における細胞異型の観察を注意深く行うことにより尿路腫瘍の早期診断が可能となり，臨床上非常に有効であることを明記したい．

（東京女子医科大学 泌尿器科　田邉一成）

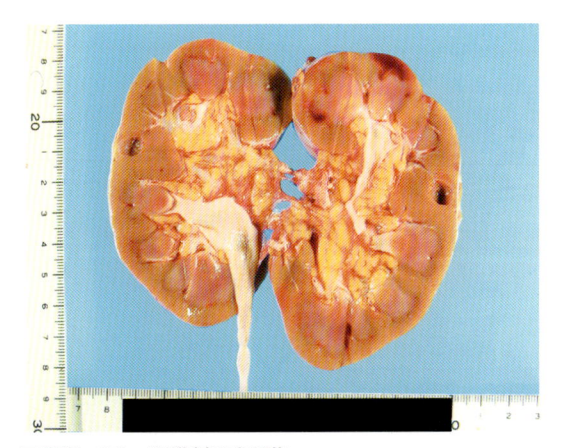

写真X-82　腎臓割面肉眼像

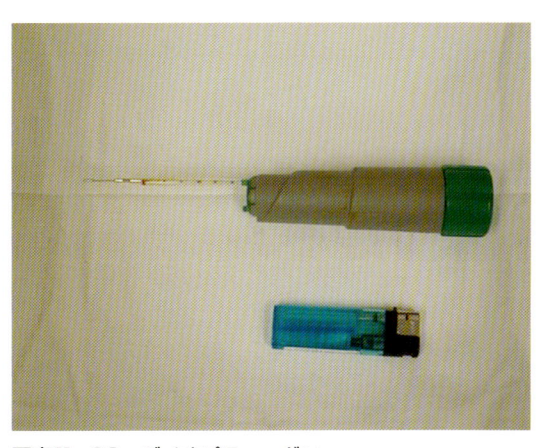

写真X-83　バイオプティーガン
体表面より超音波画像下で腎生検組織を採取するために用いる．

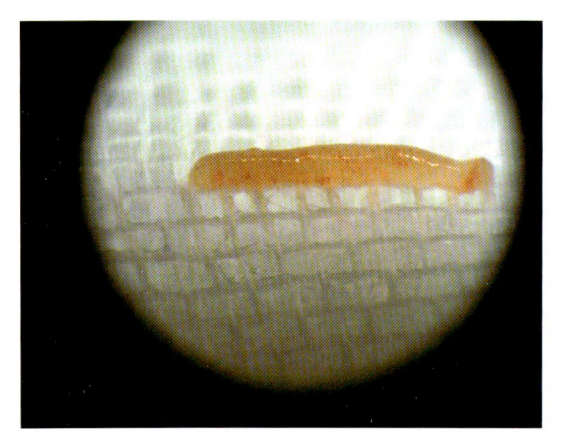

写真X-84　腎生検組織肉眼像
　バイオプティーガンによって採取された腎組織で，赤い小さな斑点の部分に糸球体が存在する．

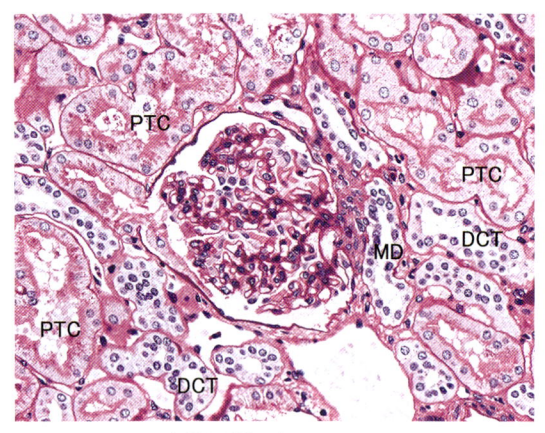

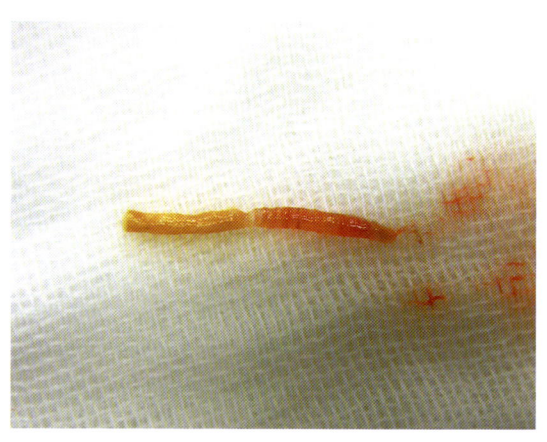

写真X-85　腎生検組織肉眼像（ネフローゼ症候群例）
　バイオプティーガンによって採取された腎生検組織で，皮質は脂質の沈着によって黄色を呈している．

写真X-86　腎生検組織像（100倍，PAS染色）
　中央の糸を巻いたようなものが糸球体である．回りの管が尿細管（PTC：近位尿細管，DCT：遠位尿細管，MD：マクラーデンサ）である．

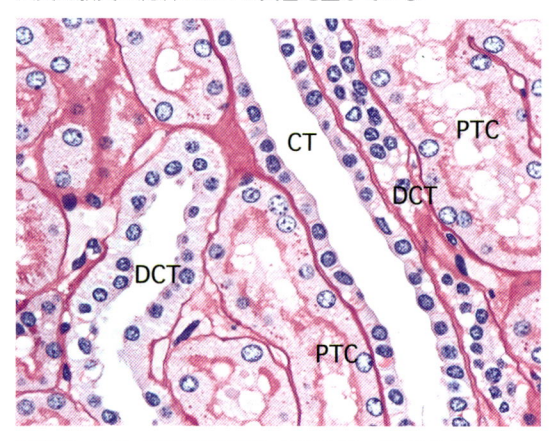

写真X-87　腎生検組織像（200倍，PAS染色）
　PTCは大型な細胞で，内腔側にPAS陽性を示す刷子縁が存在する．DCT, CT（集合管）は小型な立方状の形態を呈する．

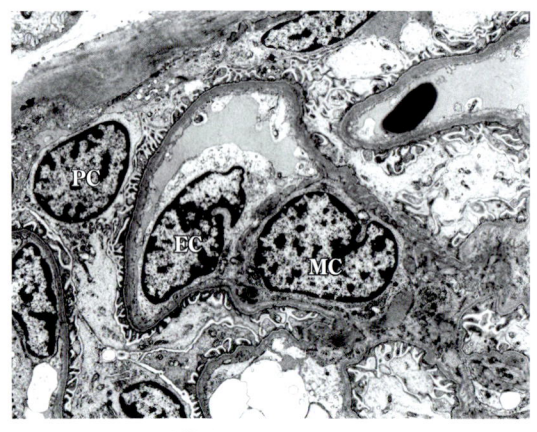

写真X-88　糸球体（3,000倍，透過電顕像）
　メサンギウム細胞（MC），内皮細胞（EC），糸球体上皮細胞（PC）を示す．

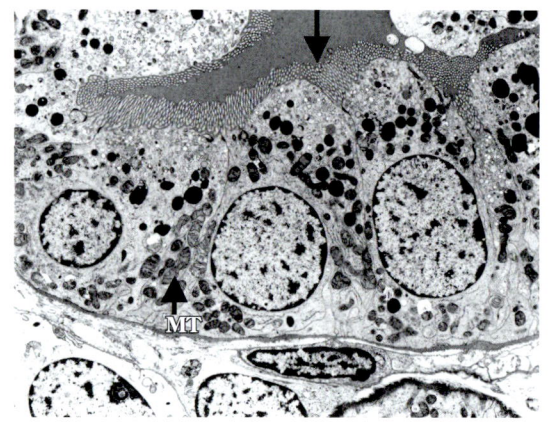

写真X-89　近位尿細管上皮細胞（3,000倍，透過電顕像）
　尿細管内腔側に刷子縁（←）と細胞質に豊富なミトコンドリアが認められる．

X 各種尿沈渣成分の鑑別

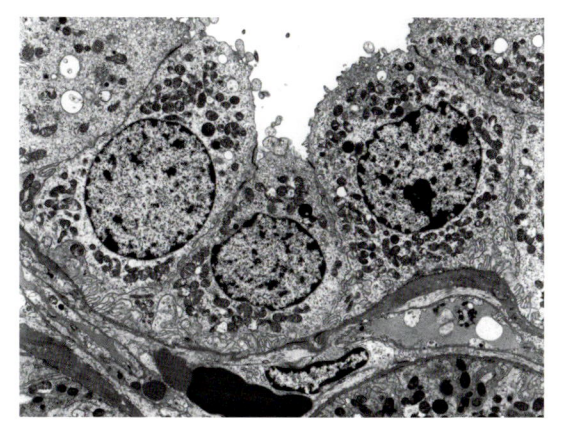

写真X-90 遠位尿細管上皮細胞（3,000倍，透過電顕像）
　尿細管内腔側に刷子縁はないが，短い微絨毛と細胞質に豊富なミトコンドリアが認められる．

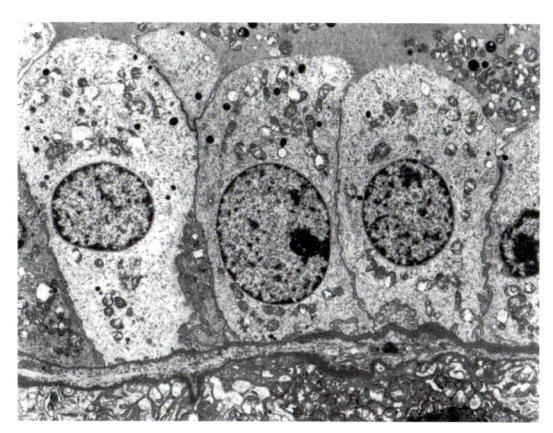

写真X-91 集合管上皮細胞（3,000倍，透過電顕像）
　ミトコンドリアなどの細胞内小器官に乏しい立方形の細胞である．

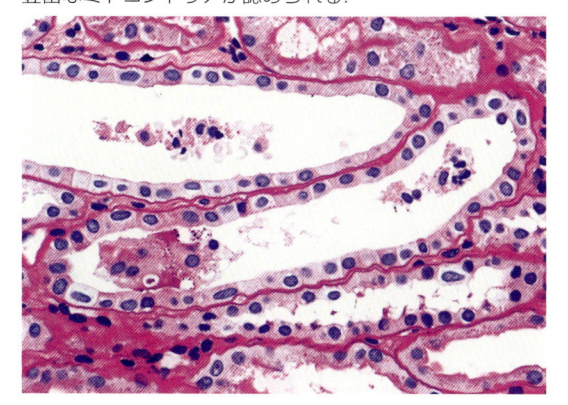

写真X-92 腎生検組織像（200倍，PAS染色）
　遠位尿細管腔内に，孤立散在性～小集塊状に尿細管上皮細胞が認められる．尿中の尿細管上皮細胞は，組織での病態を反映していることがわかる．

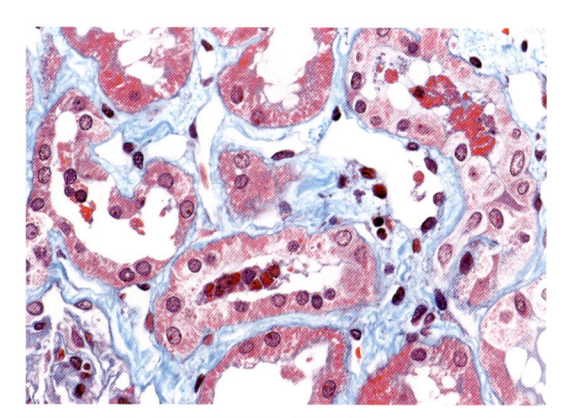

写真X-93 腎生検組織像（200倍，マッソン・トリクローム染色）
　尿細管腔内に，尿細管上皮細胞と上皮円柱が認められる．

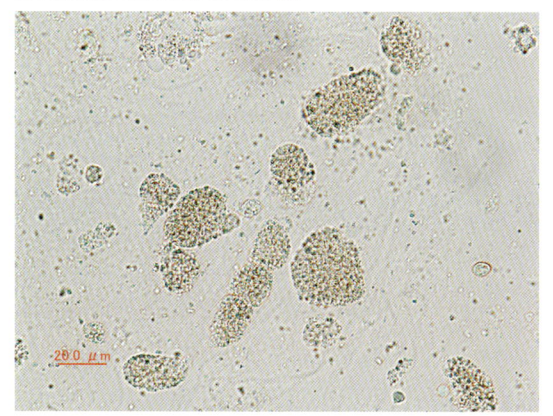

写真X-94 尿細管上皮細胞（400倍，無染色）
　孤立散在性に出現している大型な鋸歯型の細胞は，黄色調を示し表面構造がミトコンドリアで豊富な粗顆粒状で厚みがあることから，近位尿細管上皮細胞由来と考えられる．

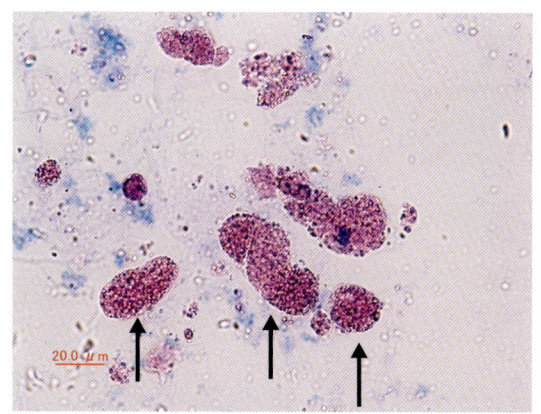

写真X-95 尿細管上皮細胞（400倍，S染色）
　核は濃縮状で偏在性に位置し青色調に，細胞質は赤紫色調に染色される．核が消失しているものも，表面構造がゴツゴツとした粗顆粒状で厚みがあることから，同一細胞と考えられる（←）．

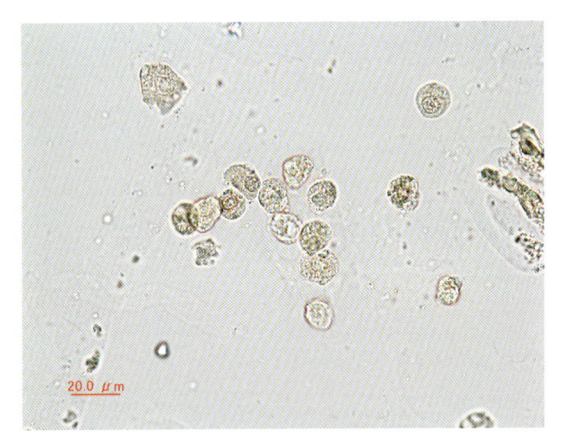

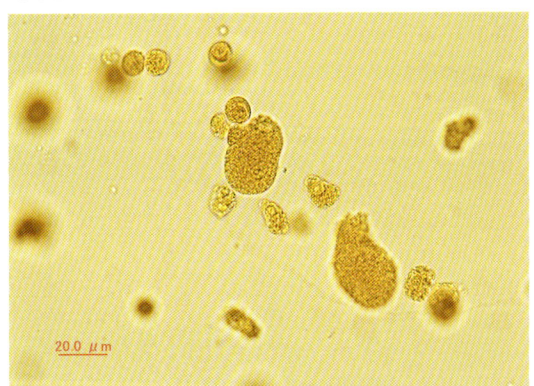

写真X-96 尿細管上皮細胞（400倍，無染色）
　孤立散在性に出現している類円形の細胞は，灰白色調を示し表面構造が顆粒状でやや厚みがあることから，尿細管上皮細胞と考えられる．

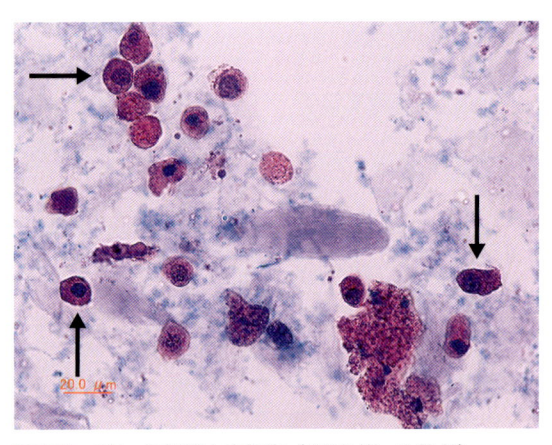

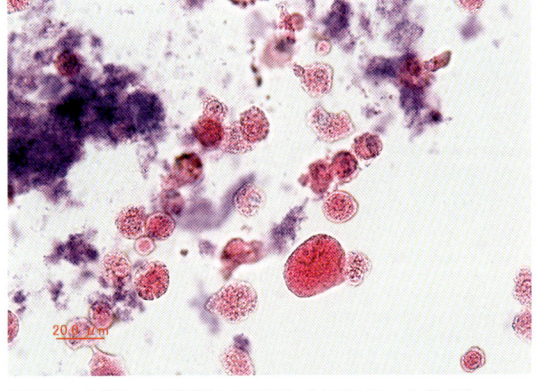

写真X-97 尿細管上皮細胞（400倍，S染色）
　核は濃縮状で偏在性に位置し青色調に，細胞質はやや厚みがあり特徴的な赤紫色調の染色性を呈することから，尿細管上皮細胞と考えられる（←）．

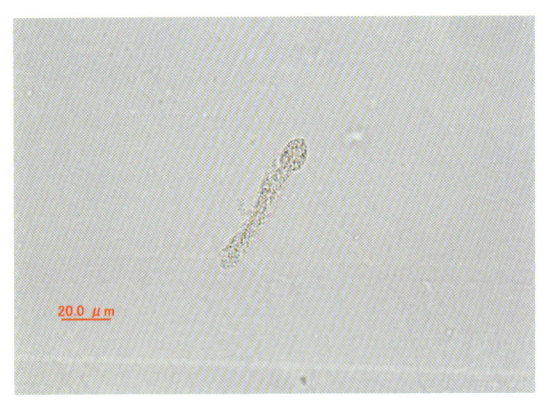

写真X-98 尿細管上皮細胞（400倍，無染色）
　灰白色調を示し表面構造がゴツゴツとした顆粒状であることから，尿細管上皮細胞と考えられる．活動性の白血球は，このような円柱状を呈することはないため，鑑別可能である．

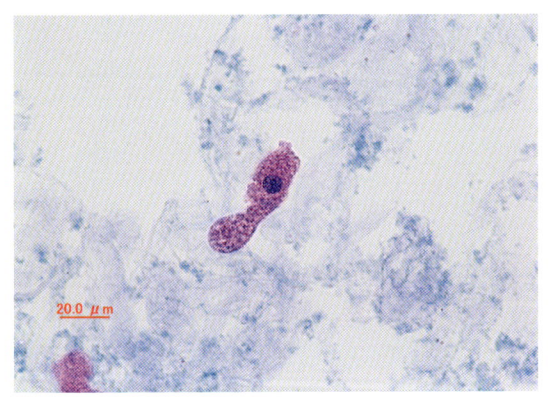

写真X-99 尿細管上皮細胞（400倍，S染色）
　核は濃縮状で偏在性に位置し青色調に，細胞質はやや厚みがあり特徴的な赤紫色調の染色性を呈し，近位尿細管上皮細胞と考えられる．

写真X-100 尿細管上皮細胞（400倍，無染色）
　ビリルビン色素に着色された尿細管上皮細胞である．表面構造がゴツゴツとした顆粒状で厚みがあることから，近位尿細管上皮細胞由来の細胞と考えられる．

写真X-101 尿細管上皮細胞（400倍，S染色）
　ビリルビン色素のため，本来の染色性とは異なる淡い赤紫色調に染色されている．

X 各種尿沈渣成分の鑑別

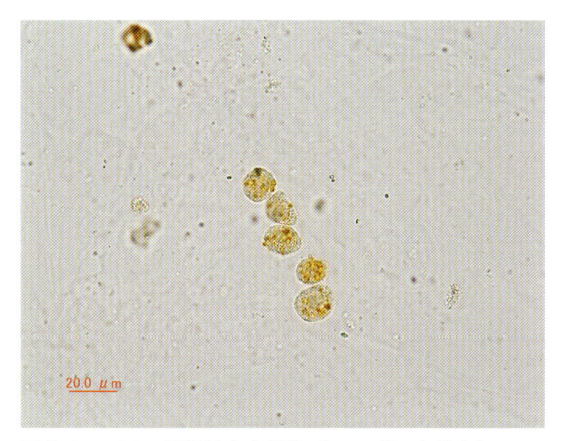

写真X-102　尿細管上皮細胞（400倍，無染色）
　ビリルビン色素に着色された顆粒を有する尿細管上皮細胞である．表面構造が顆粒状で厚みがあることから，近位尿細管上皮細胞由来と考えられる．

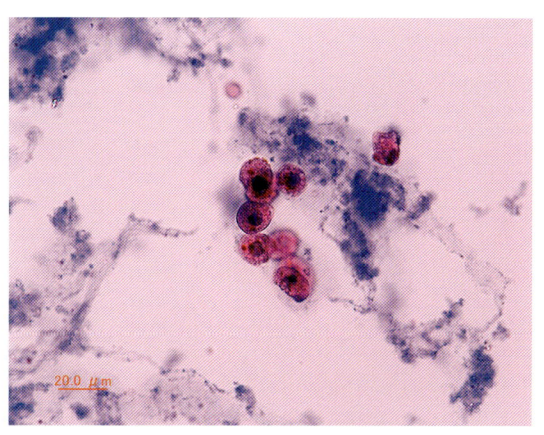

写真X-103　尿細管上皮細胞（400倍，S染色）
　ビリルビン色素のため強い赤紫色調に染色されている．濃縮状の核と顆粒状で厚みのある細胞質を観察することができる．

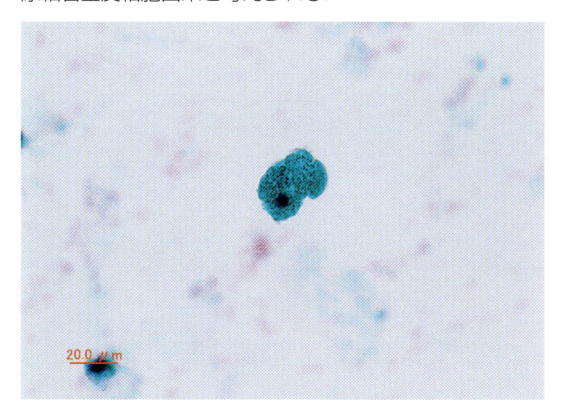

写真X-104　尿細管上皮細胞（400倍，Pap染色）
　本染色でも，鋸歯型の近位尿細管上皮細胞の特徴である，濃縮状で偏在性の核とゴツゴツとした粗顆粒状で厚みのある表面構造を観察することができる．

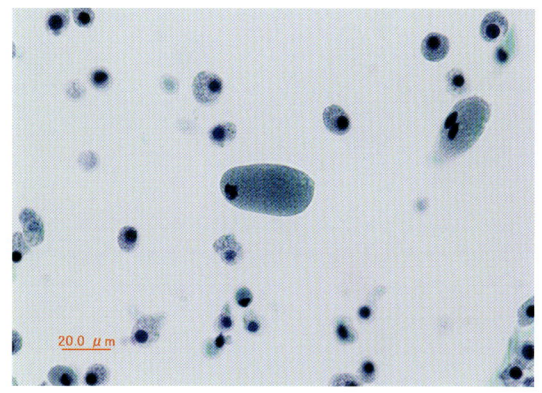

写真X-105　尿細管上皮細胞（400倍，Pap染色）
　大型の細胞であるため移行上皮細胞との鑑別が必要となる．しかし，濃縮状で偏在性の核に注目すれば鑑別が可能である．

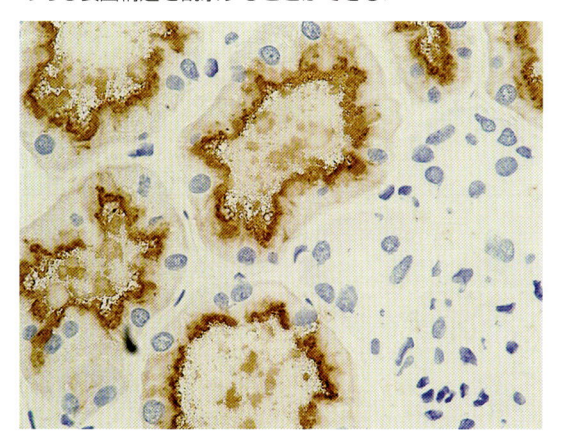

写真X-106　腎生検組織像（200倍，酵素抗体法）
　近位尿細管上皮細胞マーカーであるURO3抗体は，近位尿細管の内腔側に存在する刷子縁に強く陽性を示す．

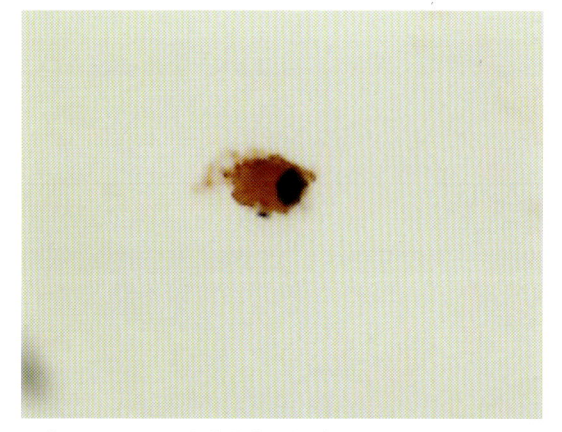

写真X-107　尿細管上皮細胞（400倍，酵素抗体法）
　鋸歯型の尿細管上皮細胞はURO3抗体に対して陽性を示したことから，近位尿細管上皮細胞由来であることが示唆される．

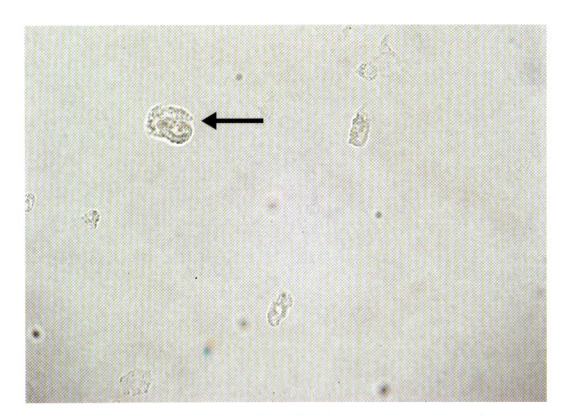

写真X-108 尿細管上皮細胞（200倍, 無染色）
　本染色でも，鋸歯型の近位尿細管上皮細胞の特徴である，濃縮状で偏在性の核と粗顆粒状で厚みのある表面構造を観察することができる（←）．

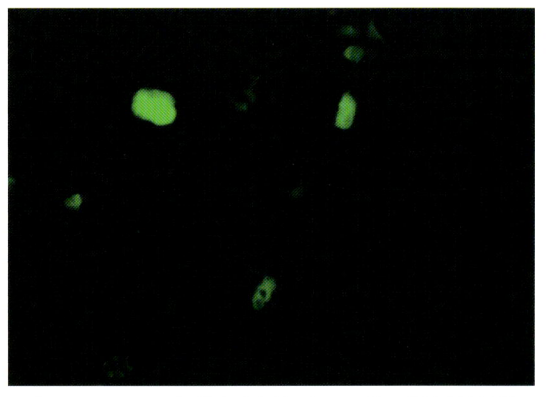

写真X-109 尿細管上皮細胞（200倍, 蛍光抗体法）
　写真X-108と同一標本である．鋸歯型の尿細管上皮細胞は，URO3抗体に対して陽性を示したことから，近位尿細管上皮細胞由来であることが示唆される．

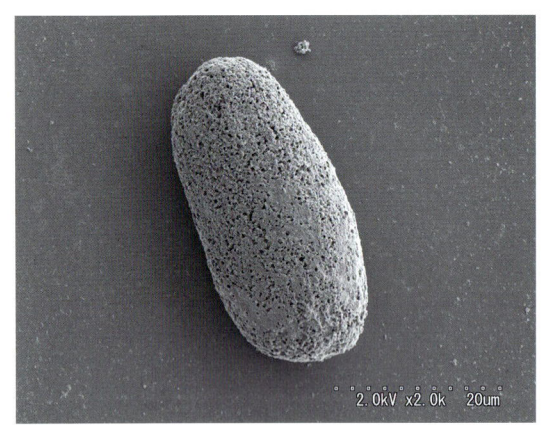

写真X-110 尿細管上皮細胞（2,000倍, 走査電顕像）
　写真X-105と同一細胞である．軽石状の形態を呈する．

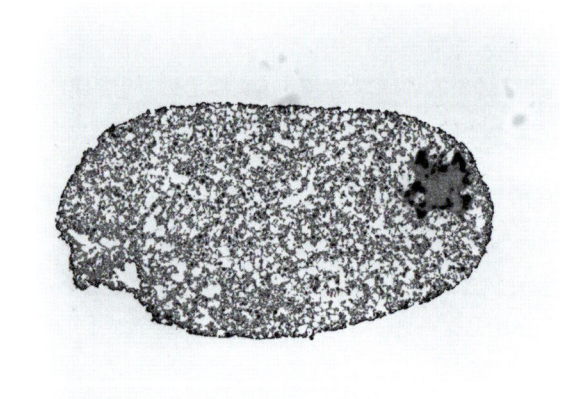

写真X-111 尿細管上皮細胞（2,000倍, 透過電顕像）
　写真X-110と同様の細胞である．細胞変性が強いため刷子縁や細胞内小器官は認められない．しかし，濃縮状の核を有する大型細胞であることから，近位尿細管上皮細胞と考えられる．

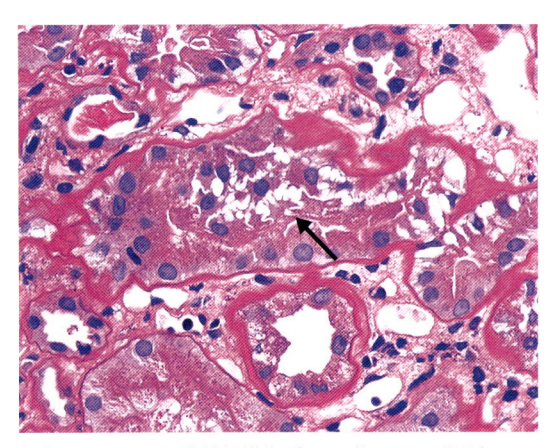

写真X-112 腎生検組織像（200倍, PAS染色）
　棘突起型を呈する近位尿細管上皮細胞が認められる（←）．

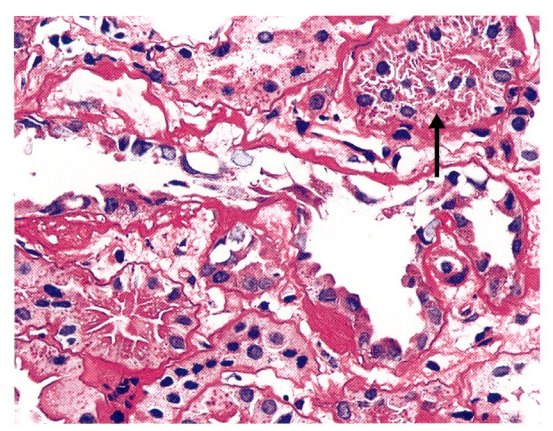

写真X-113 腎生検組織像（200倍, PAS染色）
　アメーバ型を呈する近位尿細管上皮細胞が認められる（←）．

X 各種尿沈渣成分の鑑別

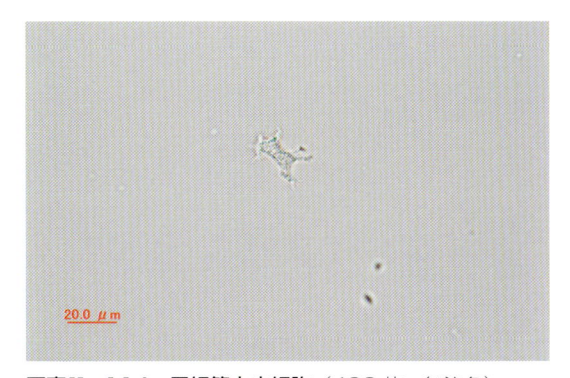

写真X-114　尿細管上皮細胞（400倍，無染色）
　棘突起状の細胞は，灰白色調を示し表面構造は細顆粒状である．組織と同様の棘突起型の近位尿細管上皮細胞を観察することができる．

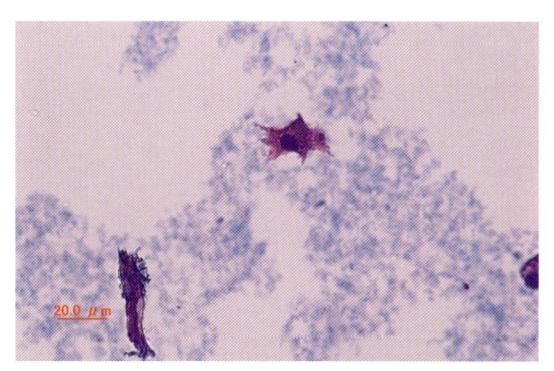

写真X-115　尿細管上皮細胞（400倍，S染色）
　核が濃縮状で偏在性に位置し青色調に，細胞質はやや厚みがあり赤紫色調に染色されている．顆粒状の表面構造と細胞質の染色性から，近位尿細管上皮細胞由来と考えられる．組織と同様の棘突起型を呈する．

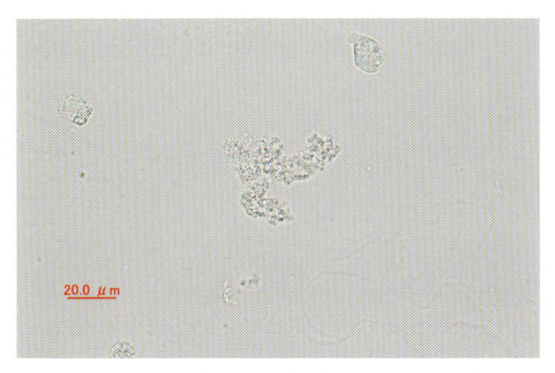

写真X-116　尿細管上皮細胞（400倍，無染色）
　アメーバ状の細胞は，灰白色調を示し表面構造はゴツゴツとした粗顆粒状である．組織と同様のアメーバ偽足型の近位尿細管上皮細胞を観察することができる．

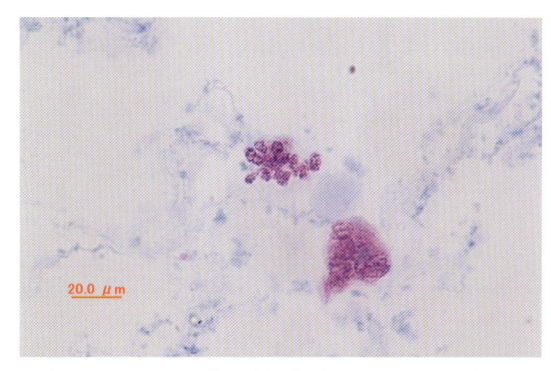

写真X-117　尿細管上皮細胞（400倍，S染色）
　核は消失しているが，細胞質は厚みがあり，赤紫色調に染色されている．ゴツゴツとした粗顆粒状の表面構造と細胞質の染色性から，近位尿細管上皮細胞由来と考えられる．

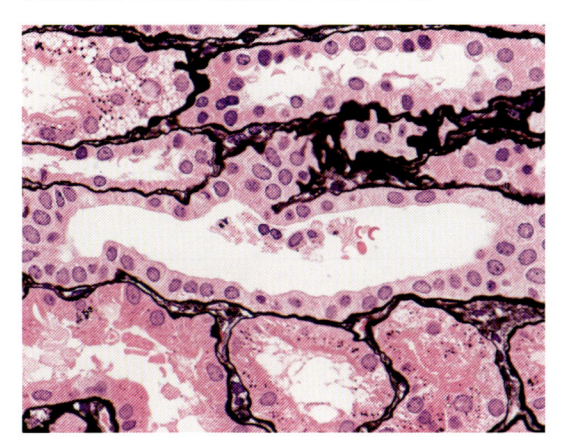

写真X-118　腎生検組織像（200倍，PAM染色）
　立方状の形態を呈する遠位尿細管上皮細胞である．

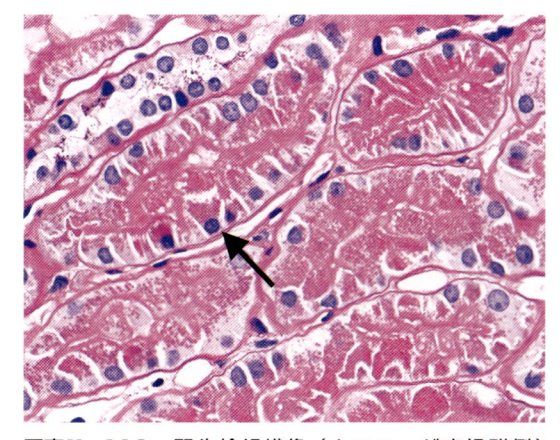

写真X-119　腎生検組織像（ネフローゼ症候群例）
（200倍，PAS染色）
　過剰な尿タンパクの再吸収によって尿細管上皮細胞内に出現したPAS陽性顆粒が充満した硝子滴変性像．角柱・角錐台形型様の形態を呈する近位尿細管上皮細胞である（←）．

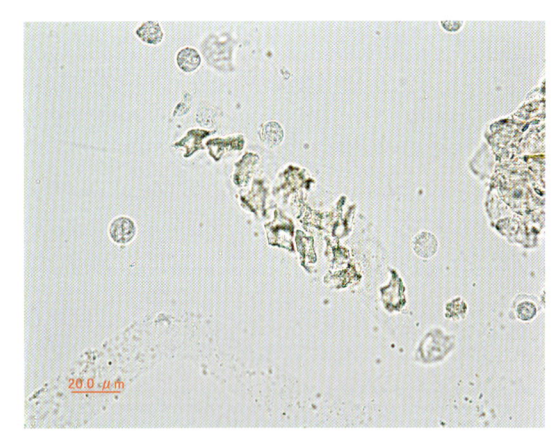

写真X-120　尿細管上皮細胞（400倍，無染色）
　角柱・角錐台形型の細胞は，灰白色調を示し表面構造は均質状である．遠位尿細管とヘンレの係蹄由来と考えられる．粘液にからまって出現することがある．

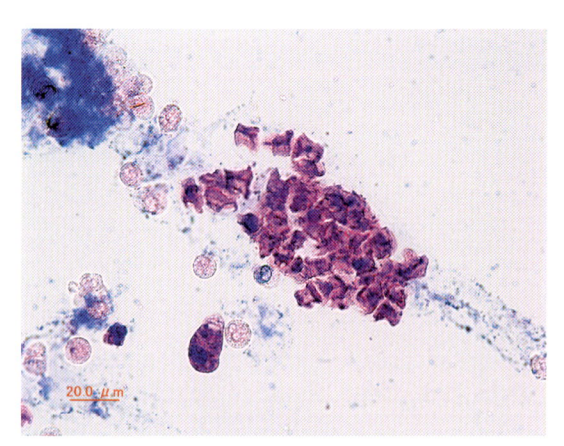

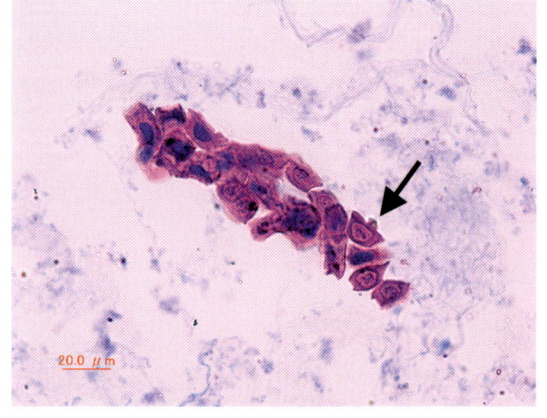

写真X-121　尿細管上皮細胞（400倍，S染色）
　核は濃縮状で偏在性に位置し青色調に，細胞質は赤紫色調に染色されている．組織と同様な立方状を呈する角柱・角錐台形型の尿細管上皮細胞である．

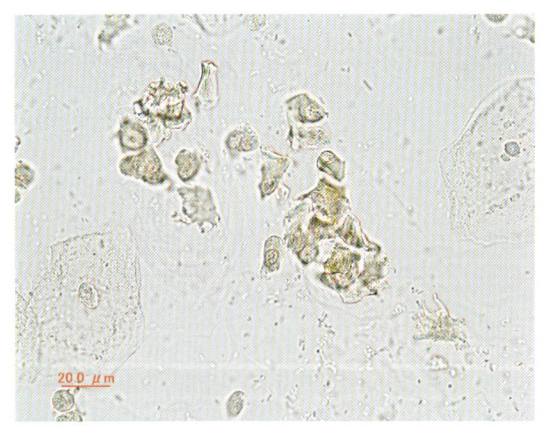

写真X-122　尿細管上皮細胞（400倍，無染色）
　角柱・角錐台形型の細胞は，灰白色調を示し表面構造は均質状である．塊で出現することが多い．

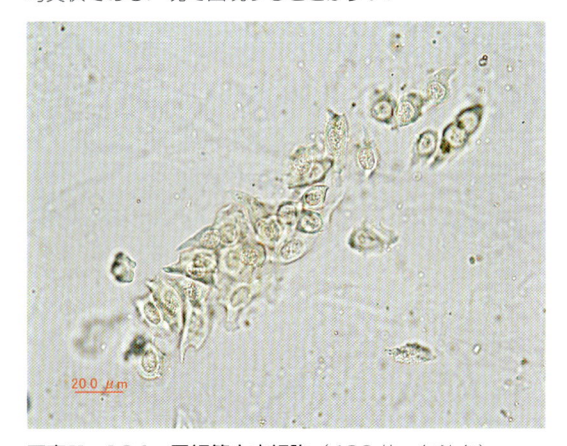

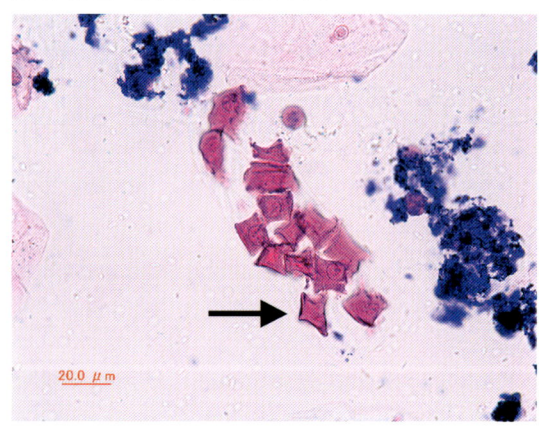

写真X-123　尿細管上皮細胞（400倍，S染色）
　内腔面側と基底膜側がほぼ平行であり，尿が流れる内腔面側が短い（←）．表面構造は均質状である．

写真X-124　尿細管上皮細胞（400倍，無染色）
　角柱・角錐台形型の細胞は，灰白色調を示し表面構造は均質状である．細胞の丈が低くヘンレの係蹄由来と考えられる．

写真X-125　尿細管上皮細胞（400倍，S染色）
　写真X-124と同様の細胞である．内腔面側と基底膜側がほぼ平行であり，尿が流れる内腔面が短い（←）．細胞の丈が低くヘンレの係蹄由来と考えられる．

X 各種尿沈渣成分の鑑別

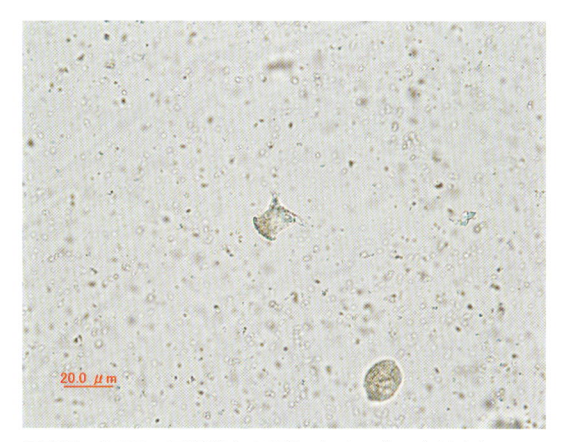

写真X-126　尿細管上皮細胞（400倍，無染色）
　角柱・角錐台形型の尿細管上皮細胞の側面像である．表面構造は均質状である．細胞の丈が高く遠位尿細管上皮細胞由来と考えられる．

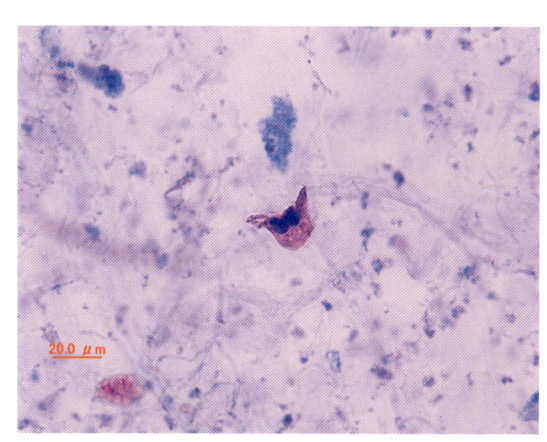

写真X-127　尿細管上皮細胞（400倍，S染色）
　核は基底膜側に位置していることが多い．細胞の丈が高く遠位尿細管上皮細胞由来と考えられる．

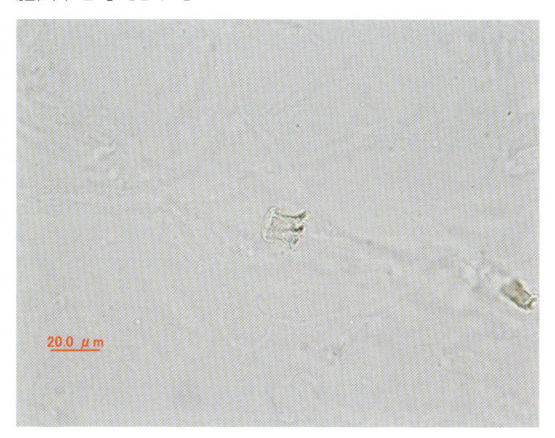

写真X-128　尿細管上皮細胞（400倍，無染色）
　角柱・角錐台形型の細胞である．立体的であり，尿細管上皮細胞が立方上皮であることを裏づける形態を呈している．

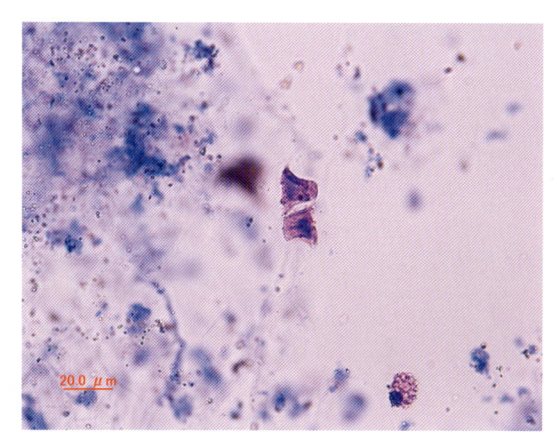

写真X-129　尿細管上皮細胞（400倍，S染色）
　核が基底膜側に位置していることがわかる．

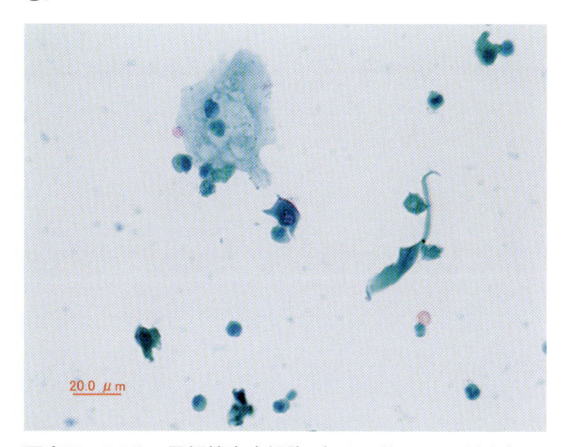

写真X-130　尿細管上皮細胞（400倍，Pap染色）
　角柱・角錐台形型の細胞である．

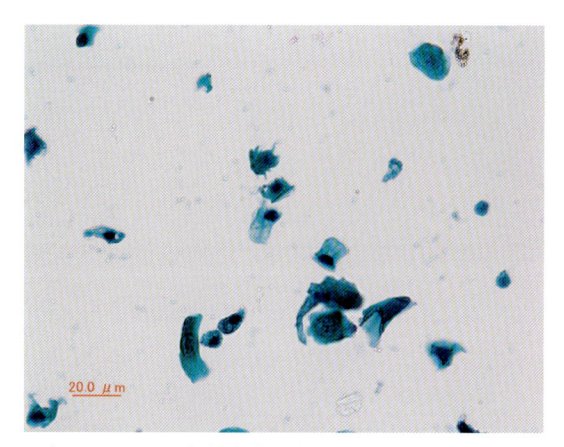

写真X-131　尿細管上皮細胞（400倍，Pap染色）
　基底膜側に位置する偏在性濃縮核と角柱・角錐台形型の細胞形態を観察することができる．

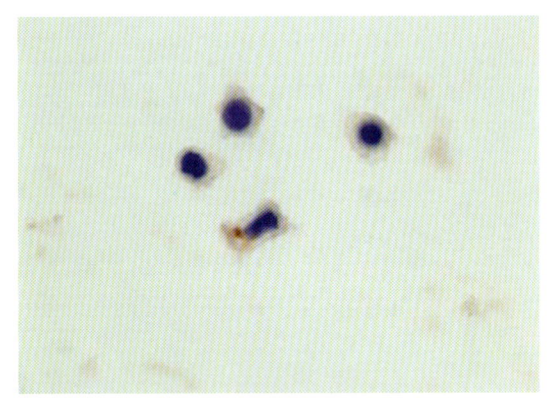

写真X-132　尿細管上皮細胞（400倍，酵素抗体法）
　小型や角柱・角錐台形型の尿細管上皮細胞はURO3抗体に対して陰性であることから遠位，ヘンレの係蹄由来の尿細管上皮細胞であると考えられる．

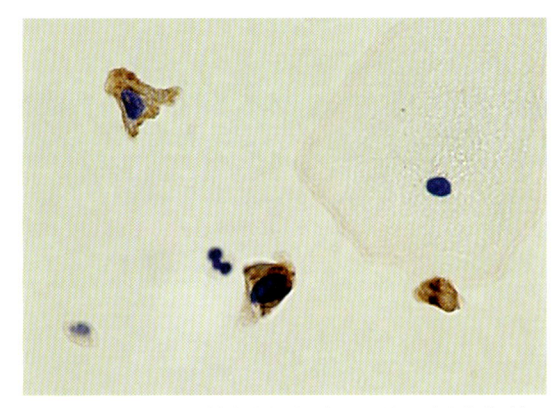

写真X-133　尿細管上皮細胞（400倍，酵素抗体法）
　URO3抗体に対して陽性を示す角柱・角錐台形型の尿細管上皮細胞である．近位尿細管上皮細胞由来の角柱・角錐台形型と考えられる．

写真X-134　尿細管上皮細胞（200倍，無染色）
　角柱・角錐台形型を呈する遠位，ヘンレの係蹄由来の尿細管上皮細胞が散見される．

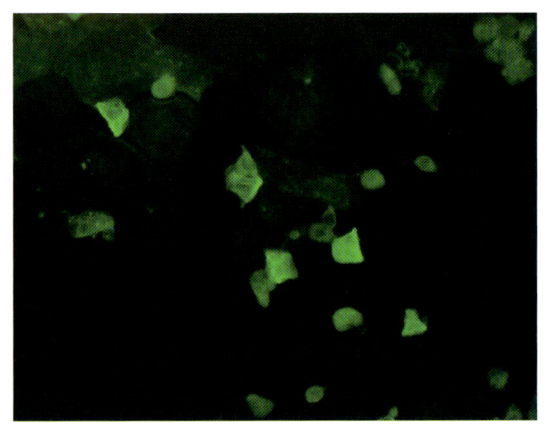

写真X-135　尿細管上皮細胞（200倍，蛍光抗体法）
　写真X-134と同一標本である．遠位尿細管上皮細胞マーカーであるURO5抗体に対して陽性を示したことから，遠位尿細管上皮細胞由来と考えられる．

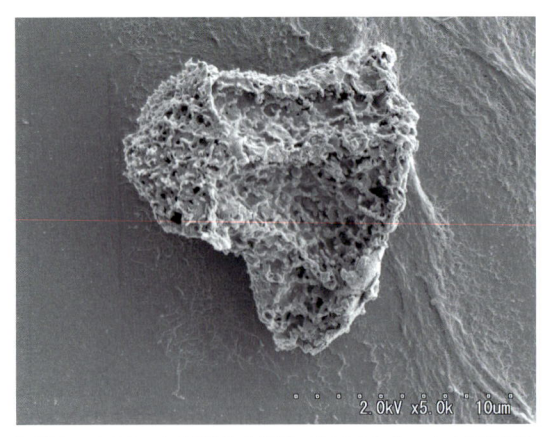

写真X-136　尿細管上皮細胞（5,000倍，走査電顕像）
　スポンジ状の表面構造を呈する角柱・角錐台形型の尿細管上皮細胞である．

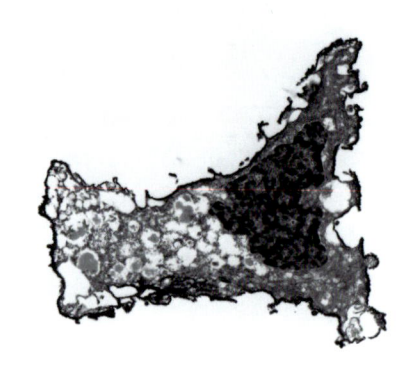

写真X-137　尿細管上皮細胞（5,000倍，透過電顕像）
　写真X-136と同一の細胞である．核は基底膜側に位置し，組織と同様に入り組んだ形態を呈する．

X 各種尿沈渣成分の鑑別

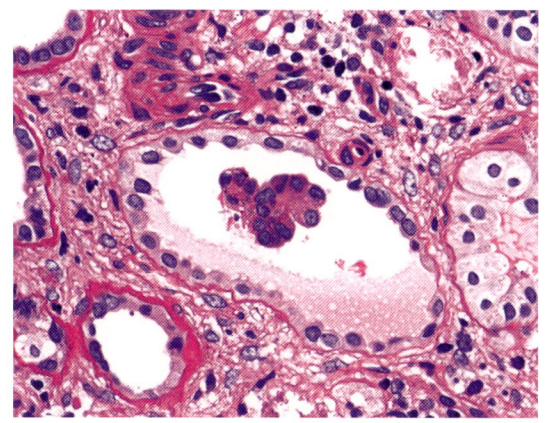

写真X-138 腎生検組織像（200倍，PAS染色）
　遠位尿細管腔内に円形～類円形型上皮細胞の集塊を認める．遠位尿細管上皮細胞と異なる形態を呈することから，近位尿細管上皮細胞由来と考えられる．

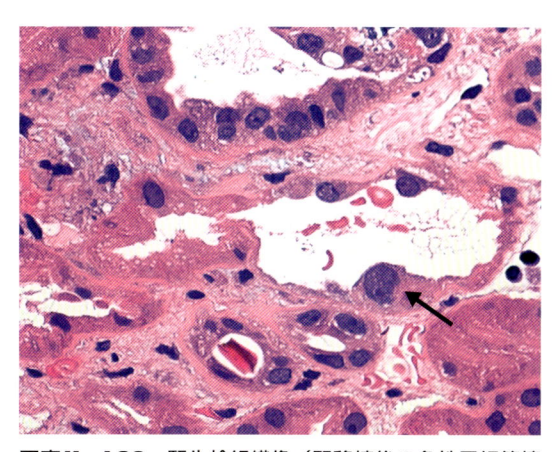

写真X-139 腎生検組織像（腎移植後の急性尿細管壊死例）（200倍，HE染色）
　近位尿細管上皮細胞の剥離と，一部，再生を示唆する円形～類円形で大型な近位尿細管上皮細胞が認められる（←）．

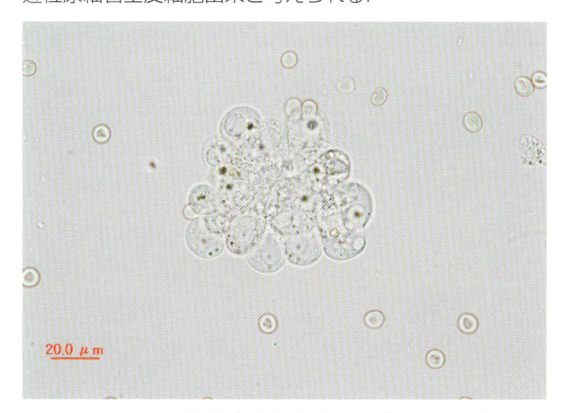

写真X-140 尿細管上皮細胞（400倍，無染色）
　類円形型の尿細管上皮細胞で，細胞質は灰白色調，表面構造は均質状である．

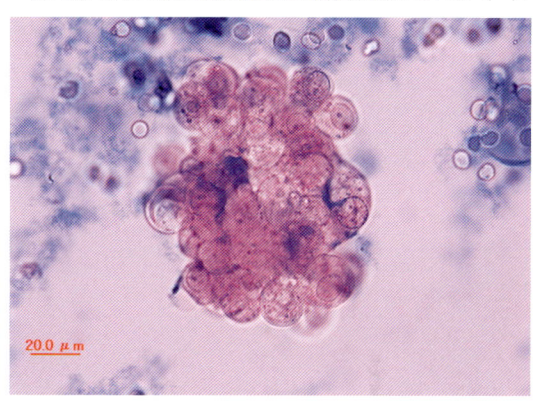

写真X-141 尿細管上皮細胞（400倍，S染色）
　集塊の辺縁の細胞に注目すると，核小体は目立つが，核は偏在性でN/C比の増大やクロマチンの増量は認められないことから，類円形型の尿細管上皮細胞と判定できる．

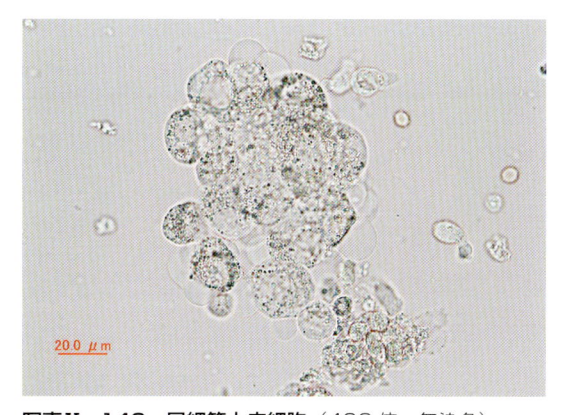

写真X-142 尿細管上皮細胞（400倍，無染色）
　脂肪化した類円形型の尿細管上皮細胞である．細胞質辺縁が明瞭で灰白色調，表面構造は均質状である．

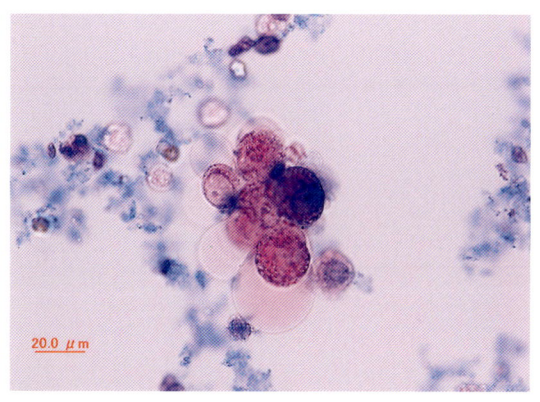

写真X-143 尿細管上皮細胞（400倍，S染色）
　集塊の辺縁の細胞に注目すると，核小体は目立ち，核は偏在性でN/C比はやや増大している．しかし，クロマチンの増量や核形の不整は認められないことから，類円形型の尿細管上皮細胞と判定できる．

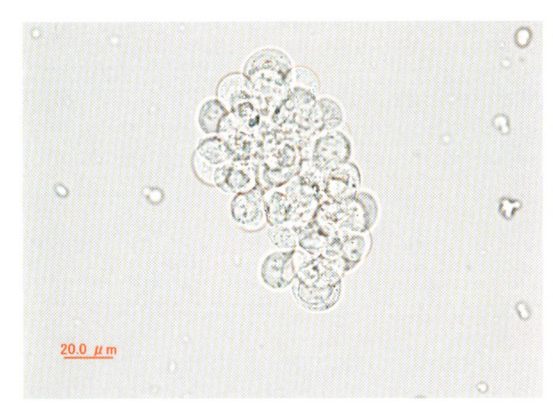

写真X-144 尿細管上皮細胞（400倍，無染色）
　円柱状を呈する類円形型の尿細管上皮細胞である．細胞質辺縁が明瞭で灰白色調，表面構造は均質状である．

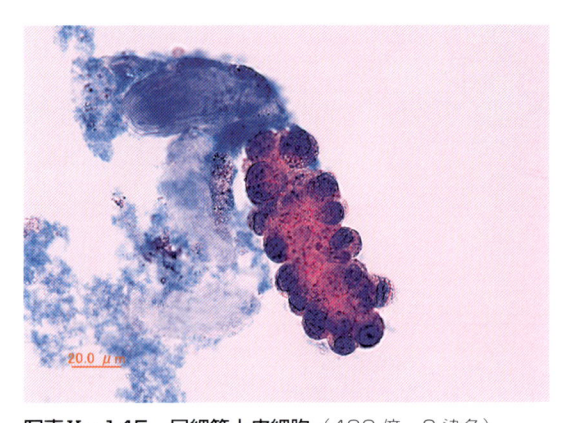

写真X-145 尿細管上皮細胞（400倍，S染色）
　核は偏在性でN/C比はやや増大している．しかしクロマチンの増量や多彩性が認められないこと，円柱に付着していることから，類円形型の尿細管上皮細胞と判定できる．

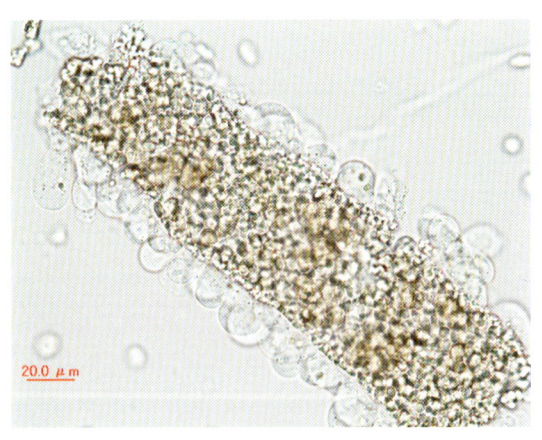

写真X-146 尿細管上皮細胞（400倍，無染色）
　円柱の回りに付着している類円形型の尿細管上皮細胞は，円柱の形成と停滞による反応性変化と考えられる．

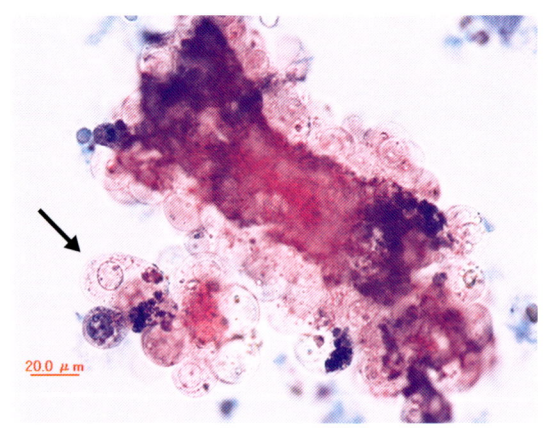

写真X-147 尿細管上皮細胞（400倍，S染色）
　類円形型の小集塊状尿細管上皮細胞は，円柱に付着していたものからのほつれが考えられる（←）．

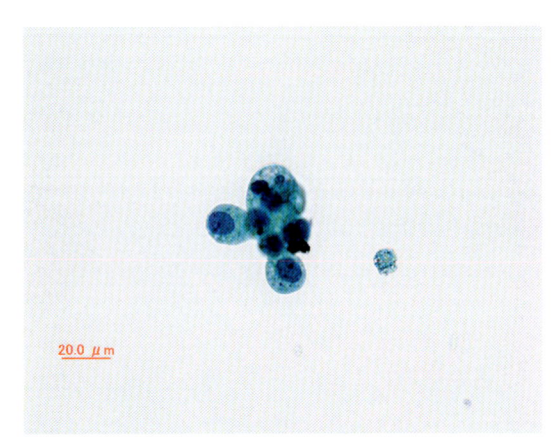

写真X-148 尿細管上皮細胞（400倍，Pap染色）
　類円形型の尿細管上皮細胞は，N/C比の増大，クロマチンの増量，核形の不整が認められないため，腺癌細胞との鑑別が可能である．

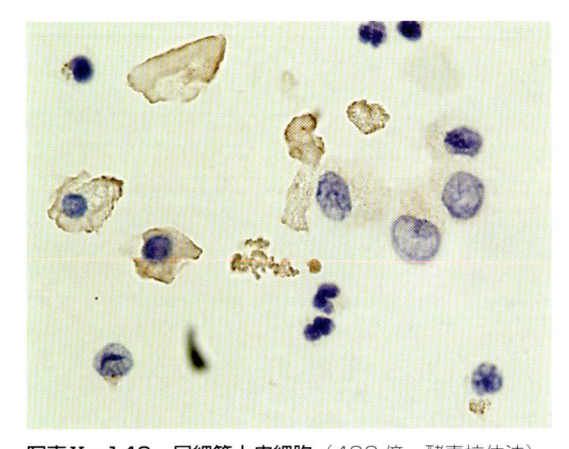

写真X-149 尿細管上皮細胞（400倍，酵素抗体法）
　URO3抗体に対して陽性を示す鋸歯型と弱陽性を示す類円形型の尿細管上皮細胞である．近位尿細管上皮細胞由来と考えられる．

X 各種尿沈渣成分の鑑別

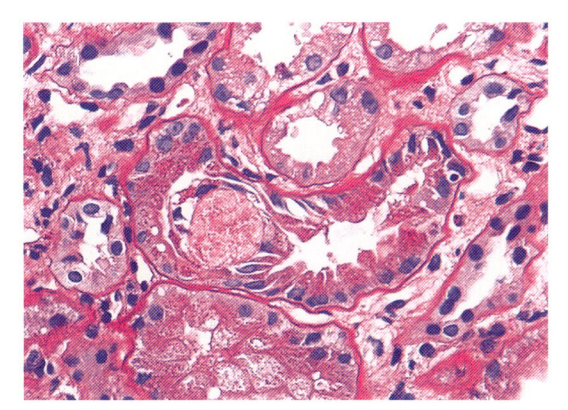

写真X-150　腎生検組織像（ネフローゼ症候群例）
（200倍，PAS染色）
　近位尿細管腔内に，結晶物を取り囲む変性した線維型の近位尿細管上皮細胞が認められる．

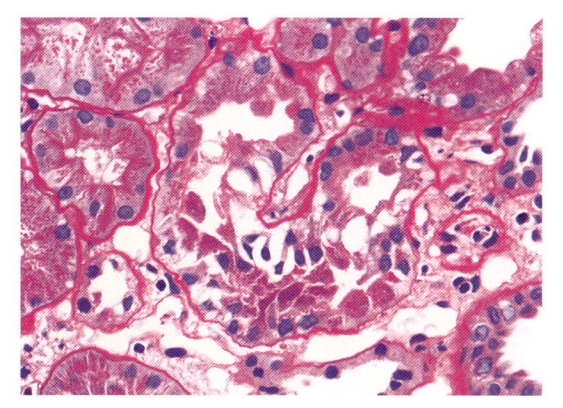

写真X-151　腎生検組織像（ネフローゼ症候群例）
（200倍，PAS染色）
　変性した線維型の近位尿細管上皮細胞が認められる．

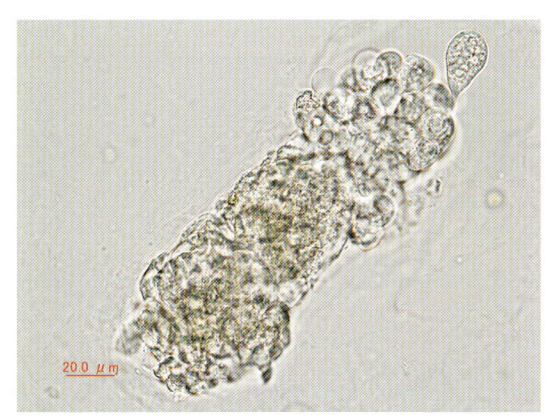

写真X-152　尿細管上皮細胞（400倍，無染色）
　円柱に付着しているオタマジャクシ・ヘビ型の尿細管上皮細胞である．類円形型とともに認められることが多く，類円形型の変化像と考えられる．細胞質の色調，表面構造も類似する．

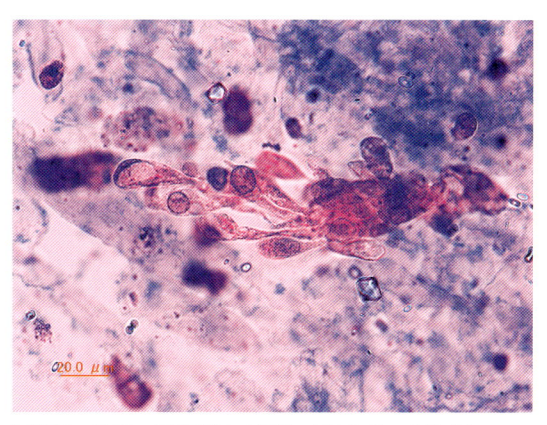

写真X-153　尿細管上皮細胞（400倍，S染色）
　オタマジャクシ・ヘビ型の尿細管上皮細胞は移行上皮細胞と類似する．しかし，移行上皮細胞に比べ，核の偏在性が強く細胞質が薄いため，鑑別が可能である．

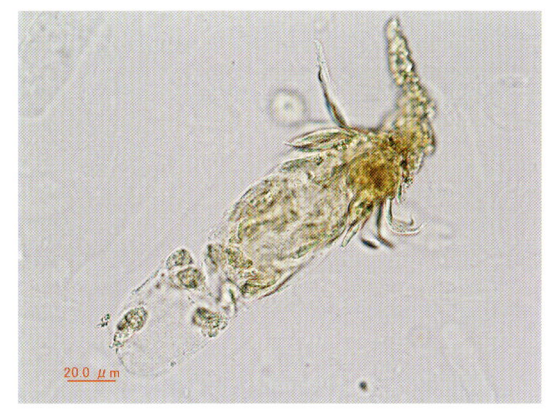

写真X-154　尿細管上皮細胞（400倍，無染色）
　円柱に付着している線維型の尿細管上皮細胞である．細胞質の表面構造は均質状である．尿細管腔の拡張と尿の再流による形態変化が考えられる．

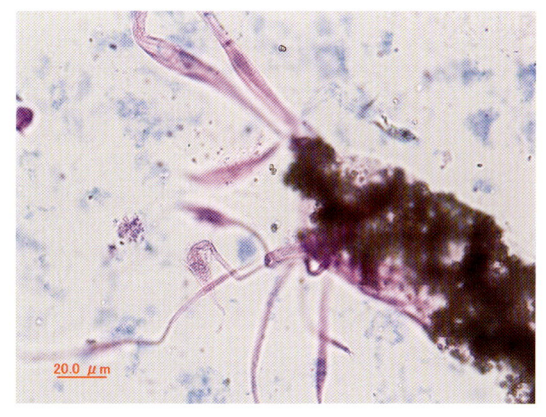

写真X-155　尿細管上皮細胞（400倍，S染色）
　線維型の尿細管上皮細胞は，核は青色調で細胞質は赤紫色調の染色性を呈する．クロマチンの増量が認められないため，扁平上皮癌細胞との鑑別が可能である．

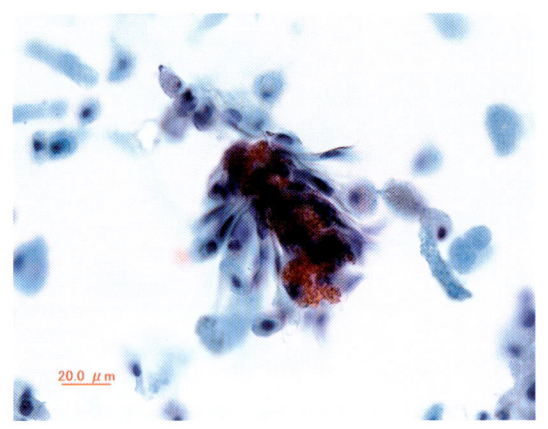

写真X-156 尿細管上皮細胞（400倍，Pap染色）
　線維型の尿細管上皮細胞は，N/C比の増大，クロマチンの増量，異常角化が認められないため，扁平上皮癌細胞との鑑別が可能である．

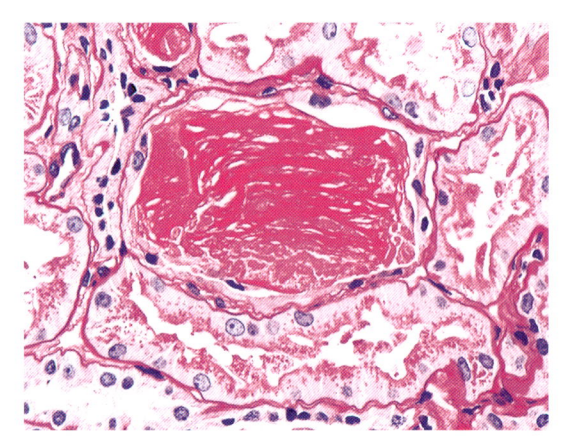

写真X-157 腎生検組織像（ネフローゼ症候群例）（400倍，PAS染色）
　遠位尿細管腔内に形成された大型な円柱によって，平坦化した遠位尿細管上皮細胞を認める．

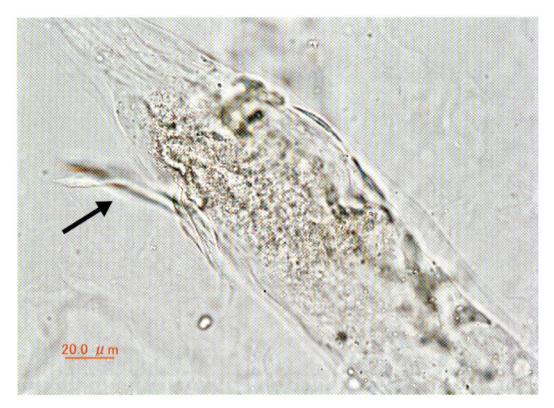

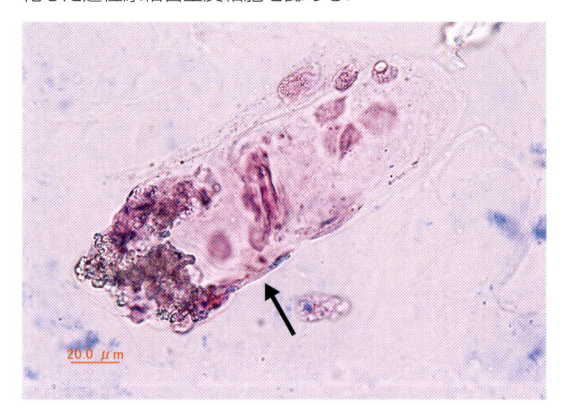

写真X-158 尿細管上皮細胞（400倍，無染色）
　円柱の回りに付着している線維型の尿細管上皮細胞である．細胞質の表面構造は均質状である．尿細管腔の拡張による形態変化が考えられる．組織と同様な形態を呈する（←）．

写真X-159 尿細管上皮細胞（400倍，S染色）
　線維型の尿細管上皮細胞は，核は青色調で細胞質は赤紫色調の染色性を呈する（←）．

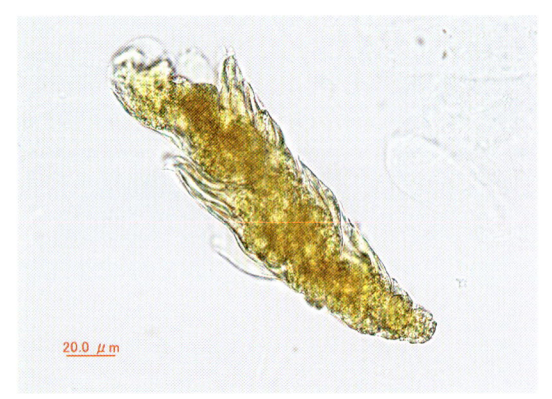

写真X-160 尿細管上皮細胞（400倍，無染色）
　円柱に付着している線維型の尿細管上皮細胞である．細胞質の表面構造は均質状である．尿細管腔の拡張と尿の再流による形態変化が考えられる．

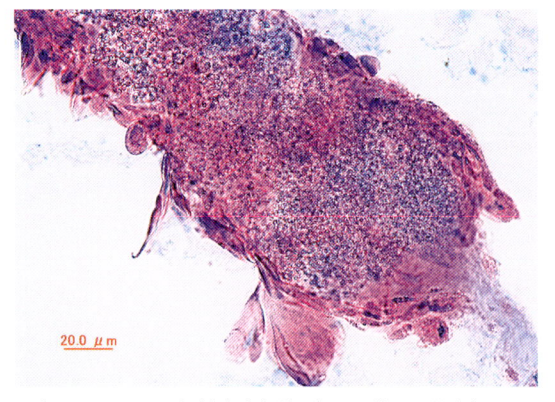

写真X-161 尿細管上皮細胞（400倍，S染色）
　塩類を含む幅広円柱に付着している線維型の尿細管上皮細胞である．尿細管腔の拡張による形態変化が考えられる．

X 各種尿沈渣成分の鑑別

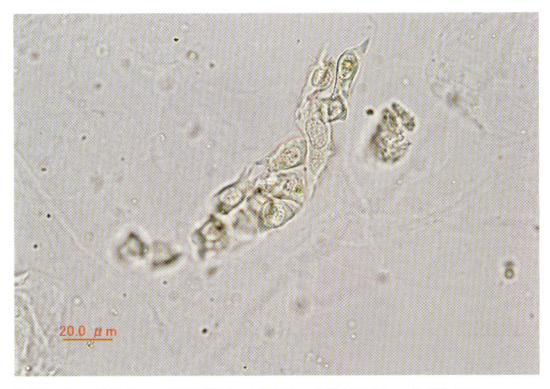

写真X-162　尿細管上皮細胞（400倍，無染色）
　洋梨・紡錘型の尿細管上皮細胞である．細胞質は薄く，表面構造は均質状〜細顆粒状である．形態の特徴から，遠位やヘンレの係蹄由来尿細管上皮細胞の変化像と考えられる．

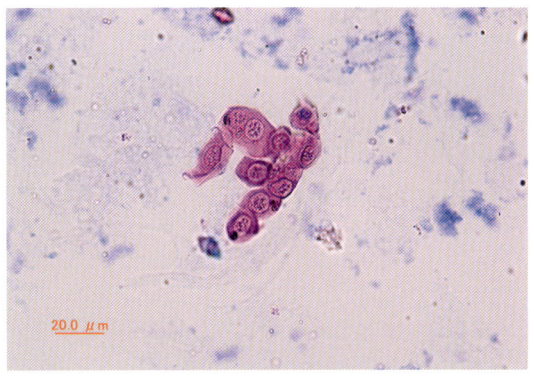

写真X-163　尿細管上皮細胞（400倍，S染色）
　洋梨・紡錘型の尿細管上皮細胞である．移行上皮細胞に類似するが，細胞質が薄くザラザラとした漆喰状を示さない．

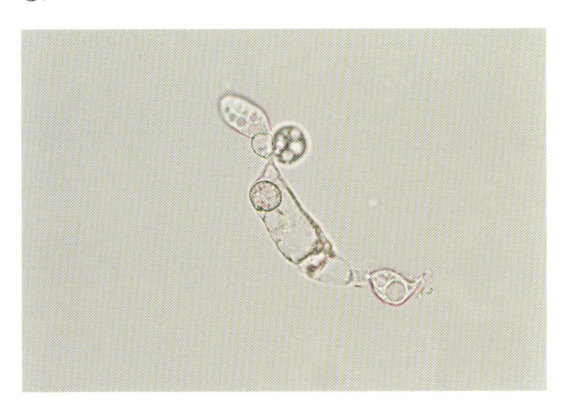

写真X-164　尿細管上皮細胞（空胞変性円柱型）（400倍，無染色）
　大小の空胞を有する．

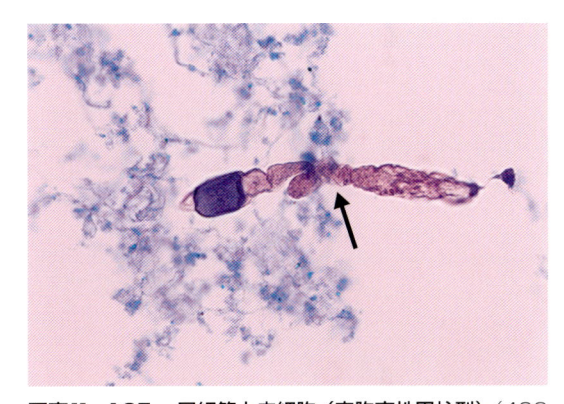

写真X-165　尿細管上皮細胞（空胞変性円柱型）（400倍，S染色）
　核は青色調で細胞質は赤紫色調の染色性を呈する．細胞質の一部に顆粒状を呈するため，尿細管上皮細胞と判定できる（←）．

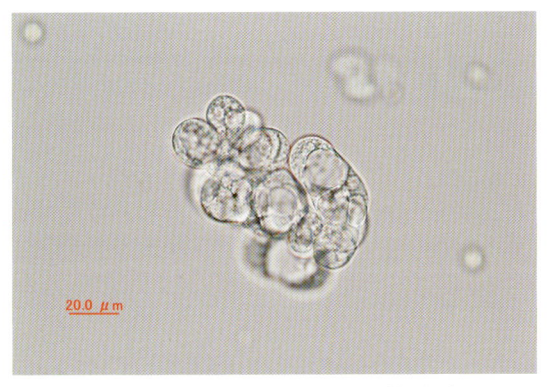

写真X-166　尿細管上皮細胞（空胞変性型）（400倍，無染色）
　腎結石患者の体外衝撃波砕石術後に認められた細胞である．細胞質は灰白色調で表面構造が均質状であることから，空胞を有する尿細管上皮細胞と考えられる．

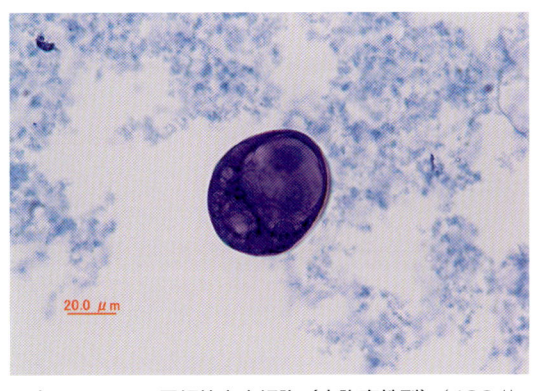

写真X-167　尿細管上皮細胞（空胞変性型）（400倍，S染色）
　核は青色調で細胞質は赤紫色調の染色性を呈する．細胞質は薄く均質状である．

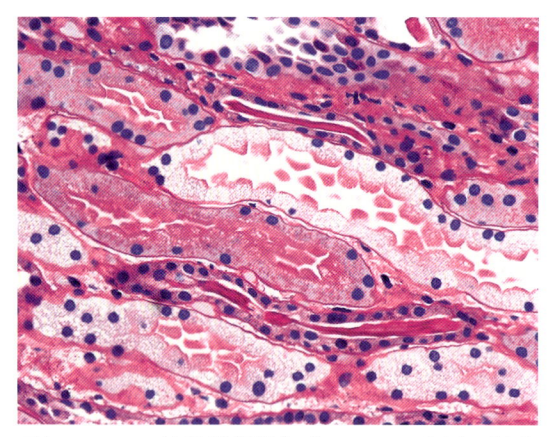

写真Ⅹ-168　腎生検組織像（ネフローゼ症候群例）
（200倍，PAS染色）
　近位尿細管上皮細胞の空胞変性像である．

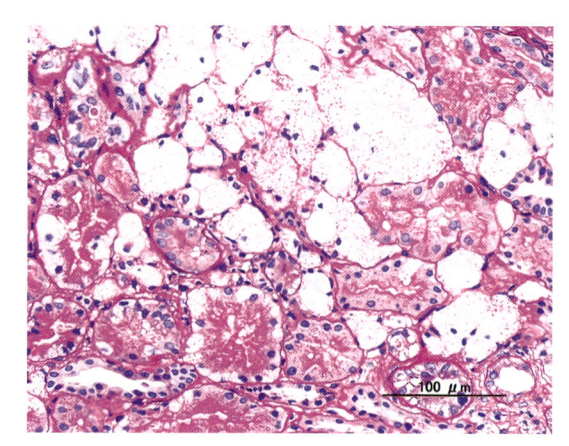

写真Ⅹ-169　腎生検組織像（ネフローゼ症候群例）
（100倍，PAS染色）
　近位尿細管上皮細胞の空胞変性像と間質に泡沫細胞を認める．

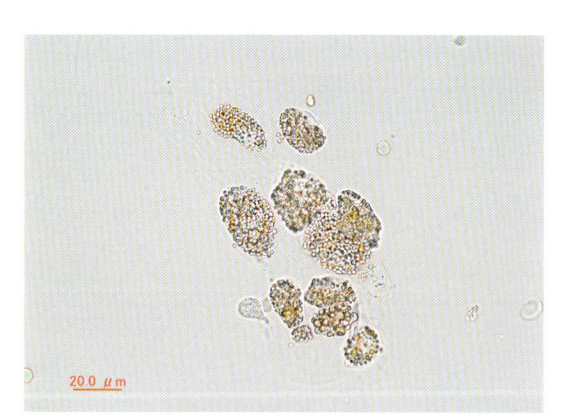

写真Ⅹ-170　卵円形脂肪体（ネフローゼ症候群例）
（400倍，無染色）
　細胞質に光沢のある黄褐色調を呈する大小の脂肪顆粒を認める．

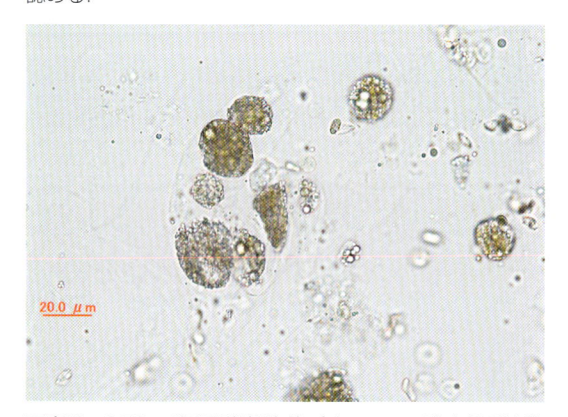

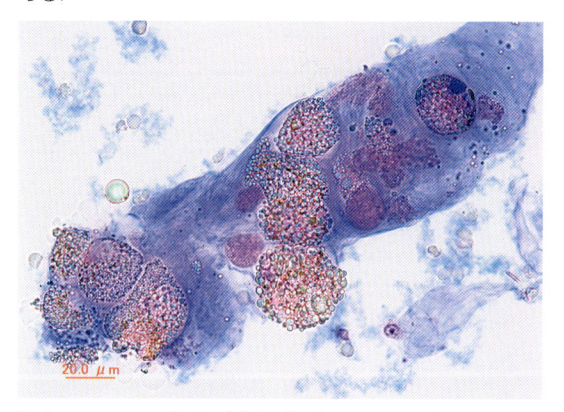

写真Ⅹ-171　卵円形脂肪体（ネフローゼ症候群例）
（400倍，S染色）
　濃縮状の核は青色調の，細胞質は赤紫色調の染色性を呈する．脂肪顆粒は不染性である．

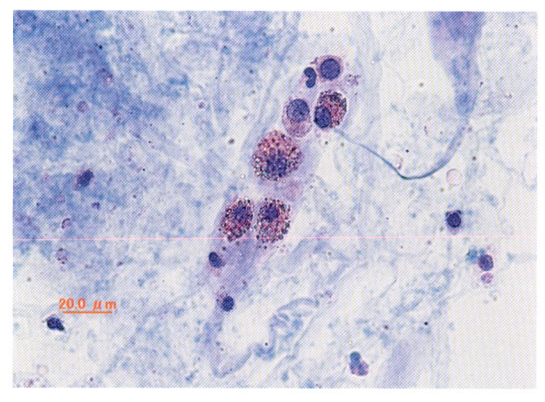

写真Ⅹ-172　卵円形脂肪体（ネフローゼ症候群例）
（400倍，無染色）
　細胞質に光沢のある黄褐色調を呈する脂肪顆粒を認める．

写真Ⅹ-173　卵円形脂肪体（ネフローゼ症候群例）
（400倍，S染色）
　核は青色調の，細胞質は赤紫色調の染色性を呈する．細胞質に厚みがあり，円柱内に含まれていることから尿細管上皮由来と判定できる．

X 各種尿沈渣成分の鑑別

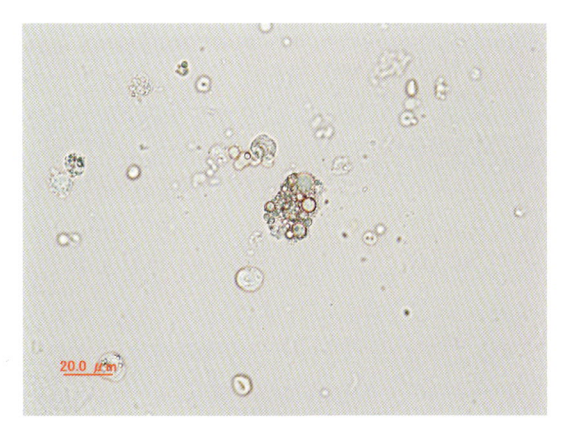

写真X-174　卵円形脂肪体（ネフローゼ症候群例）
（400倍，無染色）
細胞質に光沢のある黄褐色調を呈する大小の脂肪顆粒を認める．

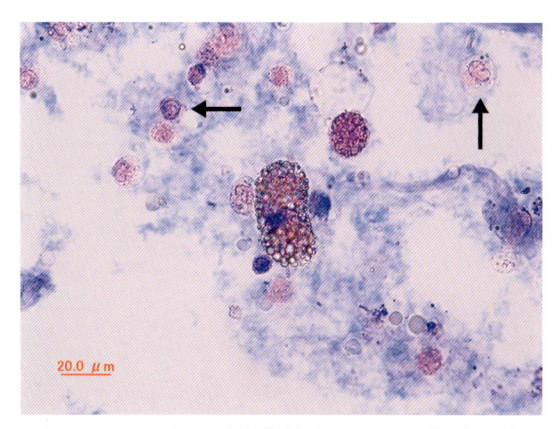

写真X-175　卵円形脂肪体（ネフローゼ症候群例）
（400倍，S染色）
卵円形脂肪体の出現とともに単球系の細胞が散見される（←）．

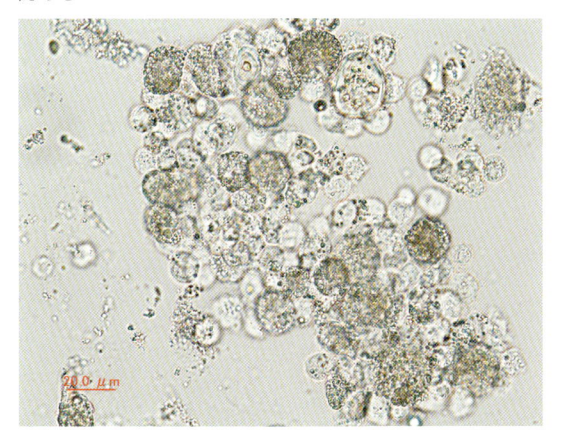

写真X-176　卵円形脂肪体（ネフローゼ症候群例）
（400倍，無染色）
細胞質に，光沢のある黄褐色調を呈する，大小の脂肪顆粒を有する卵円形脂肪体を小集塊状に認める．

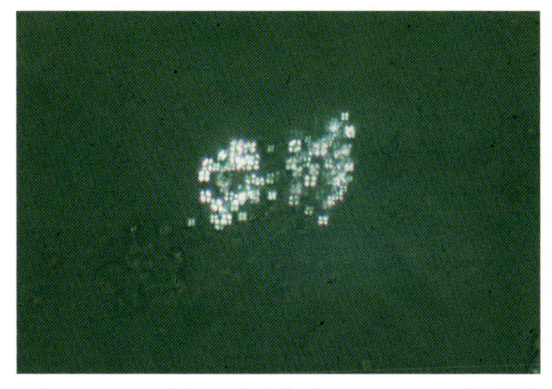

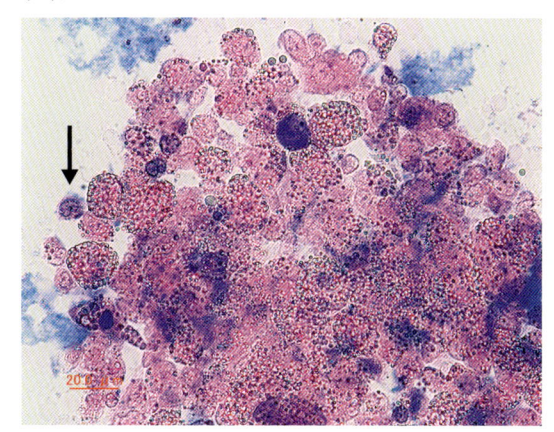

写真X-177　卵円形脂肪体（ネフローゼ症候群例）
（400倍，S染色）
卵円形脂肪体と単球系の細胞が混在した小集塊状で出現している（←）．単球系由来の脂肪顆粒細胞との鑑別が困難な場合がある

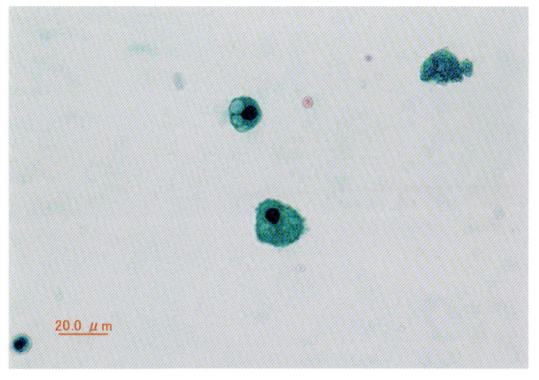

写真X-178　卵円形脂肪体（ネフローゼ症候群例）
（400倍，偏光顕微鏡像）
マルタ十字とよばれる重屈折偏光像を認める．コレステロールエステル，リン脂質，糖脂質が偏光像を呈する．

写真X-179　卵円形脂肪体（ネフローゼ症候群例）
（400倍，Pap染色）
細胞質内に空胞を認める．

97

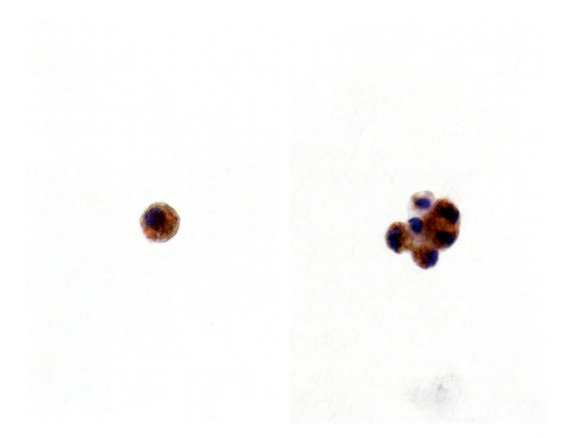

写真Ⅹ-180　卵円形脂肪体（ネフローゼ症候群例）
　　　　　　（400倍，酵素抗体法とオイルレッド染色の二重染色）
　脂肪を有する細胞は，UROS陽性（左），サイトケラチン陽性（右）を呈することから，近位尿細管上皮細胞由来と考えられる．

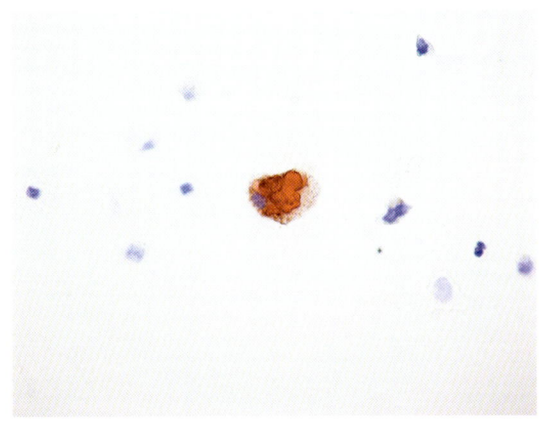

写真Ⅹ-181　マクロファージ（ネフローゼ症候群例）
　　　　　　（400倍，酵素抗体法とオイルレッド染色の二重染色）
　脂肪を有する細胞のなかには，CD68に対して陽性を示すマクロファージ由来の細胞も混在している．

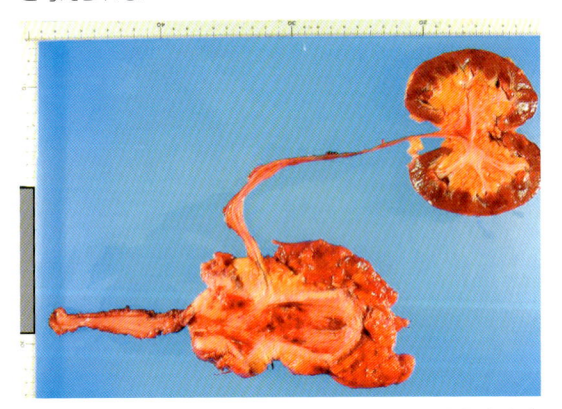

写真Ⅹ-182　腎・尿路系臓器の肉眼像（膀胱上皮内癌例）
　腎臓，尿管，膀胱，尿道を示す．

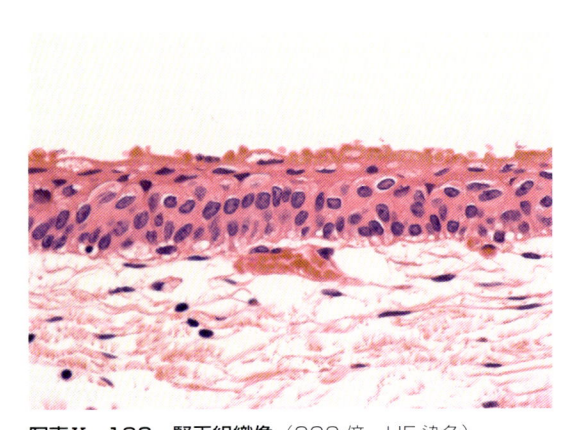

写真Ⅹ-183　腎盂組織像（200倍，HE染色）
　移行上皮細胞で被われている．2～3層の多列上皮である．

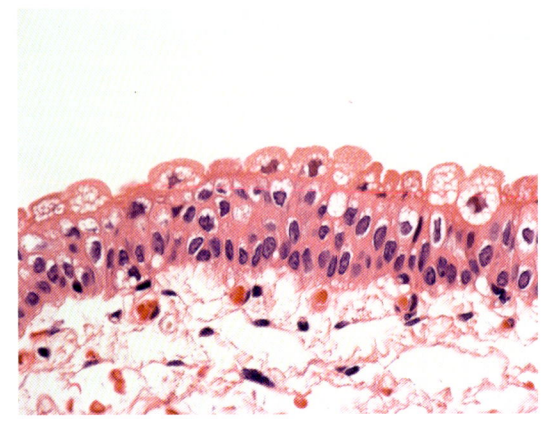

写真Ⅹ-184　尿管組織像（200倍，HE染色）
　移行上皮細胞で被われている．4～5層の多列上皮である．最外層にはアンブレラ細胞が認められる．

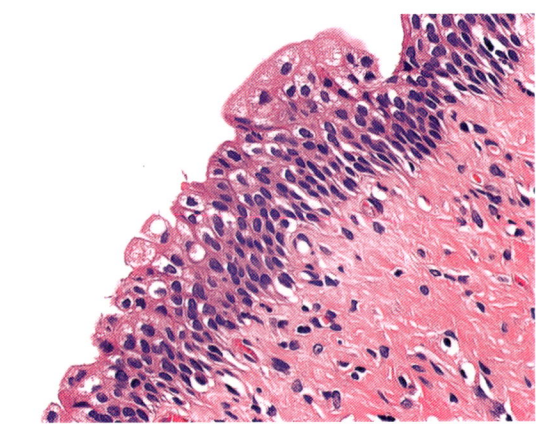

写真Ⅹ-185　膀胱組織像（200倍，HE染色）
　移行上皮細胞で被われている．5～6層の多列上皮である．最外層にはアンブレラ細胞が認められる．

X 各種尿沈渣成分の鑑別

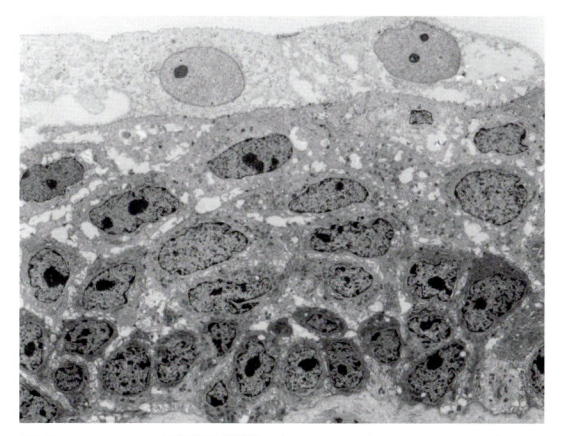

写真X-186　膀胱組織像（1,000倍，透過電顕像）
　膀胱粘膜は5〜6層の多列上皮で，表層の細胞は変性が強い．

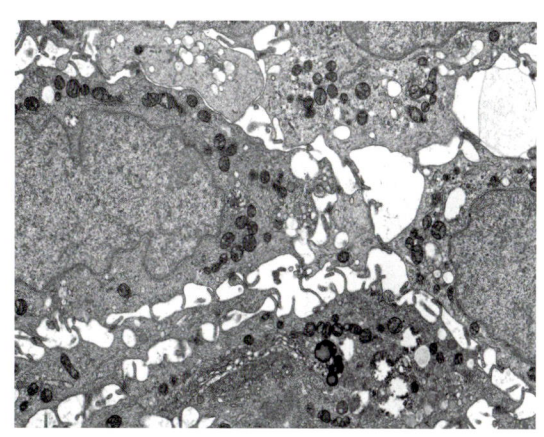

写真X-187　膀胱組織像（5,000倍，透過電顕像）
　移行上皮細胞は微絨毛を有し，特徴的な結合性を呈する．

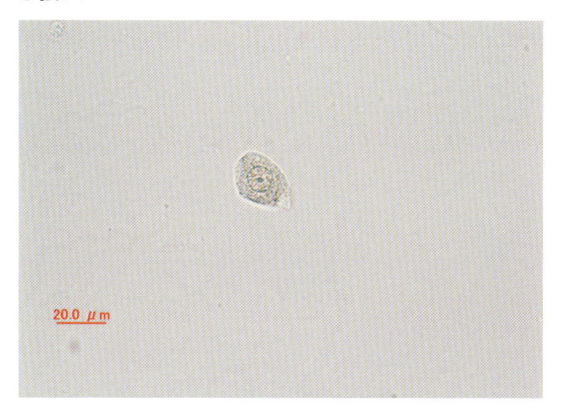

写真X-188　移行上皮細胞（深〜中層型）（400倍，無染色）
　細胞質は黄色調で表面構造は漆喰状を呈する．

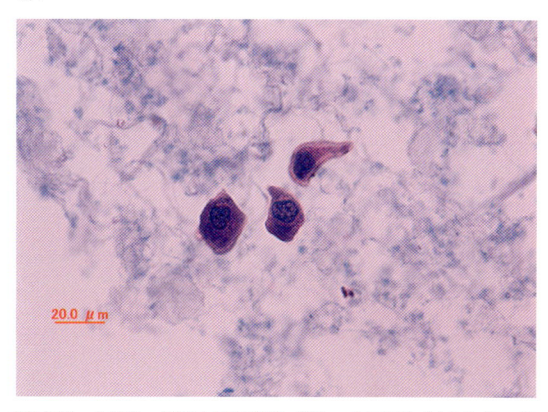

写真X-189　移行上皮細胞（深〜中層型）（400倍，S染色）
　染色性は良好で，核は青色調の，細胞質は赤紫色調の染色性を呈する．表面構造は漆喰状を呈する．

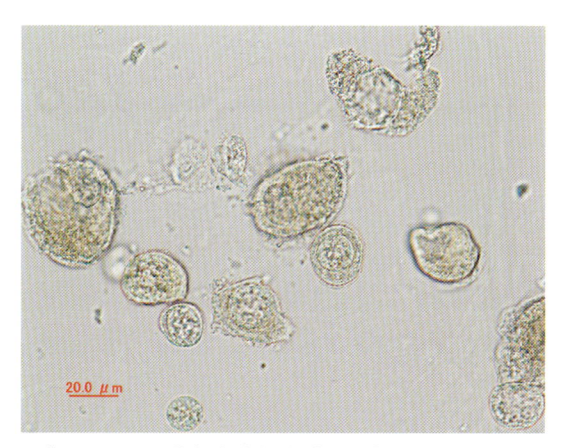

写真X-190　移行上皮細胞（深〜中層型）（400倍，無染色）
　細胞質は黄色調で表面構造は漆喰状を呈する．円形の細胞が出現している場合は注意が必要である．

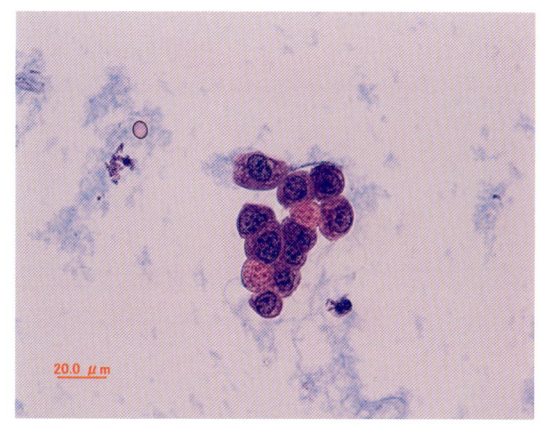

写真X-191　移行上皮細胞（深〜中層型）（400倍，S染色）
　円形でN/C比の増大した移行上皮細胞である．しかし，クロマチンの染色性は多様性が認められず，一様であることから，移行上皮癌細胞との鑑別が可能である．

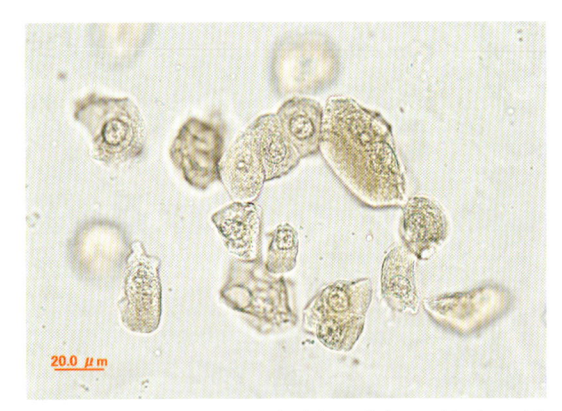

写真X-192　移行上皮細胞（表層型）（400倍，無染色）
　細胞質は黄色調で表面構造は漆喰状を呈する．形は多辺形～多稜形を呈する．核は2核であることが多い．

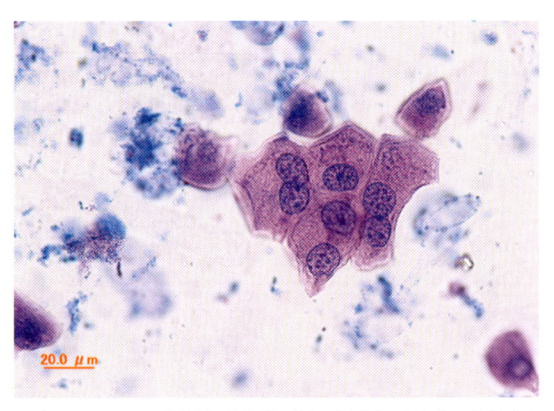

写真X-193　移行上皮細胞（表層型）（400倍，S染色）
　多辺形で2核を有する移行上皮細胞である．N/C比の増大やクロマチンの染色性に多様性が認められず一様であることから，移行上皮癌細胞との鑑別が可能である．

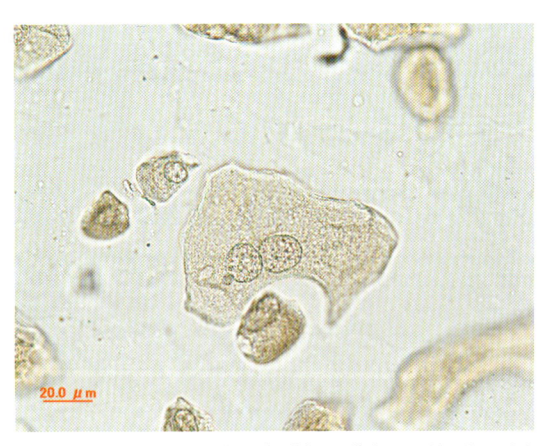

写真X-194　移行上皮細胞（表層型）（400倍，無染色）
　細胞質は黄色調で表面構造は漆喰状を呈する．

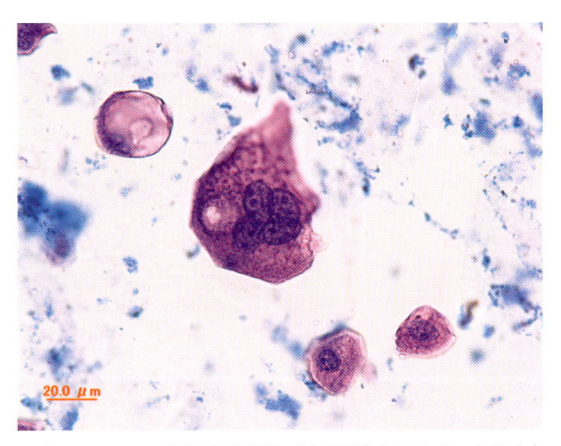

写真X-195　移行上皮細胞（表層型）（400倍，S染色）
　4核を有する多辺形の移行上皮細胞である．孤在性に出現している中層型の細胞とクロマチンの染色性が同様であることから，正常の表層型移行上皮癌細胞と判定できる．

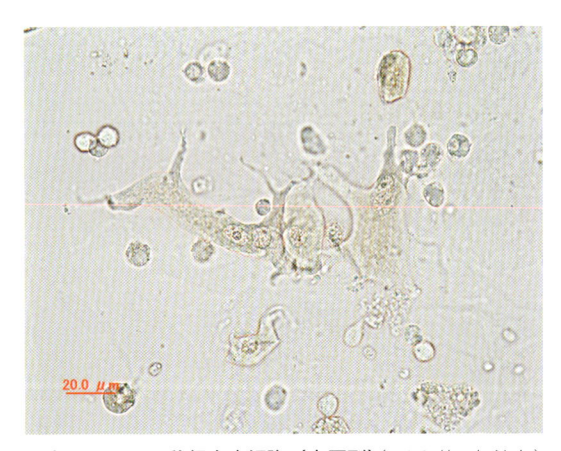

写真X-196　移行上皮細胞（表層型）（400倍，無染色）
　細胞質は黄色調で表面構造は漆喰状を呈する．形は角状を呈している．

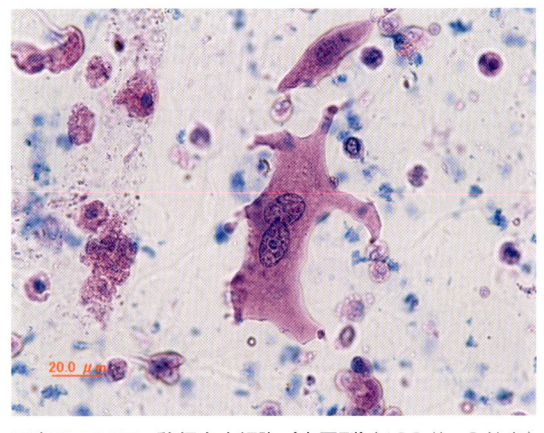

写真X-197　移行上皮細胞（表層型）（400倍，S染色）
　核は青色調，細胞質は赤紫色調の染色性を呈する．形は角状である．

X 各種尿沈渣成分の鑑別

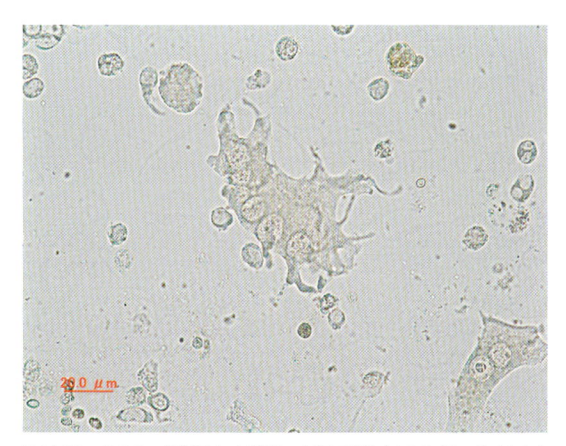

写真X-198　移行上皮細胞（表層型）（400倍，無染色）
細胞質は黄色調で表面構造は漆喰状を呈する．形は角状を呈している．

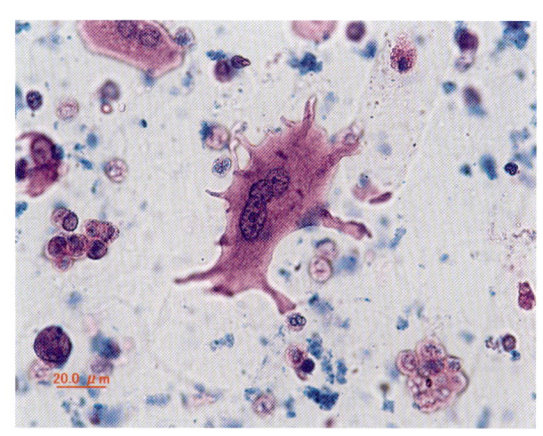

写真X-199　移行上皮細胞（表層型）（400倍，S染色）
核は青色調，細胞質は赤紫色調の染色性を呈する．形は角状である．

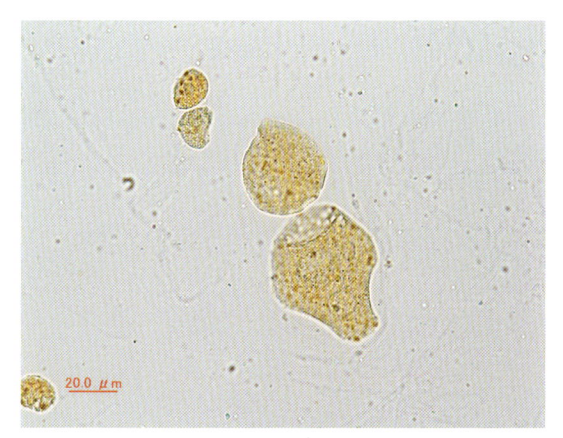

写真X-200　移行上皮細胞（表層型）（400倍，無染色）
ビリルビン色素により着色された移行上皮細胞である．

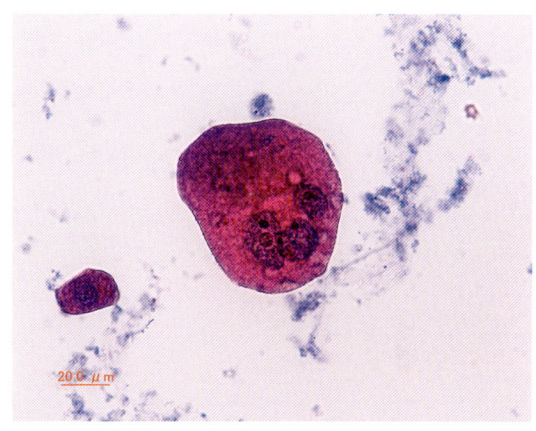

写真X-201　移行上皮細胞（表層型）（400倍，S染色）
核は青色調，細胞質は本来の染色性と異なり，暗赤紫色調の染色性を呈する．

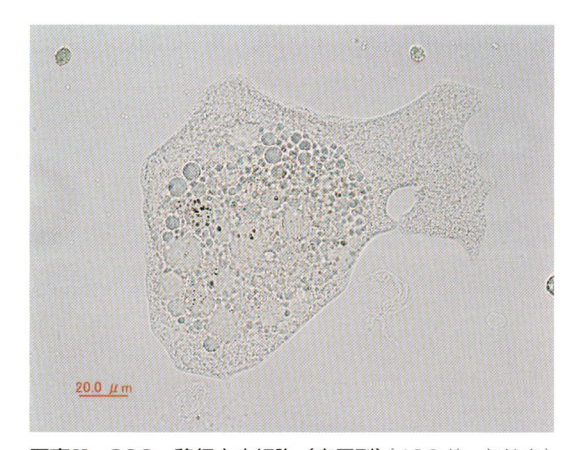

写真X-202　移行上皮細胞（表層型）（400倍，無染色）
細胞質は白色調で表面構造は漆喰状を呈する．脂肪変性を伴った移行上皮細胞である．

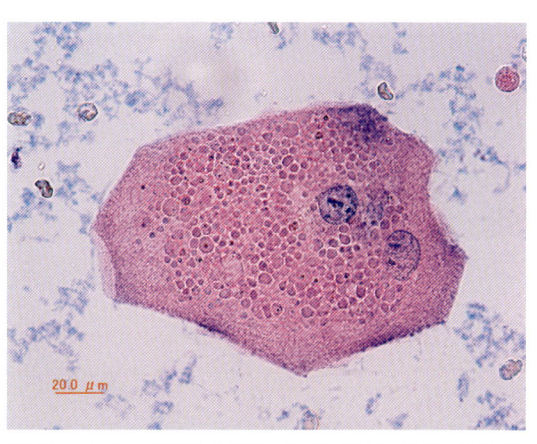

写真X-203　移行上皮細胞（表層型）（400倍，S染色）
核は青色調，細胞質は赤紫色調の染色性を呈する．脂肪変性を伴った移行上皮細胞である．

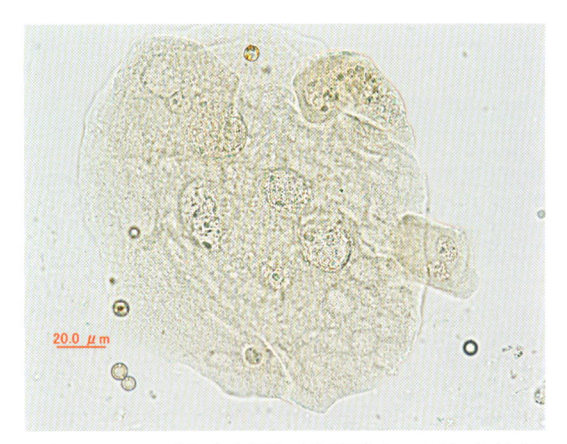

写真Ⅹ-204　移行上皮細胞（表層型）（400 倍，無染色）
　細胞質は黄色調で表面構造は漆喰状を呈する．細胞質に空胞変性が認められる．

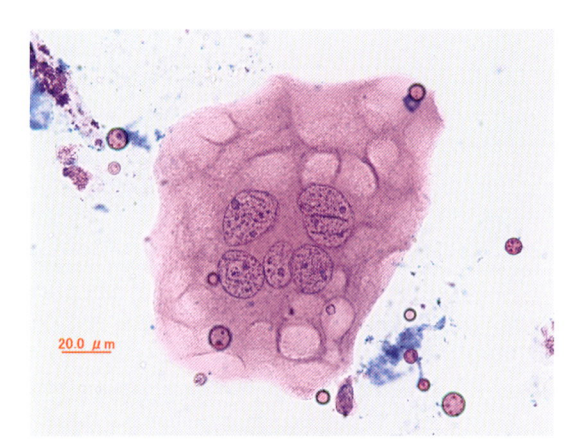

写真Ⅹ-205　移行上皮細胞（表層型）（400 倍，S 染色）
　核の一部に切れ込みが認められる．しかし，クロマチンの増量は認められないため，移行上皮癌細胞との鑑別が可能である．細胞質に空胞変性が認められる．

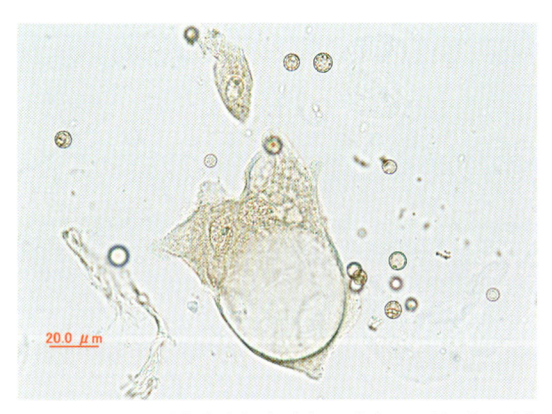

写真Ⅹ-206　移行上皮細胞（表層型）（400 倍，無染色）
　大きな空胞を有するため細胞の同定が困難である．しかし，細胞質は黄色調で表面構造は漆喰状を呈するため，移行上皮細胞と判定できる．

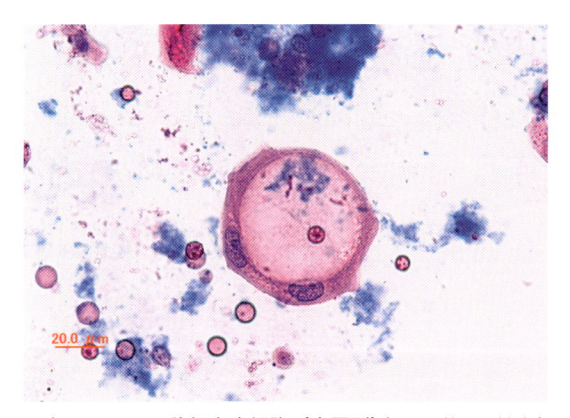

写真Ⅹ-207　移行上皮細胞（表層型）（400 倍，S 染色）
　大きな空胞を有するため細胞の同定が困難である．しかし，核は青色調，細胞質は赤紫色調を呈し，表面構造は漆喰状であるため，移行上皮細胞と判定できる．

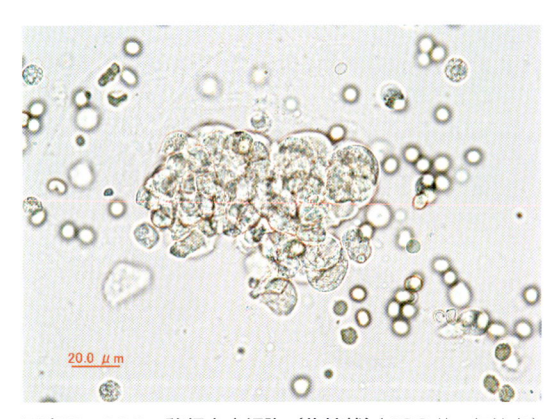

写真Ⅹ-208　移行上皮細胞（集塊状）（400 倍，無染色）
　自然尿で小型細胞の集塊を認めた場合は注意が必要である．細胞質は灰白色調で表面構造は漆喰状を呈するため，移行上皮細胞の集塊と判定できる．

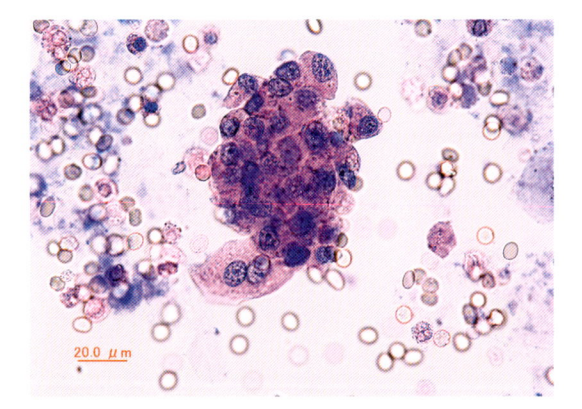

写真Ⅹ-209　移行上皮細胞（集塊状）（400 倍，S 染色）
　写真Ⅹ-208 と同一標本である．核の突出，核形の不整，クロマチンの多彩性が認められないこと，アンブレラ細胞の付着などから，正常移行上皮細胞の集塊と判定できる．

X 各種尿沈渣成分の鑑別

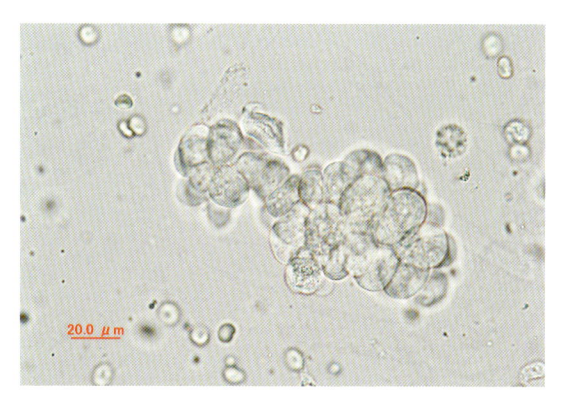

写真X-210　移行上皮細胞（集塊状）（400倍，無染色）
　細胞質は灰白色調で表面構造は均質状を呈する小型細胞の集塊である．

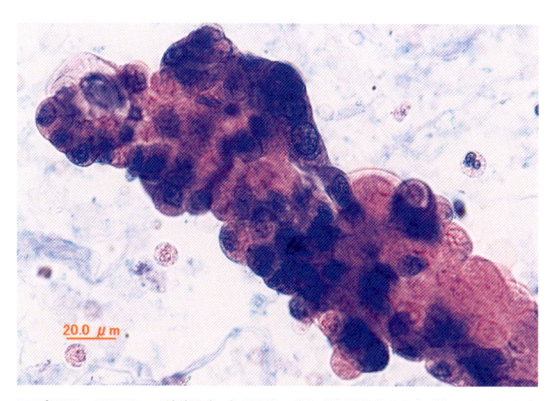

写真X-211　移行上皮細胞（集塊状）（400倍，S染色）
　写真X-210と同一標本である．核の突出，核形の不整，クロマチンの多様性が認められないこと，アンブレラ細胞の付着などから，正常移行上皮細胞の集塊と判定できる．

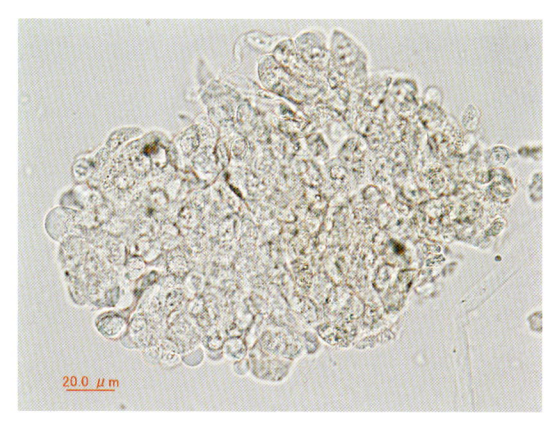

写真X-212　移行上皮細胞（集塊状）（400倍，無染色）
　形は多辺形であり，細胞質は灰白色調で表面構造は漆喰状を呈するため，移行上皮細胞の集塊と判定できる．

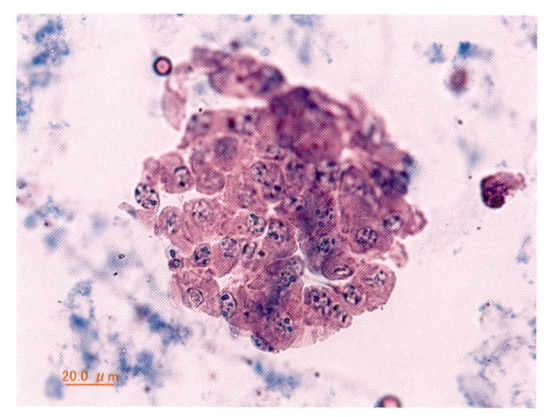

写真X-213　移行上皮細胞（集塊状）（400倍，S染色）
　写真X-212と同一標本である．形は多辺形で細胞質の表面構造は漆喰状である．核の変性を認めるが，N/C比の増大がない．正常移行上皮細胞のシート状集塊と判定できる．

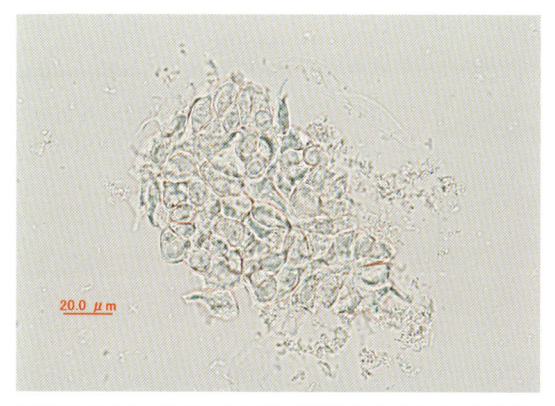

写真X-214　移行上皮細胞（集塊状）（400倍，無染色）
　形は多辺形であり，細胞質は灰白色調で表面構造は均質状を呈する細胞のシート状集塊である．

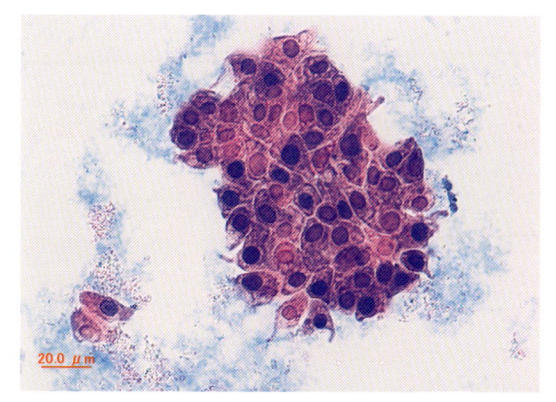

写真X-215　移行上皮細胞（集塊状）（400倍，S染色）
　写真X-214と同一標本である．形は多辺形で細胞の境界が明瞭である．核の変性を認めるが，核の大小不同，N/C比の増大がない．正常移行上皮細胞のシート状集塊と判定できる．ウイルス感染が考えられる．

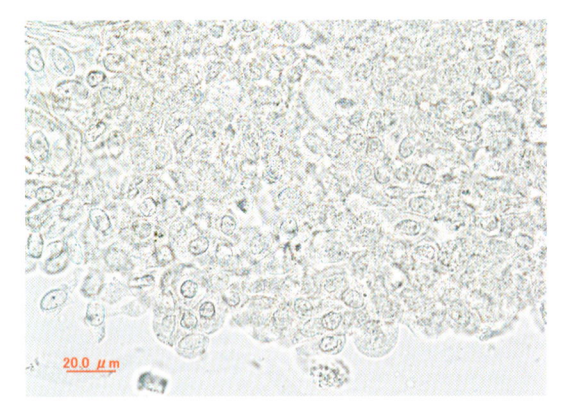

写真X-216 移行上皮細胞（集塊状）（400倍，無染色）
　細胞質は灰白色調で表面構造は漆喰状を呈することから，細胞密度の高い移行上皮細胞のシート状集塊である．

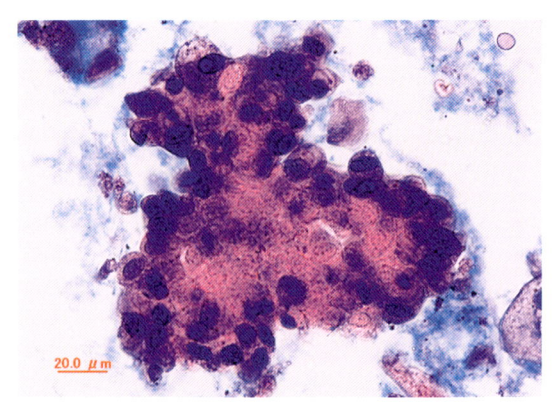

写真X-217 移行上皮細胞（集塊状）（400倍，S染色）
　写真X-216と同一標本である．形は多辺形で，核の大小不同，N/C比の増大がない．集塊が平面的であることから，正常移行上皮細胞のシート状集塊と判定できる．

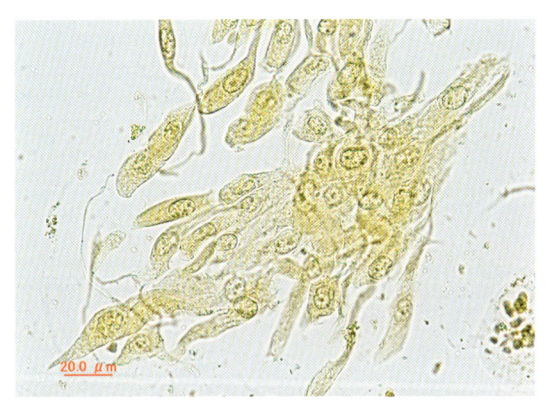

写真X-218 移行上皮細胞（反応性）（400倍，無染色）
　ビリルビン色素により着色された移行上皮細胞である．はりのある核で核小体が明瞭である．表面構造は漆喰状を呈する．

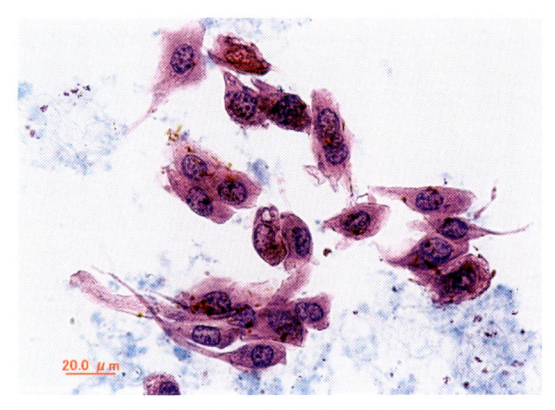

写真X-219 移行上皮細胞（反応性）（400倍，S染色）
　写真X-218と同一標本である．N/C比はやや増大し，核小体が明瞭である．しかし，核の大小不同，クロマチンの増量が認められないため，正常移行上皮細胞の反応性変化が考えられる．

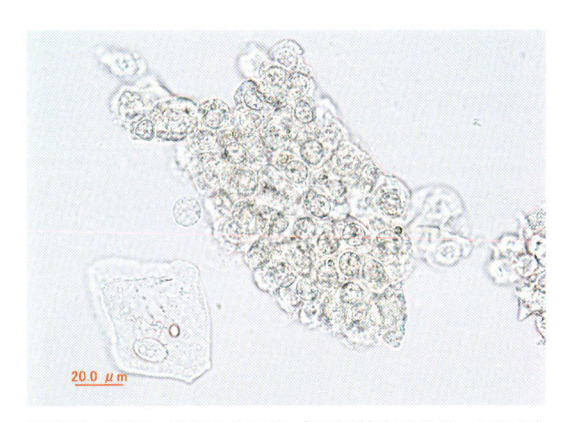

写真X-220 移行上皮細胞（反応性）（400倍，無染色）
　N/C比は増大し核小体が明瞭である．細胞質は灰白色調で表面構造は漆喰状を呈することから，移行上皮細胞の集塊と判定する．

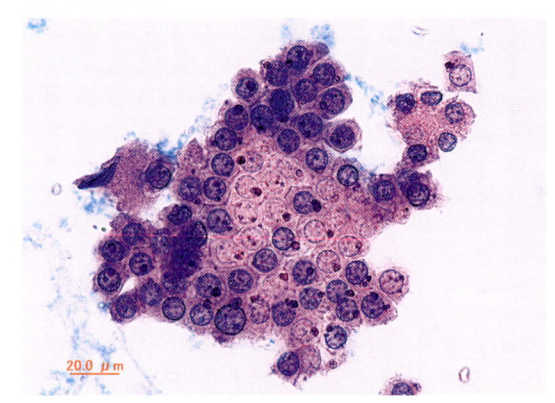

写真X-221 移行上皮細胞（反応性）（400倍，S染色）
　写真X-220と同一標本である．N/C比はやや増大し，核小体が明瞭である．しかし，核の大小不同，クロマチンの増量が認められず，平面的な集塊であることから，正常移行上皮細胞の反応性変化が考えられる．

X **各種尿沈渣成分の鑑別**

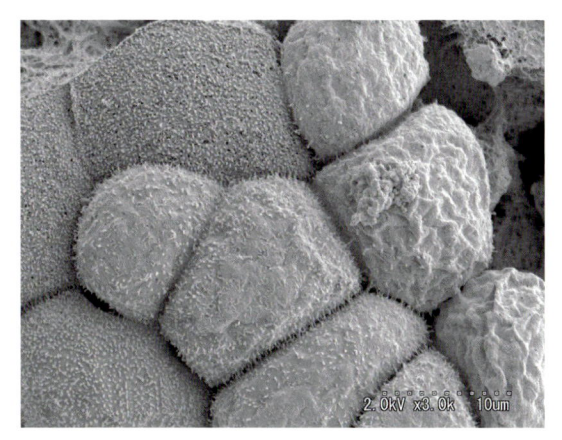

写真X-222　移行上皮細胞（3,000倍，走査電顕像）
　細胞表面に無数の小型突起が認められる．このような形態を呈するため，移行上皮細胞の表面構造が漆喰状と表現される由縁と考える．

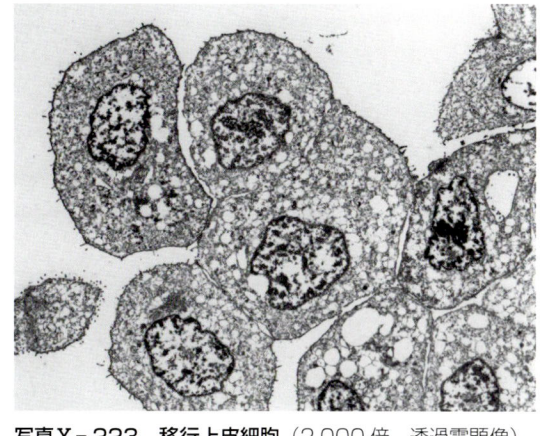

写真X-223　移行上皮細胞（2,000倍，透過電顕像）
　写真X-222と同一細胞集塊である．組織と同様に細胞辺縁には小型突起状を呈する微絨毛を認める．

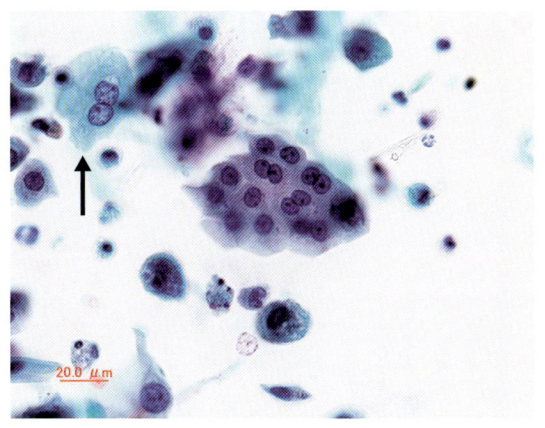

写真X-224　移行上皮細胞（表層型）（400倍，Pap染色）
　ライトグリーンに好染したアンブレラ細胞（←）と多辺形の移行上皮細胞を平面的な集塊で認める．

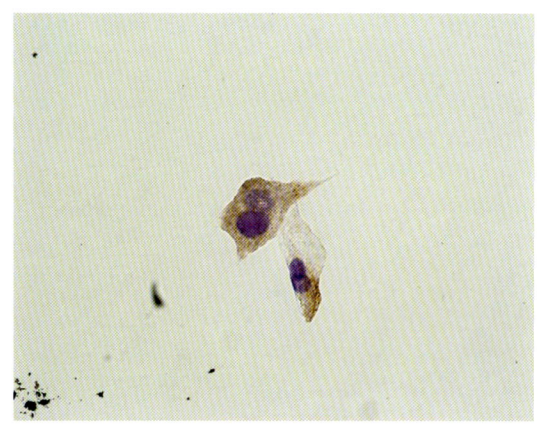

写真X-225　移行上皮細胞（表層型）（400倍，免疫組織細胞化学法）
　2核を有する多辺形の表層型移行上皮細胞が移行上皮細胞マーカーであるウロプラキンに陽性を示している．

写真X-226　尿道組織像（200倍，HE染色）
　外尿道口付近は扁平上皮細胞で被われている．表層には角化した細胞が認められる．

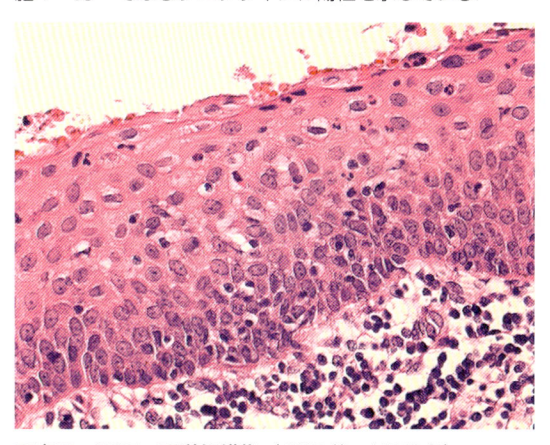

写真X-227　尿道組織像（400倍，HE染色）
　深層から表層への分化を観察することができる．

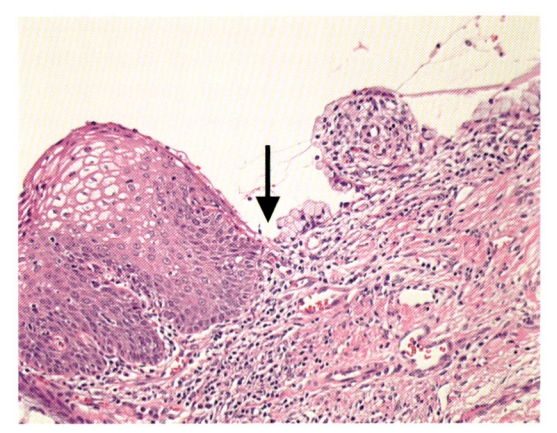

写真X-228　子宮頸部組織像（200倍，HE染色）
　子宮腟部は重層扁平上皮細胞，子宮頸管は単層円柱上皮細胞で被われている．両者の境界を扁平・円柱上皮境界（squamo columnar junction；SCJ）とよぶ（←）．

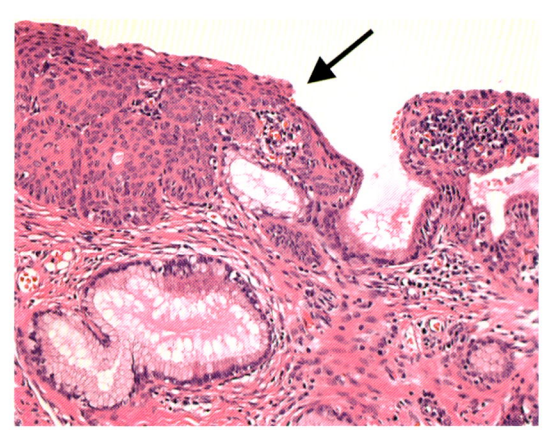

写真X-229　子宮頸部組織像（200倍，HE染色）
　SCJを境に重層扁平上皮細胞と円柱上皮細胞に分けられる（←）．粘膜固有層に頸管腺が認められる．

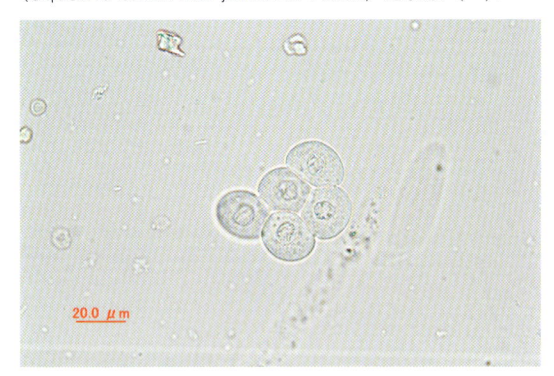

写真X-230　扁平上皮細胞（深〜中層型）（400倍，無染色）
　灰白色調で，表面構造は均質状を呈する．核は中心性であるが，深層型では観察が困難な場合がある．

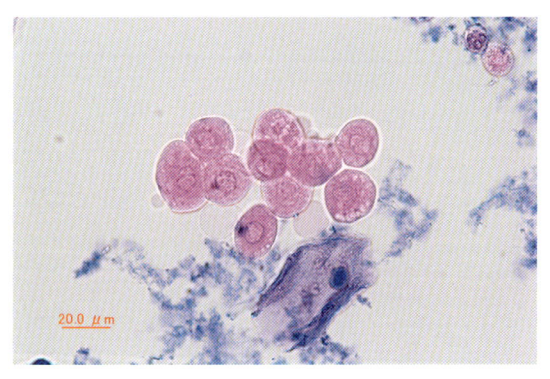

写真X-231　扁平上皮細胞（深〜中層型）（400倍，S染色）
　核は不染，細胞質は不染〜淡桃色調の染色性を呈する．グリコーゲンが豊富であるため，染色性は不良であることが多い．

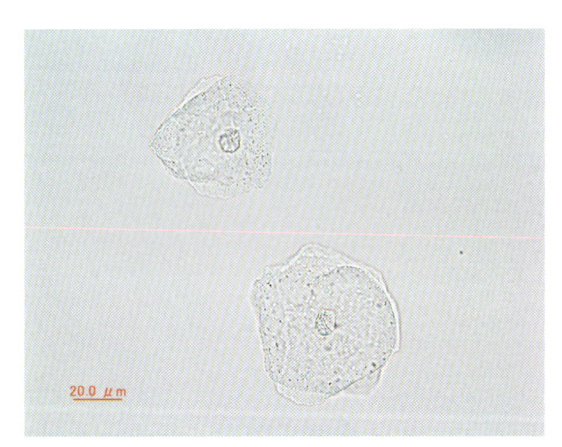

写真X-232　扁平上皮細胞（表層型）（400倍，無染色）
　灰白色調で，表面構造は均質状を呈する．核は中心性である．

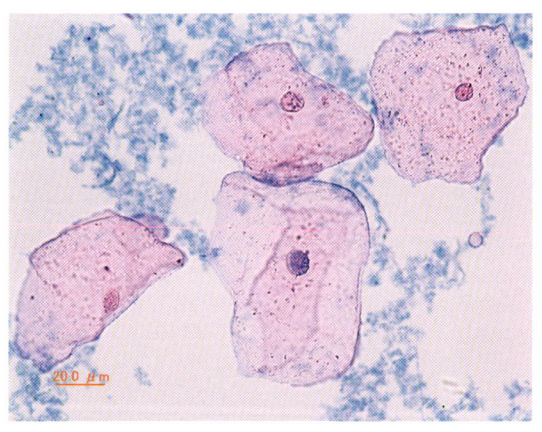

写真X-233　扁平上皮細胞（深〜中層型）（400倍，S染色）
　核は青色調，細胞質は淡桃色調の染色性を呈する．細胞質にしわが認められる．

Ⅹ 各種尿沈渣成分の鑑別

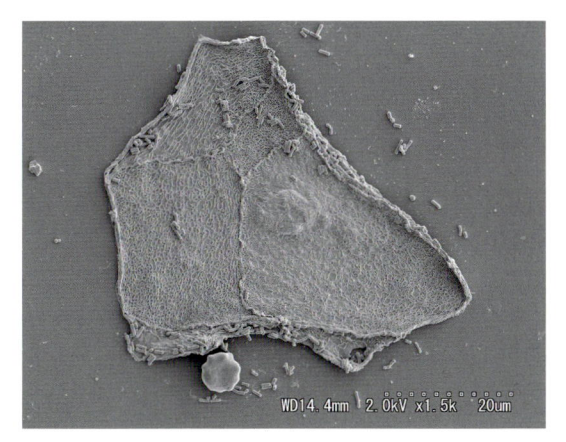

写真Ⅹ-234　扁平上皮細胞（表層型）（1,500倍，走査電顕像）
細胞辺縁はめくれ，細胞質にしわを認める．

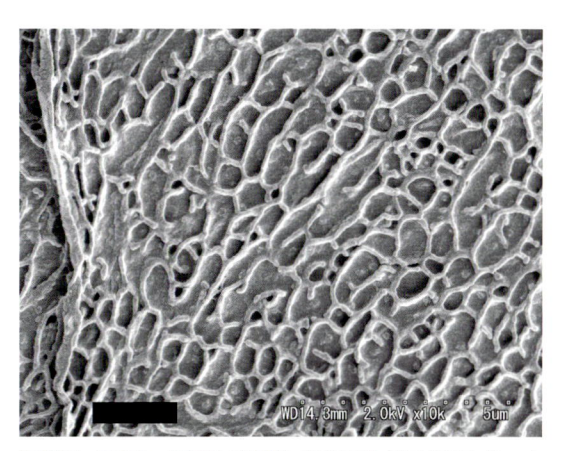

写真Ⅹ-235　扁平上皮細胞（表層型）（10,000倍，走査電顕像）
細胞質の表面構造は敷石状を呈する．

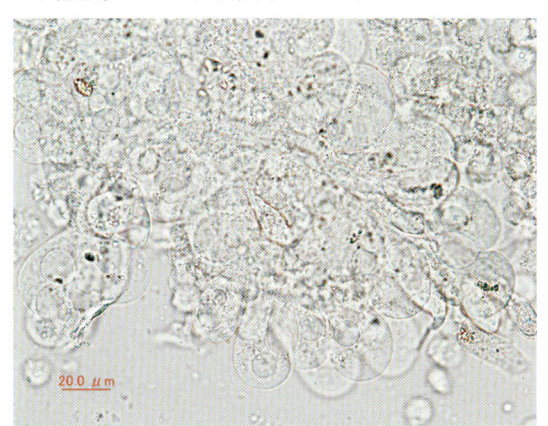

写真Ⅹ-236　扁平上皮細胞（中層型）（400倍，無染色）
多数の白血球とともに認められた扁平上皮細胞である．灰白色調で，表面構造は均質状を呈する．核は中心性である．反応性の変化が考えられる．

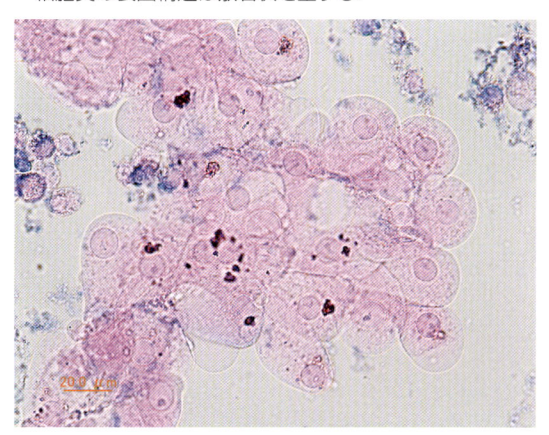

写真Ⅹ-237　扁平上皮細胞（中層型）（400倍，S染色）
核は不染，細胞質は淡桃色調の染色性を呈する．円形型の尿細管上皮細胞に類似するが，N/C比が低いこと，核が中心性であることから，鑑別が可能である．

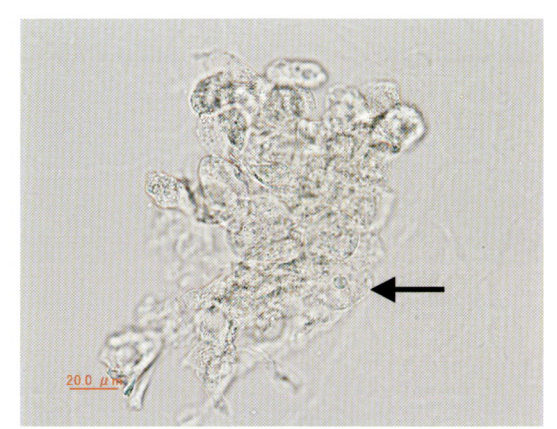

写真Ⅹ-238　扁平上皮細胞（集塊）（400倍，無染色）
細胞集塊の辺縁にある細胞は灰白色調で，表面構造は均質状を呈し，核は中心性であることから，変性を伴った扁平上皮細胞の集塊と考える（←）．

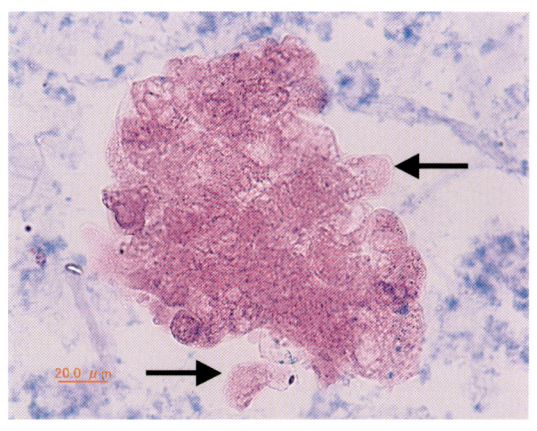

写真Ⅹ-239　扁平上皮細胞（集塊）（400倍，S染色）
核は不染，細胞質は淡桃色調の染色性を呈する．辺縁に認められる細胞の表面構造が均質状を呈していることから，変性を伴った扁平上皮細胞の集塊と考える（←）．

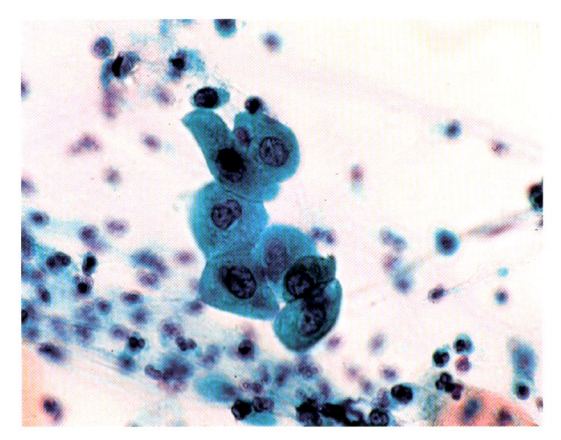

写真X-240　扁平上皮細胞（中層型）（400倍，Pap染色）
中層型の扁平上皮細胞はライトグリーンに染色される．

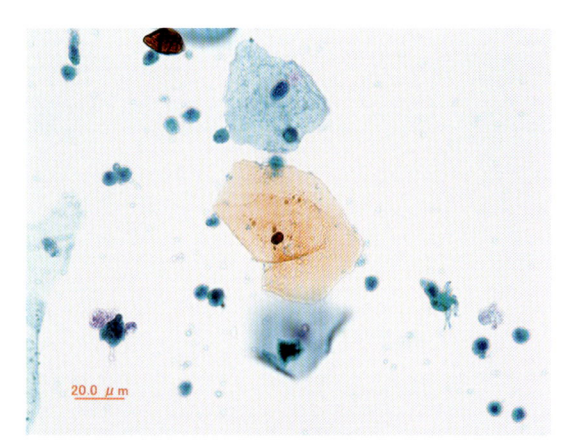

写真X-241　扁平上皮細胞（表層型）（400倍，Pap染色）
角化した表層型の扁平上皮細胞はオレンジGに染色される．

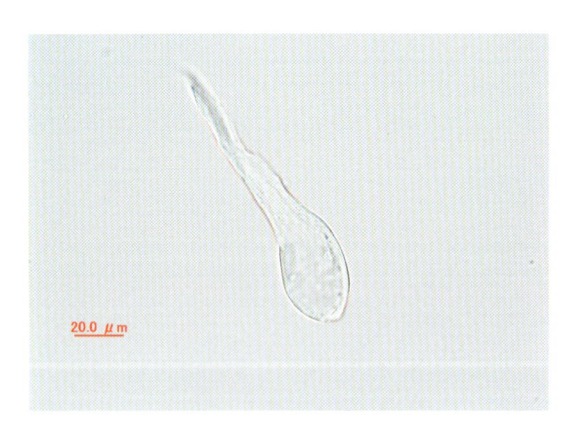

写真X-242　扁平上皮細胞（奇妙な形態）（400倍，無染色）
灰白色調で表面構造は均質状を呈したことから，扁平上皮細胞と考える．男性では，前立腺癌のエストロゲンホルモン療法に伴って出現することがある．

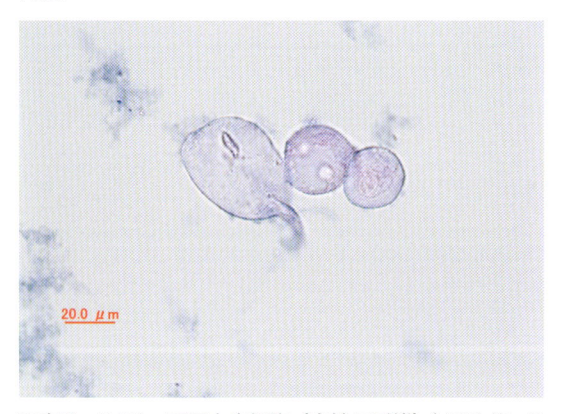

写真X-243　扁平上皮細胞（奇妙な形態）（400倍，S染色）
核は不染，細胞質は淡桃色調の染色性を呈する．扁平上皮癌細胞との鑑別は，異常角化を示す濃赤紫色調やN/C比の増大とクロマチンの増量を認めないことである．

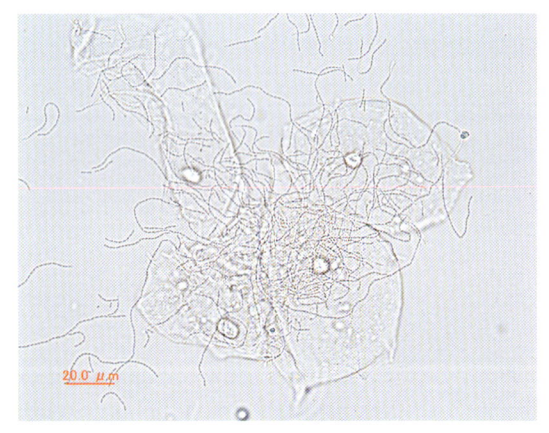

写真X-244　扁平上皮細胞（表層型）（400倍，無染色）
扁平上皮細胞上に連鎖桿菌が付着している．

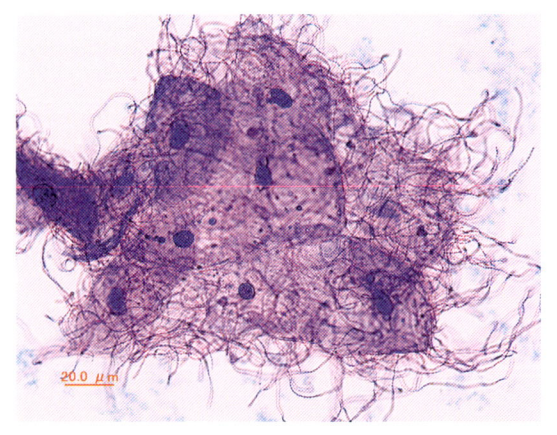

写真X-245　扁平上皮細胞（表層型）（400倍，S染色）
赤紫色調に染色された菌体が付着している．このような場合には，炎症性の核周囲明暈を認めることがある．

263-00500

X 各種尿沈渣成分の鑑別

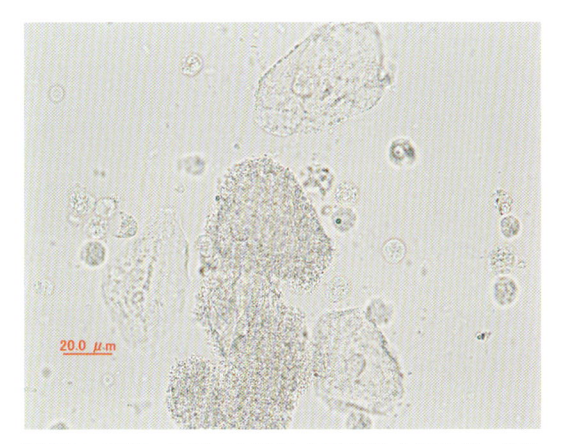

写真X-246　扁平上皮細胞（表層型）（400倍，無染色）
　無数の短桿菌が付着した扁平上皮細胞をクルー細胞という．付着している桿菌がガルドネレラの場合には，細菌性腟症の重要な指標となる．

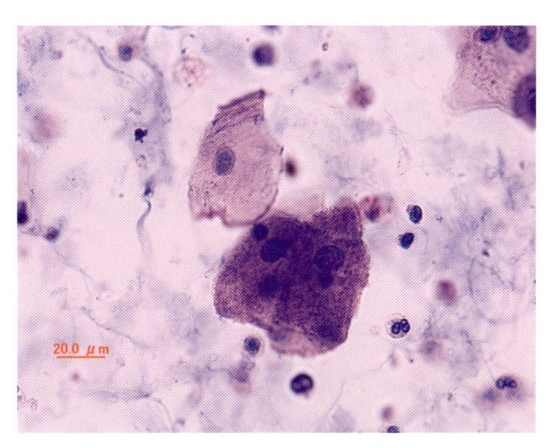

写真X-247　扁平上皮細胞（表層型）（400倍，S染色）
　細胞質は，菌体が付着しているため赤紫色調に強く染色される．

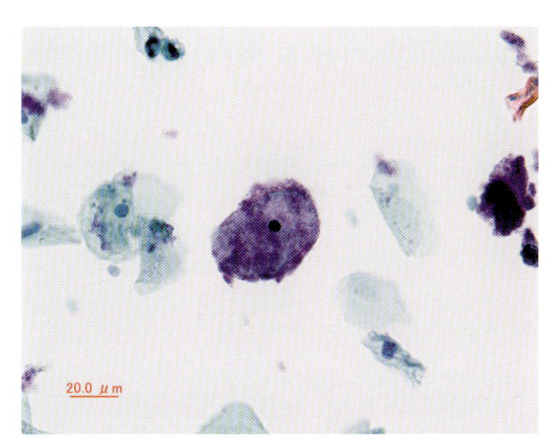

写真X-248　扁平上皮細胞（表層型）（400倍，Pap染色）
　扁平上皮細胞に無数の短桿菌が毛玉状に付着したクルー細胞である．

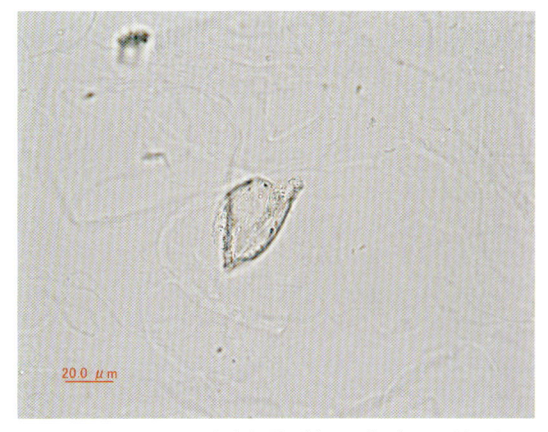

写真X-249　扁平上皮細胞（中層型）（400倍，無染色）
　細胞質の辺縁がめくれて厚くなり，舟のような形態を呈することから舟状細胞といわれる．

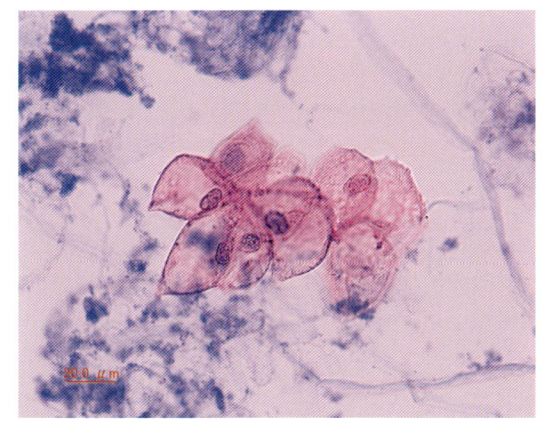

写真X-250　扁平上皮細胞（中層型）（400倍，S染色）
　舟状細胞は，グリコーゲンを含むため染色性は不良である．細胞質の辺縁はめくれて厚くなり，赤紫色調を呈する．

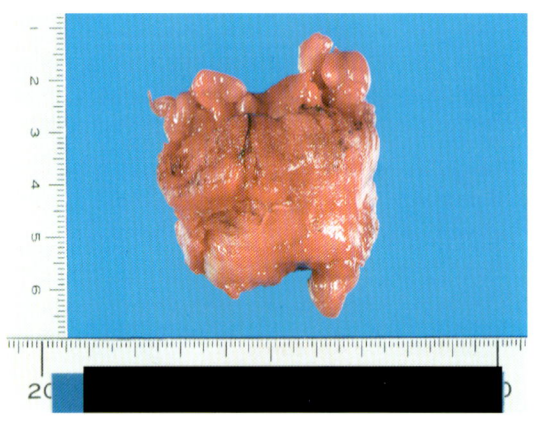

写真Ⅹ-251　前立腺肉眼像（前立腺癌例）

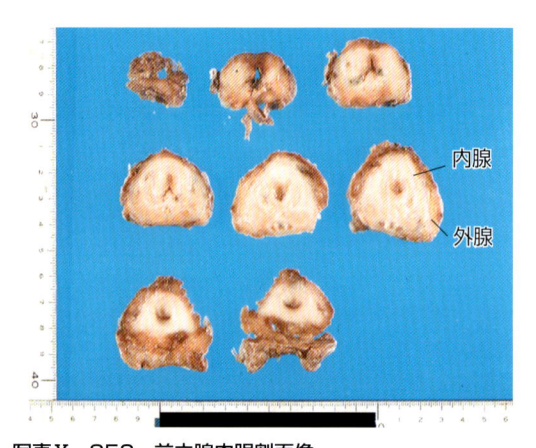

写真Ⅹ-252　前立腺肉眼割面像
　尿道を取り囲むように内腺（粘膜下腺）と外腺（主前立腺）が認められる．

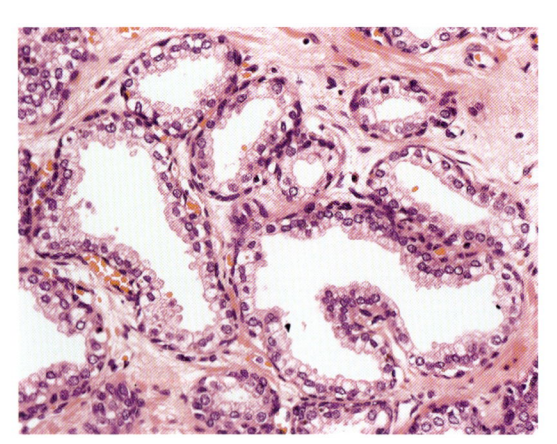

写真Ⅹ-253　前立腺組織像（200倍，HE染色）
　腺腔を囲む上皮は単層ないし2列の立方円柱上皮である．

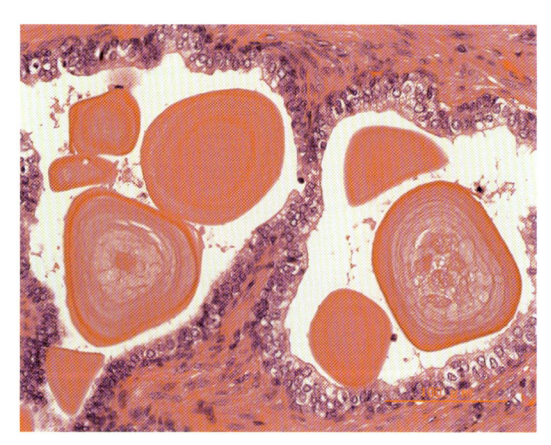

写真Ⅹ-254　前立腺組織像（200倍，HE染色）
　前立腺肥大症などでは，腺腔に同心円状の層状構造をもつ類デンプン小体が認められることが多い．

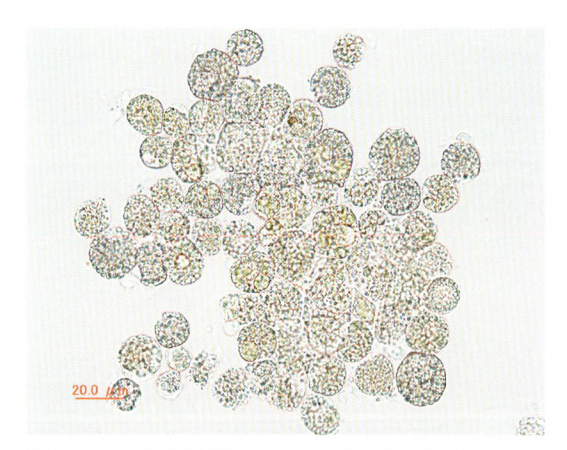

写真Ⅹ-255　前立腺由来細胞（400倍，無染色）
　細胞質内に多数の脂肪顆粒を認める．円柱上皮細胞とマクロファージ由来が考えられる．前立腺炎の患者尿に認められることが多い．

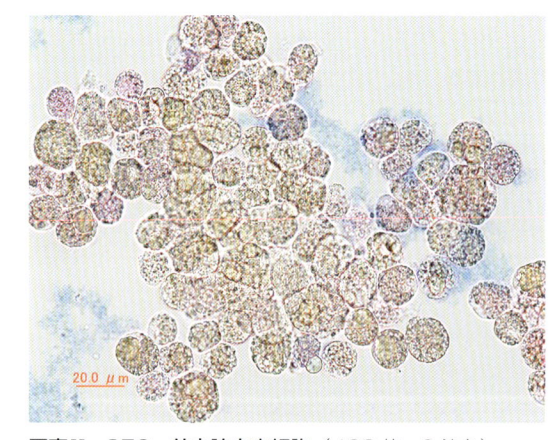

写真Ⅹ-256　前立腺由来細胞（400倍，S染色）
　細胞質内に脂肪顆粒を認める．円柱上皮細胞とマクロファージ由来が考えられる．前立腺炎の患者尿に認められることが多い．

X 各種尿沈渣成分の鑑別

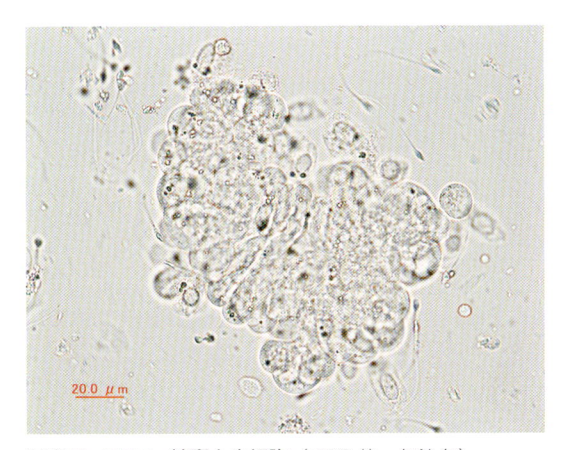

写真X-257 精囊上皮細胞（400倍，無染色）
　細胞質は白色調で表面構造は均質状である．回りに精子が散見される．

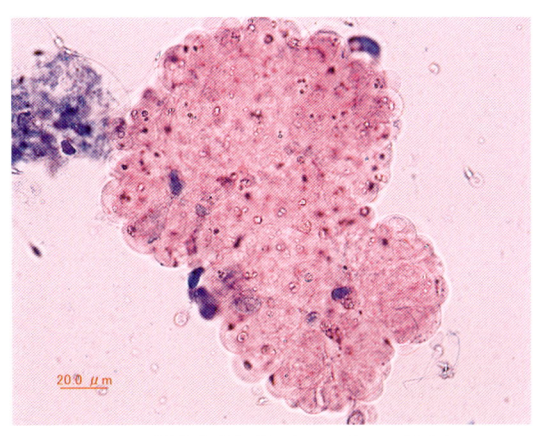

写真X-258 精囊上皮細胞（400倍，S染色）
　核は青色調の，細胞質は淡桃色調の染色性を呈する．しかし，核は不染性のことが多い．細胞質内に黄色調のリポフスチンや脂肪顆粒を有することが特徴である．

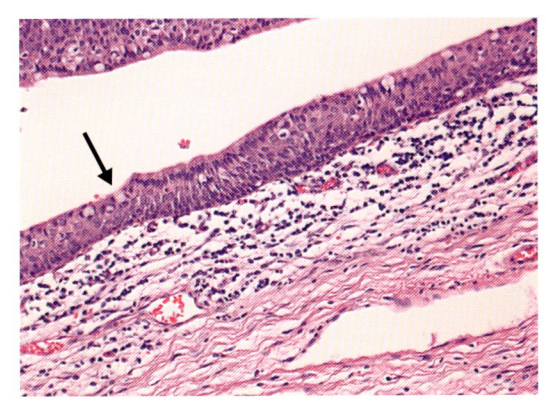

写真X-259 尿道組織像（海綿体部）（200倍，HE染色）
　外尿道口より膀胱側へ進むにつれて，海綿体部では重層扁平上皮細胞から多列円柱上皮細胞に移り変わっている（←）．

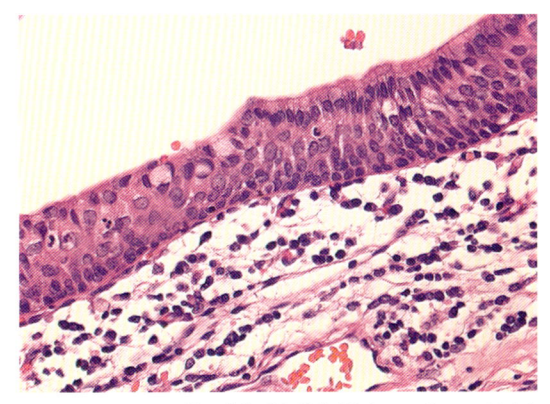

写真X-260 尿道組織像（海綿体部）（400倍，HE染色）
　写真X-259の拡大像である．表層の多列円柱上皮細胞は，尿が流れる内腔側でそろった柵状配列を呈する．

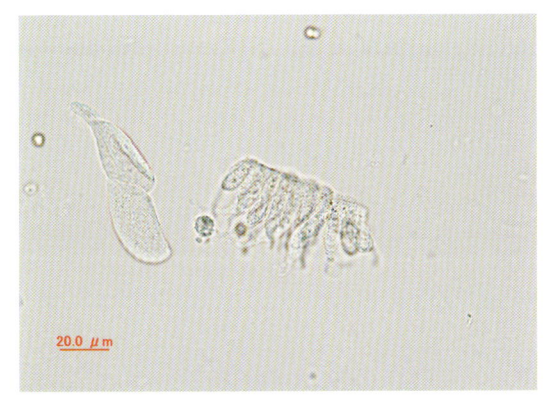

写真X-261 円柱上皮細胞（400倍，無染色）
　細胞質は灰白色調で表面構造は均質状である．核は長楕円形である．組織と同様に尿が流れる内腔側でそろった柵状配列を呈する．海綿体部由来の尿道円柱上皮細胞と考えられる．

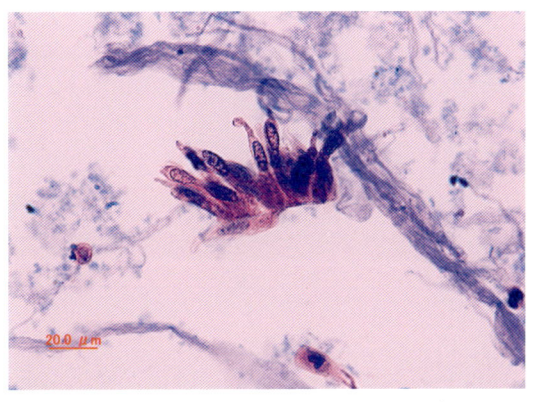

写真X-262 円柱上皮細胞（400倍，S染色）
　核は青色調を，細胞質は赤紫色調を呈する．組織と同様に尿が流れる内腔側でそろった柵状配列を呈する．海綿体部由来の尿道円柱上皮細胞と考えられる．

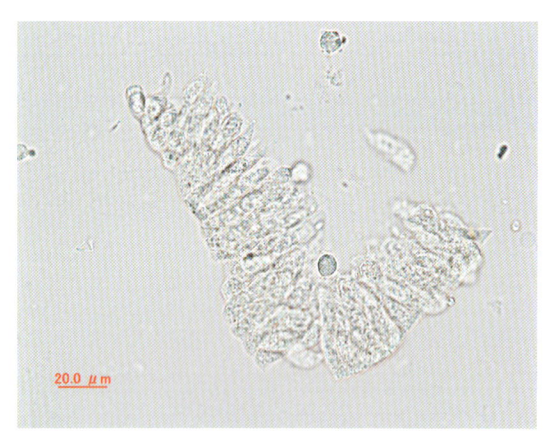

写真Ⅹ-263 円柱上皮細胞(400倍,無染色)
細胞質は灰白色調で表面構造は均質状である.核は長楕円形である.組織と同様に尿が流れる内腔側でそろった柵状配列を呈する.海綿体部由来の尿道円柱上皮細胞と考えられる.

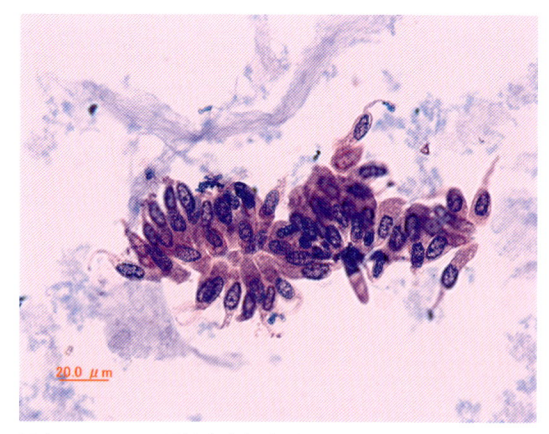

写真Ⅹ-264 円柱上皮細胞(400倍,S染色)
核は青色調を,細胞質は赤紫色調を呈する.組織と同様に尿が流れる内腔側でそろった柵状配列を呈する.海綿体部由来の尿道円柱上皮細胞と考えられる.

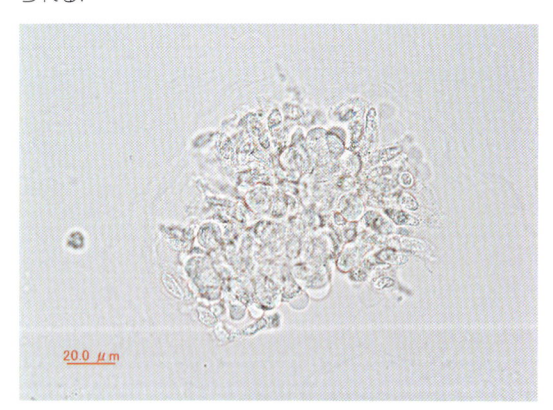

写真Ⅹ-265 円柱上皮細胞(400倍,無染色)
細胞質は灰白色調で表面構造は均質状である.集塊状の尿道円柱上皮細胞と考えられる.

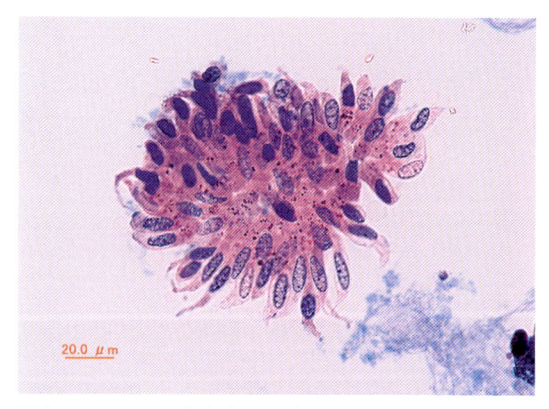

写真Ⅹ-266 円柱上皮細胞(400倍,S染色)
核は青色調を,細胞質は赤紫色調を呈する.写真Ⅹ-264と同様の形態を呈することから,海綿体部由来の集塊状の尿道円柱上皮細胞と考えられる.

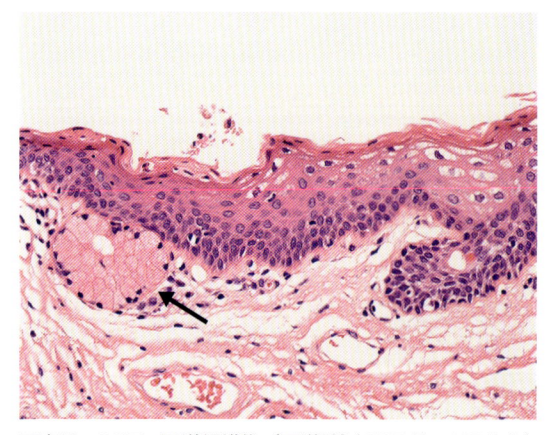

写真Ⅹ-267 尿道組織像(尿道腺)(200倍,HE染色)
尿道腺上皮細胞は短円柱状ないしおにぎり型を呈し,粘液を分泌する(←).

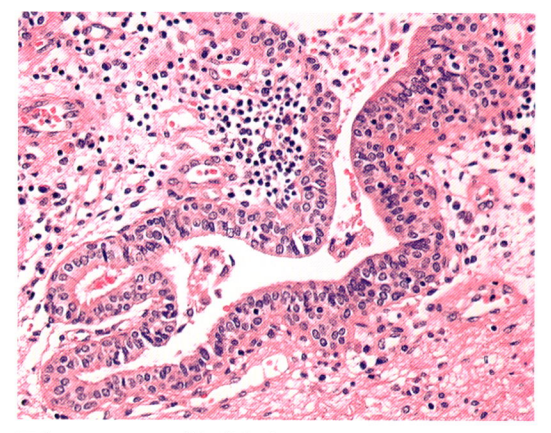

写真Ⅹ-268 尿道組織像(尿道凹窩)(200倍,HE染色)
尿道凹窩の円柱上皮細胞は,立方〜短円柱状を呈する.

X 各種尿沈渣成分の鑑別

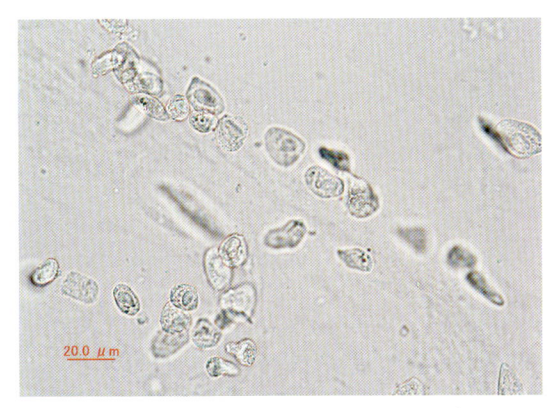

写真X-269 円柱上皮細胞（400倍，無染色）
　細胞質は灰白色調で表面構造は均質状～細顆粒状を呈する．形は短円柱状～おにぎり型を呈し，粘液にからまって集塊状に出現することが多い．尿道腺由来の円柱上皮細胞と考えられる．

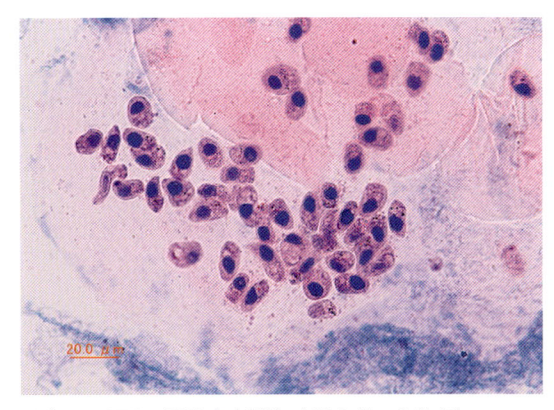

写真X-270 円柱上皮細胞（400倍，S染色）
　核は青色調を，細胞質は赤紫色調を呈する．形は短円柱状～おにぎり型を呈し，粘液にからまって集塊状に出現することが多い．尿道腺由来の円柱上皮細胞と考えられる．

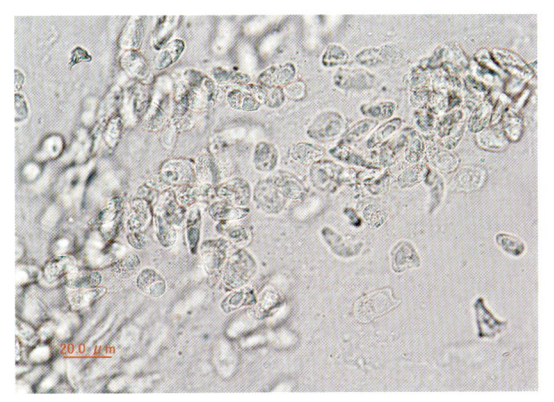

写真X-271 円柱上皮細胞（400倍，無染色）
　細胞質は灰白色調で表面構造は均質状～細顆粒状を呈する．形は短円柱状～おにぎり型を呈し，粘液にからまって集塊状に出現することが多い．尿道腺由来の円柱上皮細胞と考えられる．

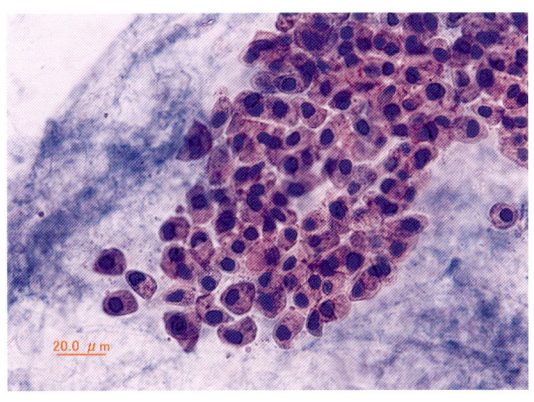

写真X-272 円柱上皮細胞（400倍，S染色）
　核は青色調を，細胞質は赤紫色調を呈する．形は短円柱状～おにぎり型を呈し，粘液にからまって集塊状に出現することが多い．尿道腺由来の円柱上皮細胞と考えられる．

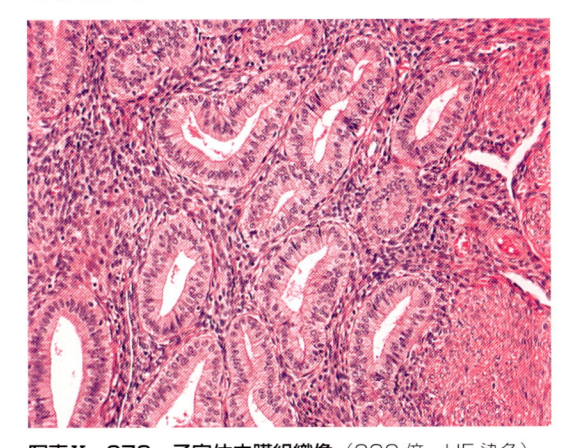

写真X-273 子宮体内膜組織像（200倍，HE染色）
　上皮は単層の円柱上皮細胞である内膜層で，子宮内膜腺をつくる．

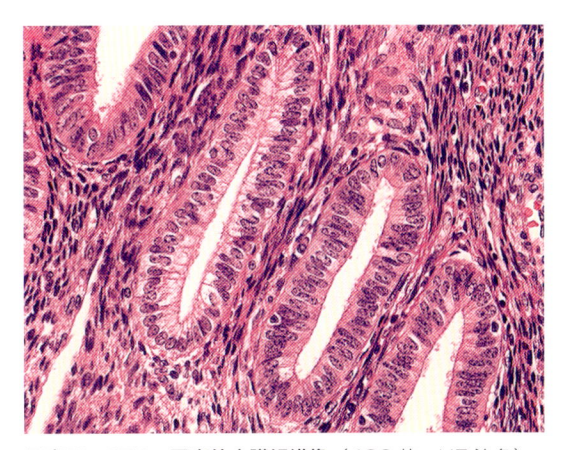

写真X-274 子宮体内膜組織像（400倍，HE染色）
　子宮腺の上皮細胞は，表面上皮と同様に単層の円柱上皮細胞である．

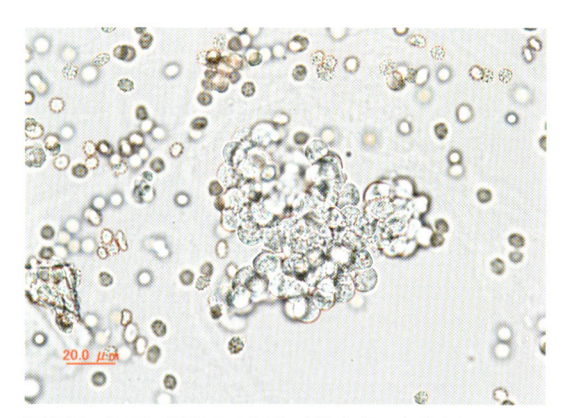

写真Ⅹ-275 円柱上皮細胞（400倍，無染色）
　細胞質は灰白色調で表面構造は均質状〜細顆粒状を呈する．形は小型な円形〜類円形を呈し，重積性のある集塊状で出現している．生理時に赤血球とともに認められることから，子宮体内膜由来の円柱上皮細胞と考えられる．

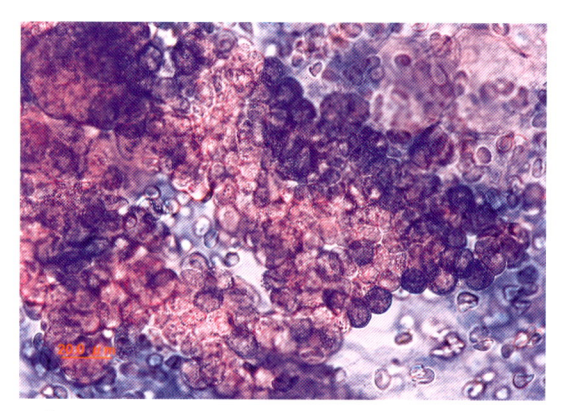

写真Ⅹ-276 円柱上皮細胞（400倍，S染色）
　核は青色調を，細胞質は赤紫色調を呈する．しかし，核は不染性のことが多い．

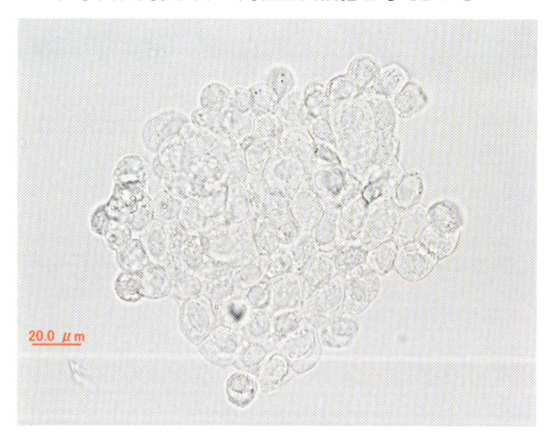

写真Ⅹ-277 円柱上皮細胞（400倍，無染色）
　細胞質は灰白色調で表面構造は均質状〜細顆粒状を呈する．形は小型な円形〜類円形を呈し，集塊状で出現する．子宮体内膜由来の円柱上皮細胞と考えられる．

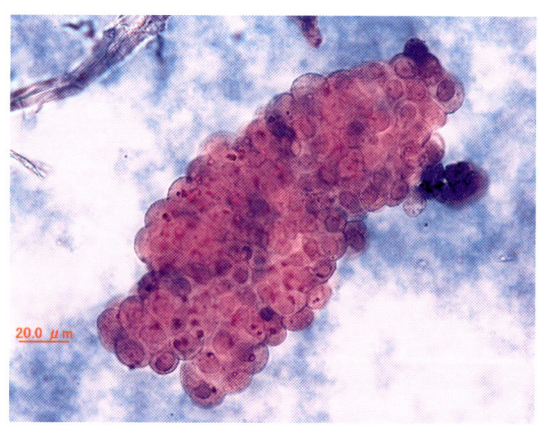

写真Ⅹ-278 円柱上皮細胞（400倍，S染色）
　個々の細胞は，小型であるためN/C比がやや増大しているようにみえる．しかし，クロマチンの増量や核形の不整が認められないため，腺癌細胞との鑑別が可能である．

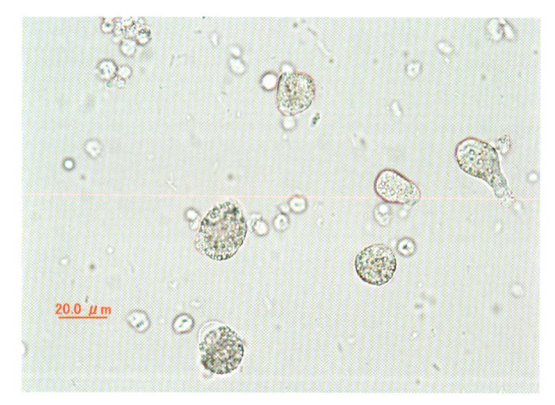

写真Ⅹ-279 子宮腟部・頸部由来細胞（400倍，無染色）
　細胞質内に脂肪顆粒を認める細胞である．円柱上皮細胞とマクロファージ由来が考えられる．

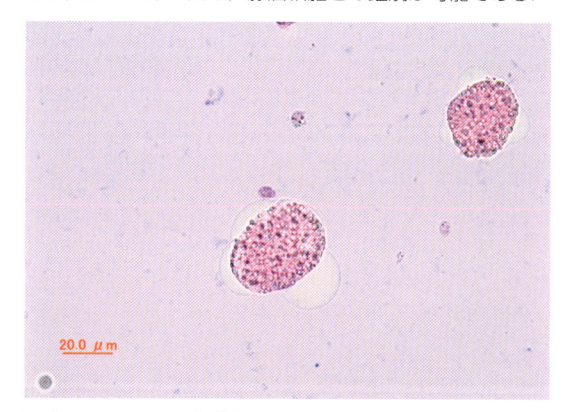

写真Ⅹ-280 子宮腟部・頸部由来細胞（400倍，S染色）
　細胞質は淡桃色調の染色性を呈する．細胞質内に脂肪顆粒を認める．円柱上皮細胞とマクロファージ由来が考えられる．

X 各種尿沈渣成分の鑑別

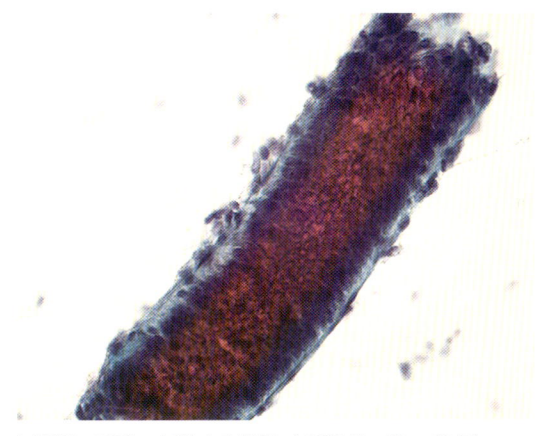

写真X-281 円柱上皮細胞（400倍，Pap染色）
　擦過採取された増殖期の子宮体内膜細胞である．細胞は密に集合し導管状，筒状を呈する．

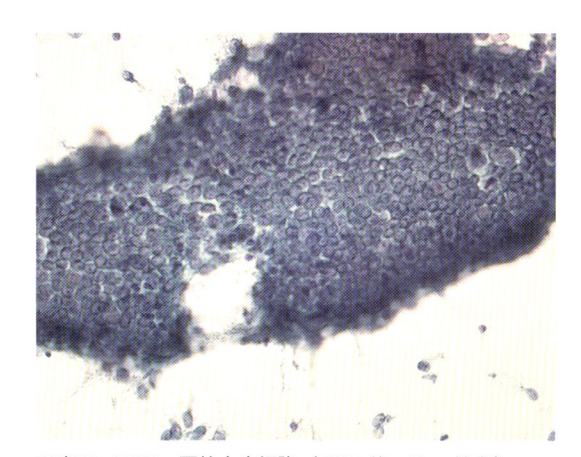

写真X-282 円柱上皮細胞（400倍，Pap染色）
　擦過採取された増殖期の子宮体内膜細胞である．細胞は密に集合している．核間距離も等しく重積性もないシート状の集塊で認められる．

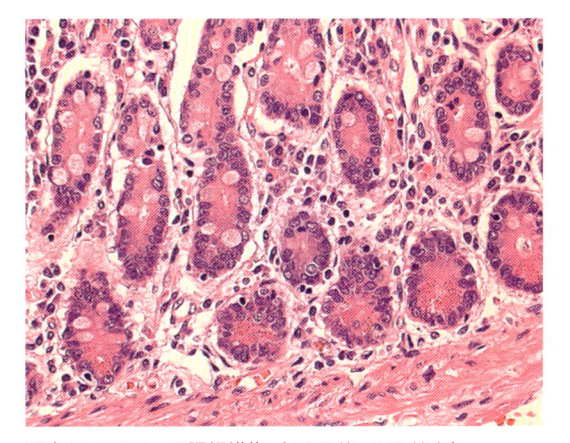

写真X-283 回腸組織像（400倍，HE染色）
　上皮は単層の円柱上皮細胞である．明るい胞体の杯細胞と好酸性顆粒をもったパネート細胞が認められる．

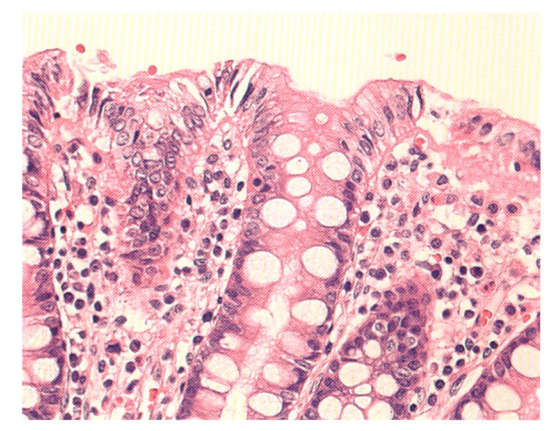

写真X-284 結腸組織像（400倍，HE染色）
　上皮は単層の円柱上皮細胞である．回腸に比べ杯細胞が多く，大量の粘液を分泌する．パネート細胞は認められない．

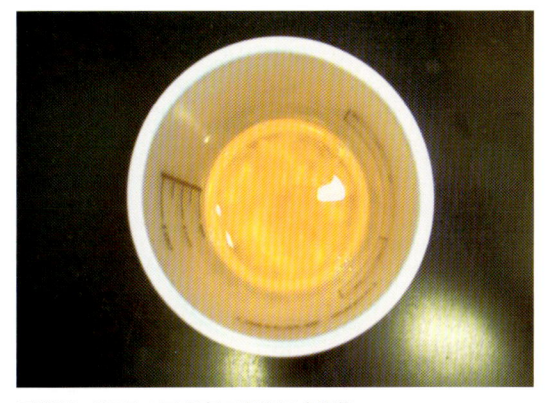

写真X-285 尿路変更術後尿肉眼像
　大量の粘液が含まれているため，尿路変更術後尿であることが推察できる．

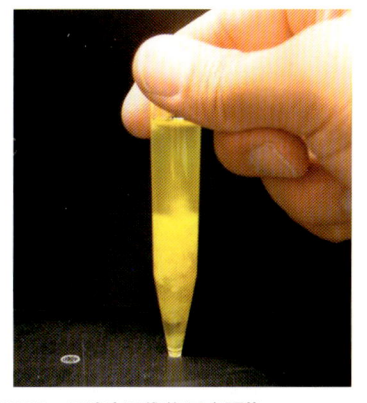

写真X-286 尿路変更術後尿肉眼像
　大量の粘液が含まれ，遠心操作を行っても分離が悪く，デカンテーション法による上清除去などでは，沈渣成分がすべて流れ落ちてしまうため注意が必要である．

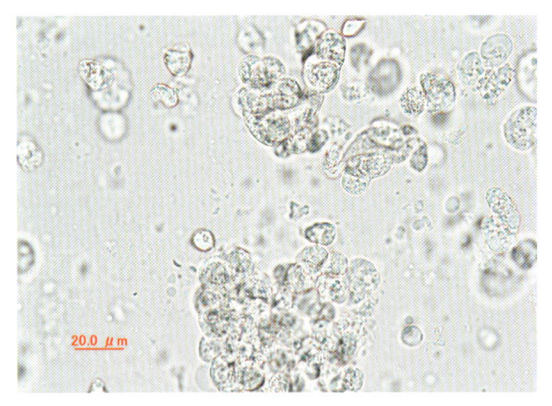

写真Ⅹ-287　円柱上皮細胞（尿路変更術後尿）（400倍，無染色）
　細胞質は灰白色調を，表面構造は均質状～細顆粒状を呈する．形は円柱状～類円形を呈し，粘液とともに集塊状で出現する．腸上皮由来の円柱上皮細胞と考えられる．

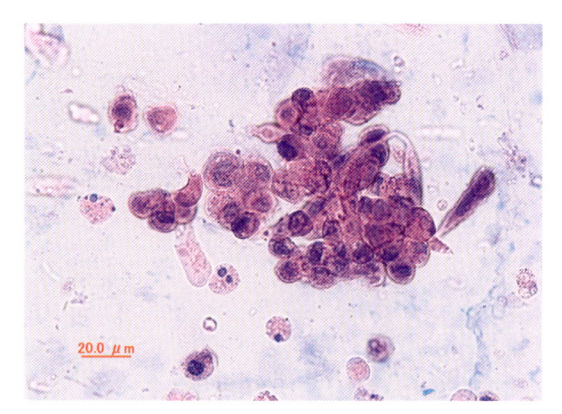

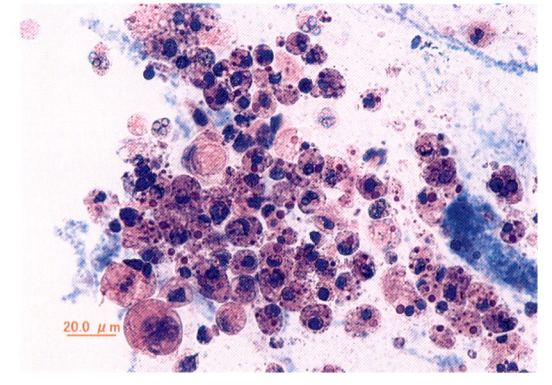

写真Ⅹ-288　円柱上皮細胞（尿路変更術後尿）（400倍，S染色）
　核は青色調，細胞質は赤紫色調の染色性を呈する．

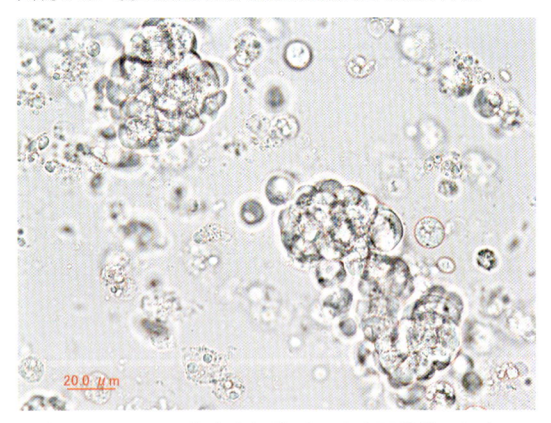

写真Ⅹ-289　円柱上皮細胞（尿路変更術後尿）（400倍，無染色）
　腸上皮由来の細胞は，変性が進むにつれて細胞質は灰白色調に，表面構造は均質状で形は類円形を呈する．

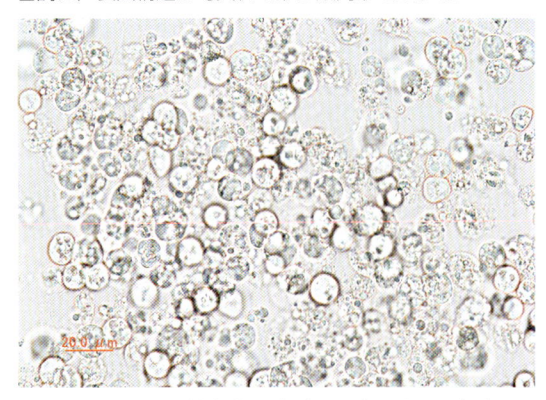

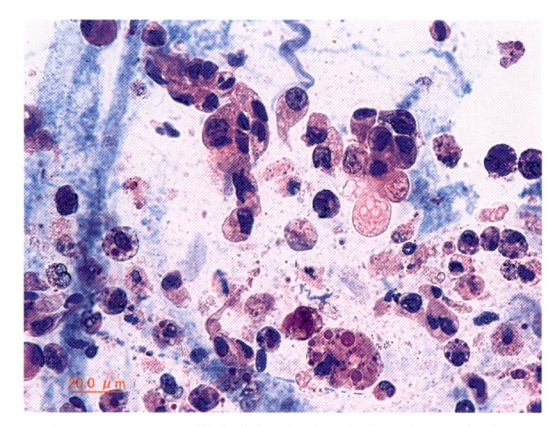

写真Ⅹ-290　円柱上皮細胞（尿路変更術後尿）（400倍，S染色）
　変性が進むにつれ細胞質は淡桃色調の染色性を呈する．細胞質内に赤紫色調の封入体が認められるようになる．

写真Ⅹ-291　円柱上皮細胞（尿路変更術後尿）（400倍，無染色）
　変性がもっとも進んだ腸上皮由来の細胞は，細胞質は白色調に表面構造は均質状で形は円形を呈し，粘液とともに孤在性に出現する．

写真Ⅹ-292　円柱上皮細胞（尿路変更術後尿）（400倍，S染色）
　変性がもっとも進んだ腸上皮由来の細胞は膨化して円形を呈し，そのほとんどは核が消失して細胞質内に青色調～赤紫色調の封入体を有し粘液とともに孤在性に出現する．

X 各種尿沈渣成分の鑑別

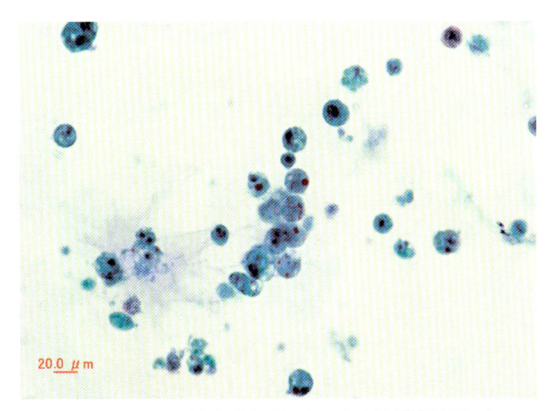

写真X-293　円柱上皮細胞（尿路変更術後尿）（400倍，Pap染色）
　変性がもっとも進んだ腸上皮由来の細胞は，核は濃縮状で細胞質に好酸性の封入体を有する．

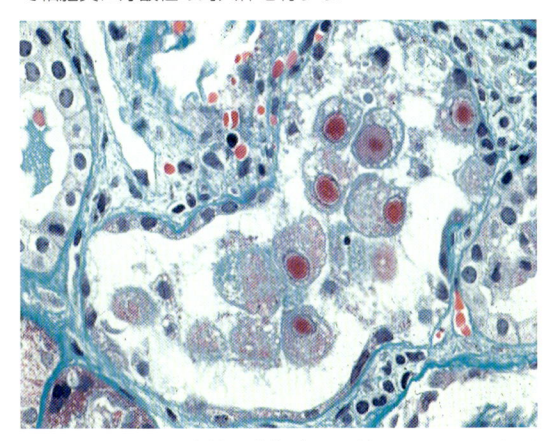

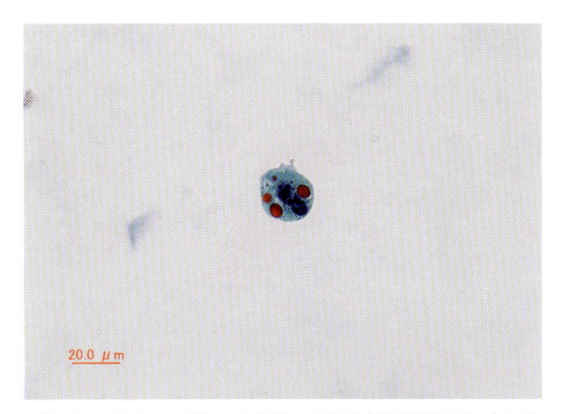

写真X-294　円柱上皮細胞（尿路変更術後尿）（400倍，Pap染色）
　写真X-293と同様の形態である．

写真X-295　腎生検組織像（400倍，マッソン・トリクローム染色）
　遠位尿細管腔内に剥離した上皮細胞の核内に大きな好酸性の封入体を有している．サイトメガロウイルス感染が考えられる．

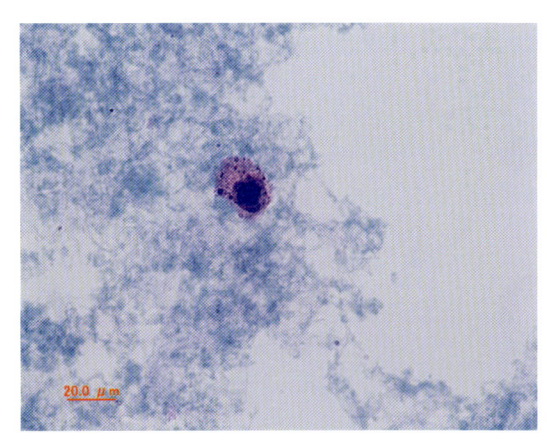

写真X-296　核内封入体細胞（400倍，S染色）
　核内に大きな封入体を有する細胞である．サイトメガロウイルス感染が考えられる．

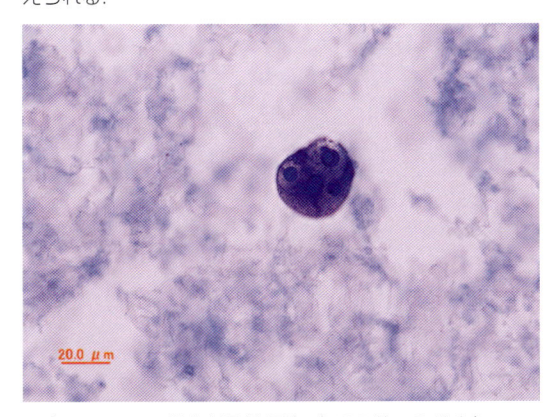

写真X-297　核内封入体細胞（400倍，S染色）
　封入体は丸く大きいためフクロウの目（owl-eye）といわれている．封入体の周囲はスリガラス様で抜けてみえる．サイトメガロウイルス感染が考えられる．

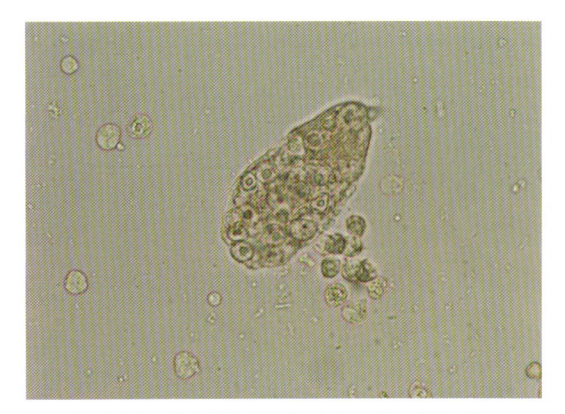

写真X-298　核内封入体細胞（400倍，無染色）
　多核の細胞である．それぞれの核は圧排像を呈している．核内には封入体が認められ，その周囲はスリガラス様で抜けてみえる．ヘルペス感染が考えられる．

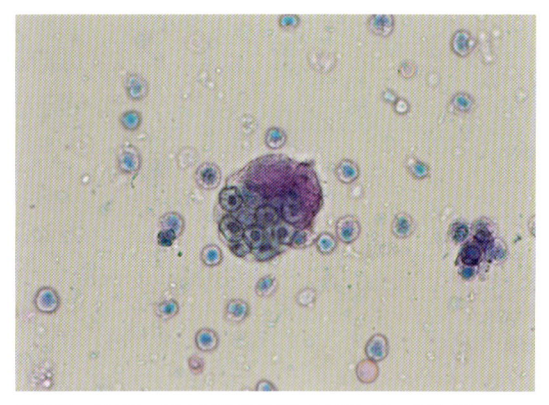

写真Ⅹ-299 核内封入体細胞（400倍，S染色）
　多核の細胞である．核と封入体は青色調を，細胞質は赤紫色調の染色性を呈する．ヘルペス感染細胞の封入体は感染時期によって染色性が異なることがある．

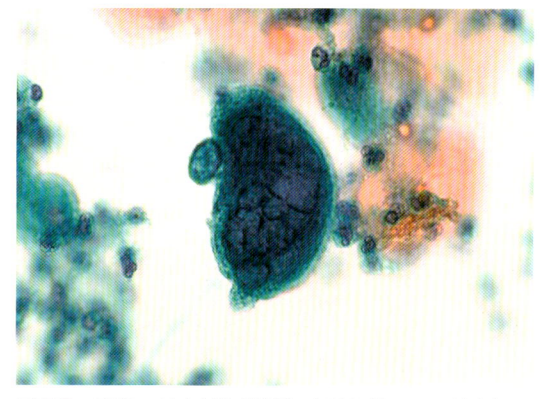

写真Ⅹ-300 核内封入体細胞（400倍，Pap染色）
　多核の細胞である．スリガラス様の核は圧排像を呈している．ヘルペス感染が考えられる．

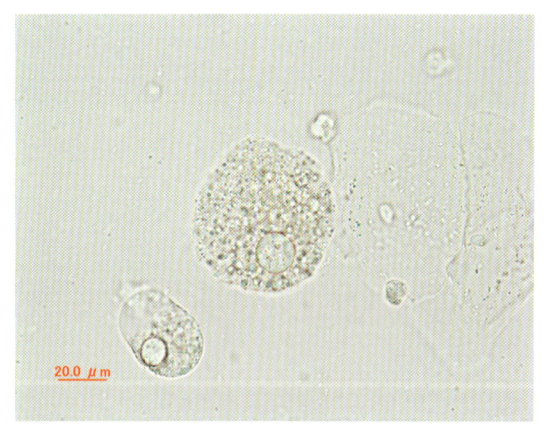

写真Ⅹ-301 細胞質内封入体細胞（400倍，無染色）
　細胞質は灰白色調で表面構造は顆粒状である．封入体は細胞の変性やマクロファージなどでは細胞破片の貪食によって生じるため，かならずしもRNAウイルス感染によるものとはかぎらない．

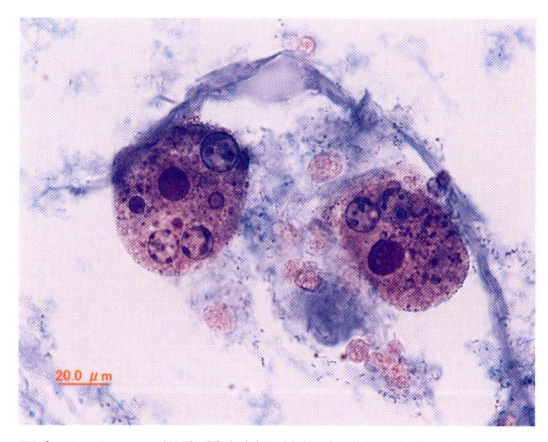

写真Ⅹ-302 細胞質内封入体細胞（400倍，S染色）
　封入体は青色調や赤紫色調の染色性を呈する．

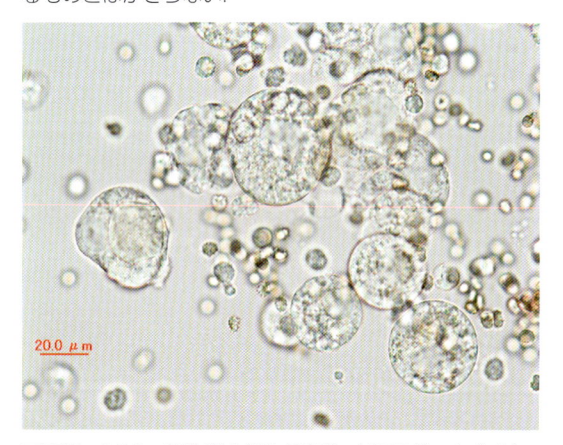

写真Ⅹ-303 細胞質内封入体細胞（400倍，無染色）
　細胞の変性が強く，細胞の同定は困難な場合が多い．

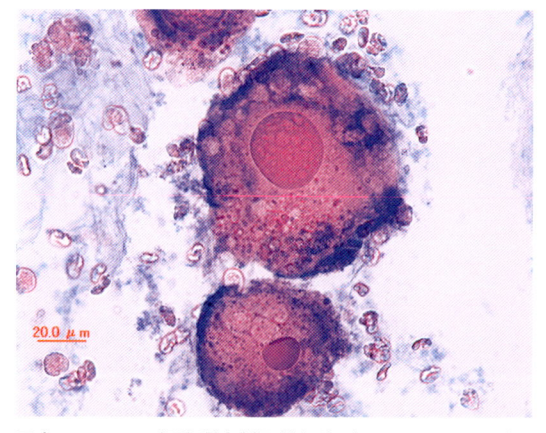

写真Ⅹ-304 細胞質内封入体細胞（400倍，S染色）
　赤紫色調の染色性を呈する細胞質内封入体細胞である．細胞の同定は困難である．

X 各種尿沈渣成分の鑑別

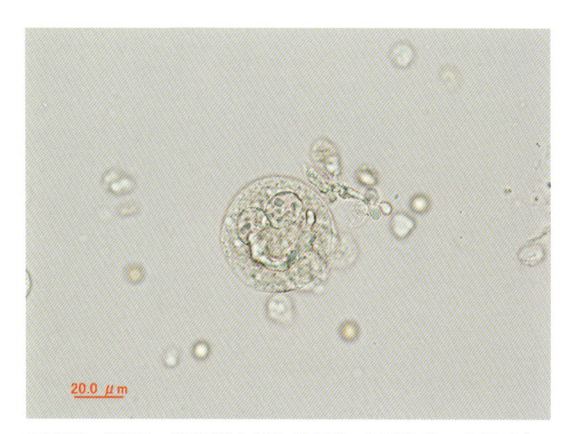

写真X-305 細胞質内封入体細胞（400倍，無染色）
人面の形態を呈する場合がある．

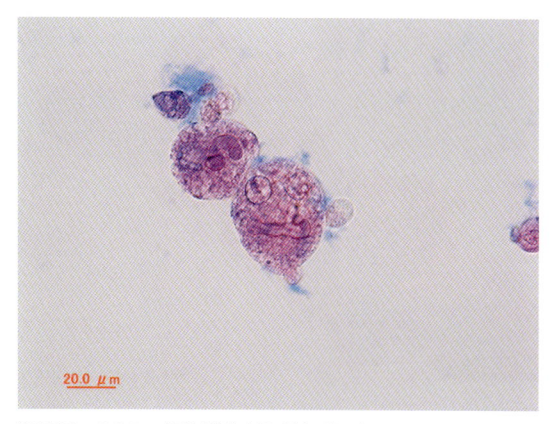

写真X-306 細胞質内封入体細胞（400倍，S染色）
写真X-305と同様の形態である．

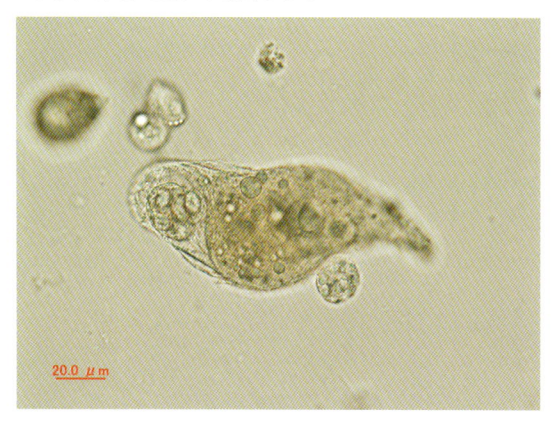

写真X-307 細胞質内封入体細胞（膀胱癌例）（400倍，無染色）
細胞質は黄色調，表面構造は漆喰状を呈する．移行上皮癌細胞とともに散見された細胞質内封入体細胞である．

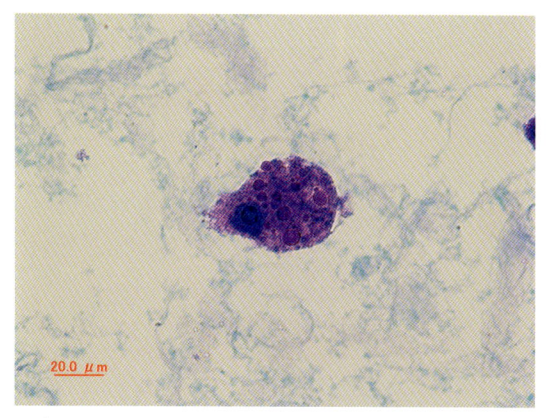

写真X-308 細胞質内封入体細胞（膀胱癌例）（400倍，S染色）
核は青色調の，細胞質と封入体は暗赤紫色調の染色性を呈する．このような細胞が散見された場合は，異型細胞が出現している可能性があり，注意しなければならない．異型細胞を検出するための補助所見となる．

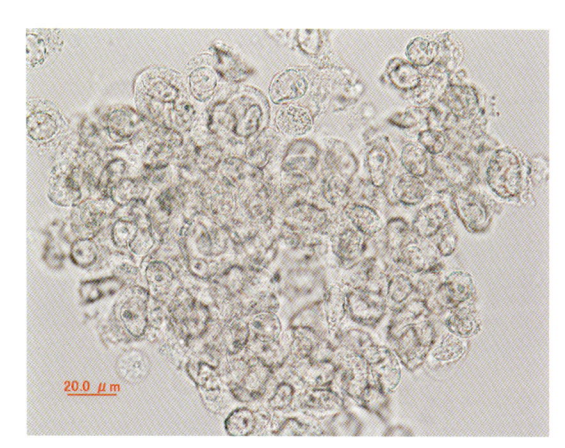

写真X-309 異型細胞（移行上皮癌細胞）（400倍，無染色）
核間距離，核の配列，核の長軸方向性の不規則性など，極性の乱れが認められる．

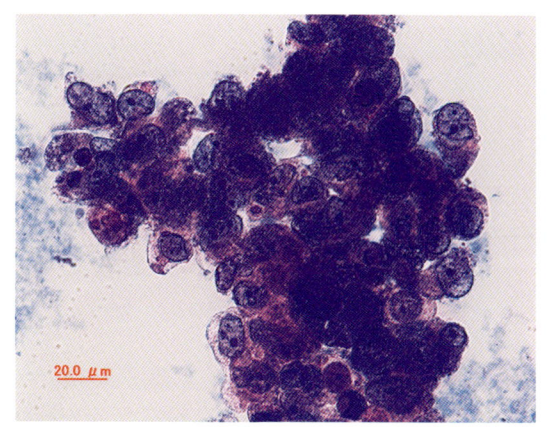

写真X-310 異型細胞（移行上皮癌細胞）（400倍，S染色）
核間距離，核の配列，核の長軸方向性の不規則性など，極性の乱れが認められる．

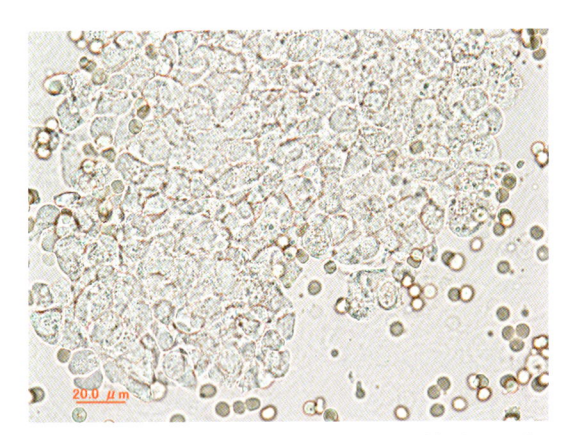

写真X-311　異型細胞（移行上皮癌細胞）（400倍，無染色）
　集塊を形成する細胞は，濃縮核や大型な核など核の大小不同性が認められる．

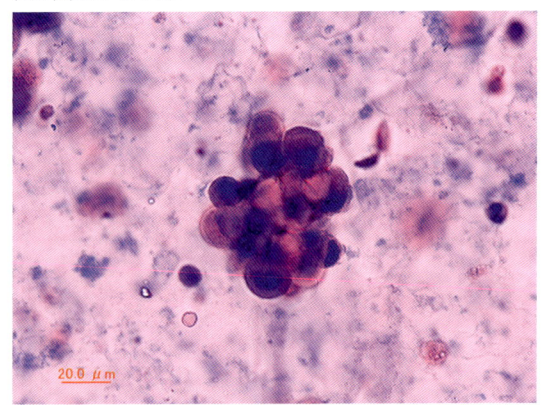

写真X-312　異型細胞（移行上皮癌細胞）（400倍，S染色）
　集塊を形成する移行上皮癌細胞のなかには，ほかの細胞に比べ長軸核径差が2倍以上のものも認められる（←）．

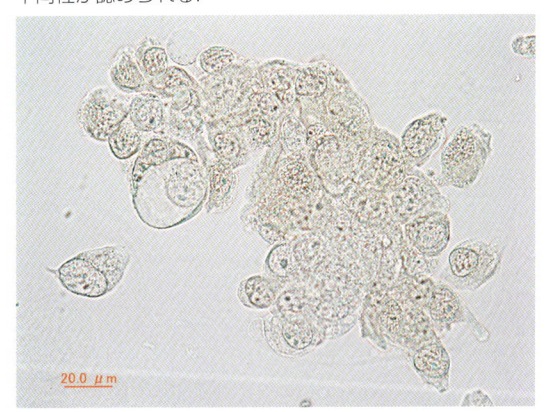

写真X-313　異型細胞（移行上皮癌細胞）（400倍，無染色）
　集塊を形成する細胞の核は，DNAの含有量と分布によって核内構造が均質状や顆粒状などを呈する．

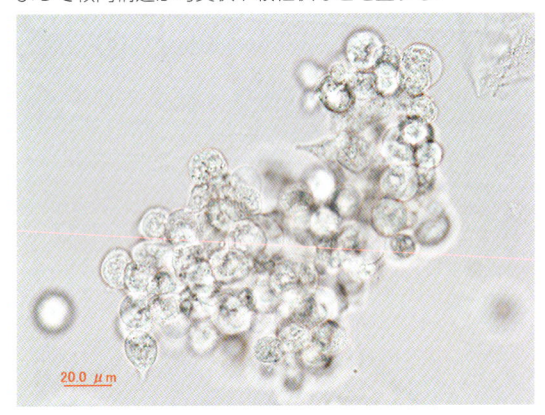

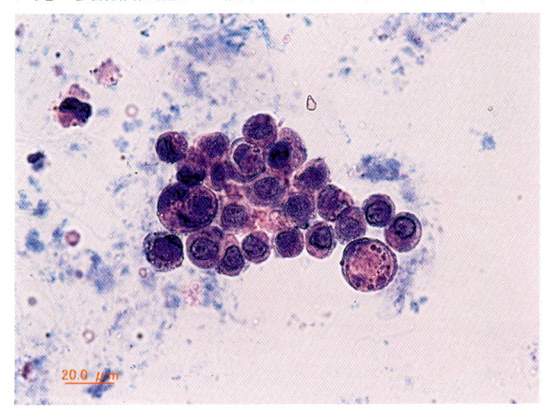

写真X-314　異型細胞（移行上皮癌細胞）（400倍，S染色）
　移行上皮癌細胞の集塊では，細胞間でクロマチンの染色性が異なってくる．

写真X-315　異型細胞（移行上皮癌細胞）（400倍，無染色）
　不規則に重積した集塊であるため，すべての細胞は一点で焦点が合わない．

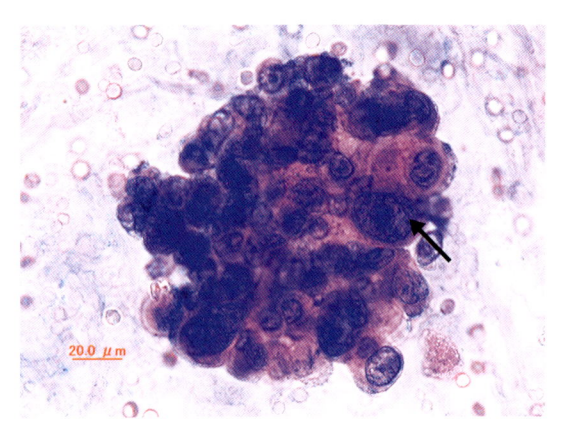

写真X-316　異型細胞（移行上皮癌細胞）（400倍，S染色）
　重積性を示す集塊である．このような場合は，集塊の辺縁にある細胞でクロマチンの染色性やN/C比などの核所見を観察する．

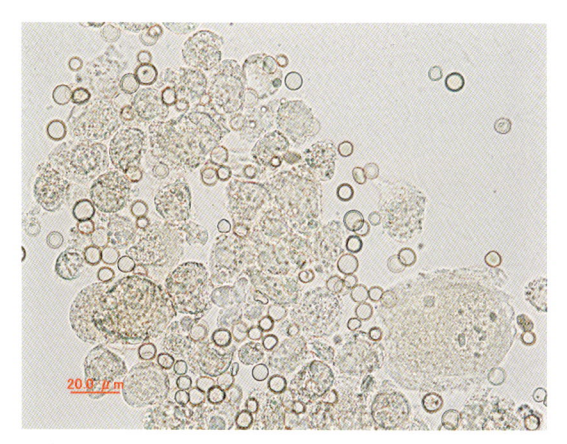

X 各種尿沈渣成分の鑑別

写真X-317　異型細胞（移行上皮癌細胞）（400倍，無染色）
　正常の細胞に比べて，異型細胞で形成された集塊は異型度が高くなるにつれて結合性が低下する．

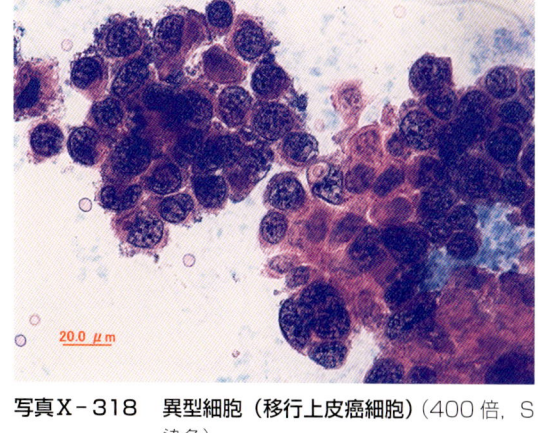

写真X-318　異型細胞（移行上皮癌細胞）（400倍，S染色）
　正常の細胞に比べて，異型細胞で形成された集塊は異型度が高くなるにつれて結合性が低下する．

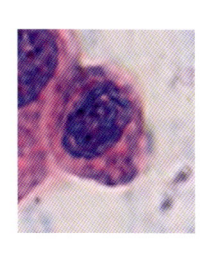

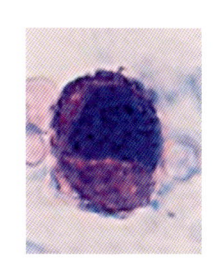

写真X-319　異型細胞（移行上皮癌細胞）（拡大像，S染色）
　深層型相当の大きさの細胞（右）は，正常の深層型移行上皮細胞（左）に比べて，N/C比の増大，クロマチンの増量が認められるため，異型細胞と判定する．

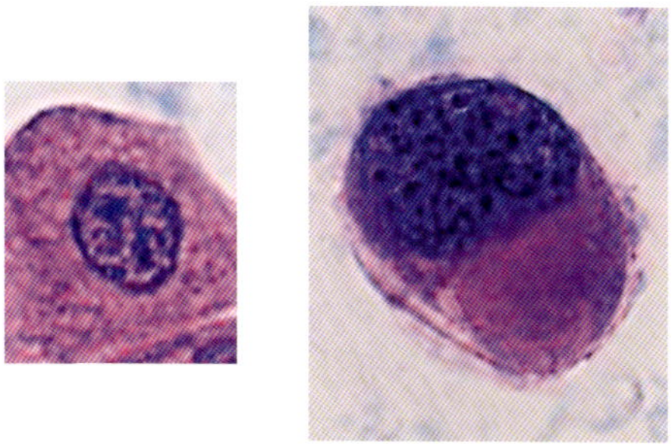

写真X-320　異型細胞（移行上皮癌細胞）（拡大像，S染色）
　中層型相当の大きさの細胞（右）は，正常の中層型移行上皮細胞（左）に比べて，N/C比の増大，クロマチンの増量が認められるため，異型細胞と判定する．

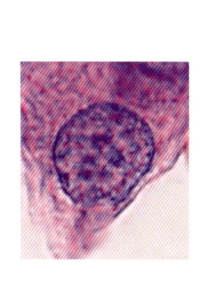

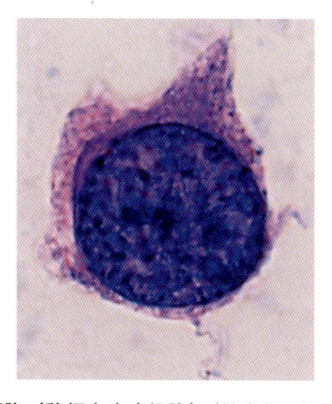

写真X-321　異型細胞（移行上皮癌細胞）（拡大像，S染色）
　表層型相当の大きさの細胞（右）は，正常の表層型移行上皮細胞（左）に比べて，N/C比の増大，クロマチンの増量が認められるため，異型細胞と判定する．

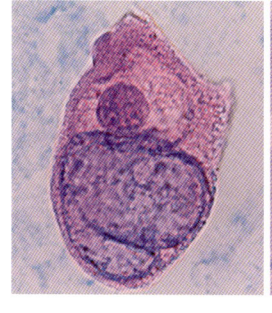

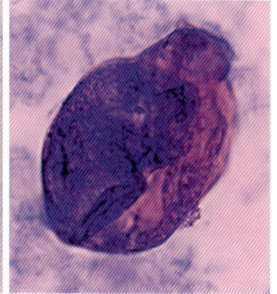

写真X-322　異型細胞（移行上皮癌細胞）（拡大像，S染色）
　異型細胞は，立体的核不整（右），平面的核不整（左）を示すことが多い．

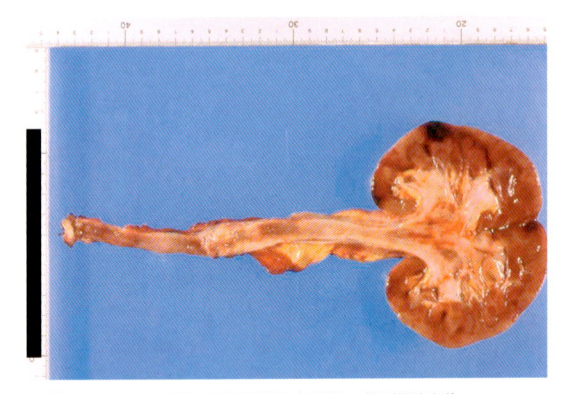

写真Ⅹ-323　腎・尿管割面肉眼像（尿管癌例）
尿管の中央部に腫瘍が認められる．

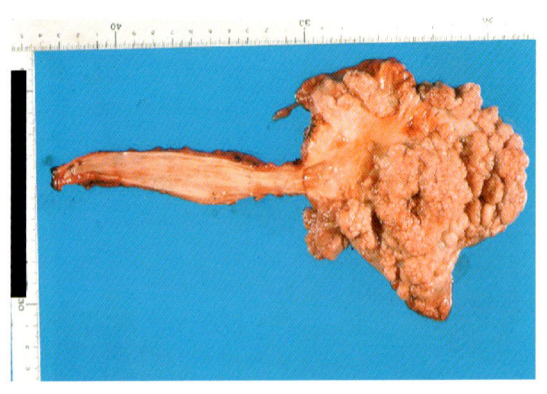

写真Ⅹ-324　膀胱・尿道割面肉眼像（膀胱癌例）
膀胱内に乳頭状に増殖した腫瘍が認められる．

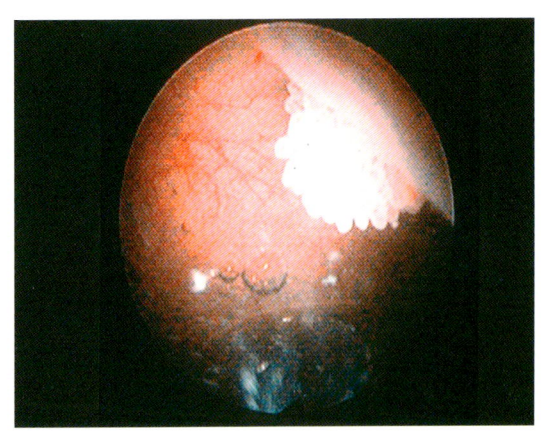

写真Ⅹ-325　膀胱内視鏡像（膀胱癌例）
膀胱内に乳頭状に増殖した腫瘍が認められる．

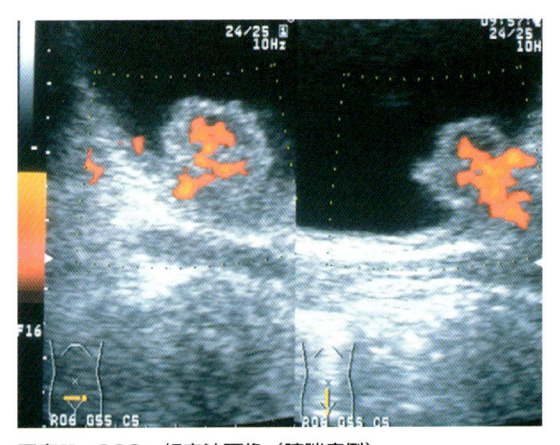

写真Ⅹ-326　超音波画像（膀胱癌例）
パワードプラ法によって血流が認められた，乳頭状に増殖した腫瘍である．

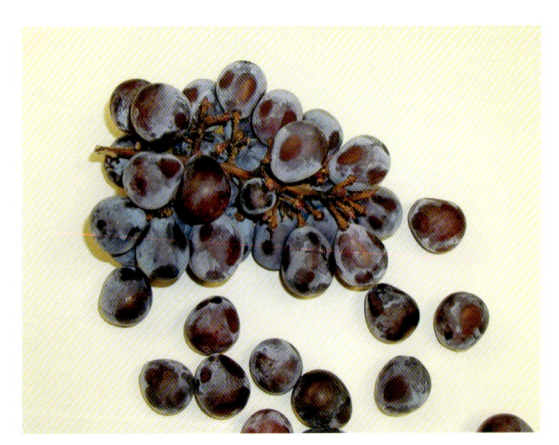

写真Ⅹ-327　乳頭状に増殖した腫瘍のイメージ像
内部の幹は血管であり，実は腫瘍細胞である．異型度が高くなるにつれて結合性が低下し，腫瘍細胞は剥離する．

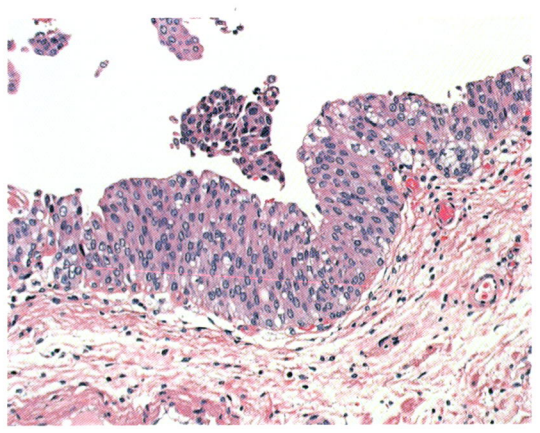

写真Ⅹ-328　膀胱組織像（移行上皮癌：G1）（200倍，HE染色）
核異型は弱く，上皮層は7層以上に増殖している．結合性の強い集塊の剥離が認められる

X 各種尿沈渣成分の鑑別

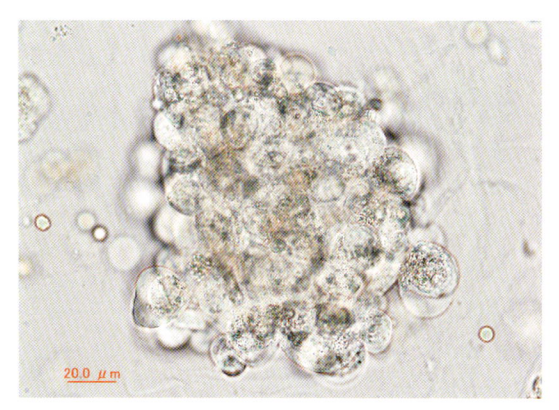

写真X-329　異型細胞（移行上皮癌細胞：G1）（400倍，無染色）
細胞質が均質状～漆喰状の小型な細胞を，重積性のある集塊で認める．

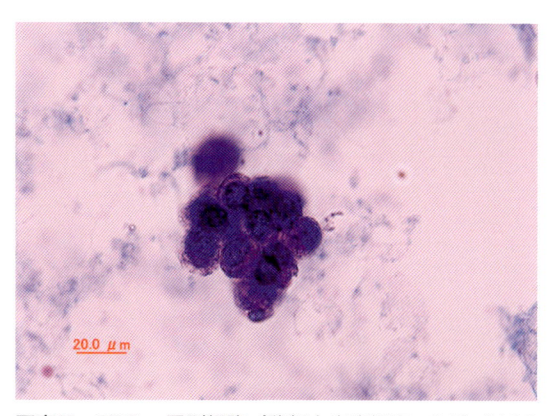

写真X-330　異型細胞（移行上皮癌細胞：G1）（400倍，S染色）
核は青色調，細胞質は赤紫色調の染色性を呈し，N/C比が増大，クロマチンが増量した小型な細胞を小集塊で認める．小型でクロマチンが増量した細胞は要注意である．

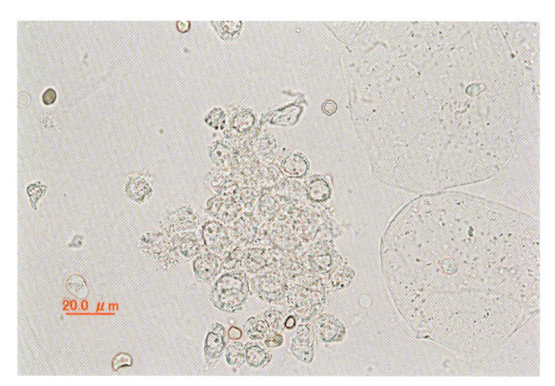

写真X-331　異型細胞（移行上皮癌細胞：G1）（400倍，無染色）
細胞質は均質状～漆喰状で，N/C比の増大した小型な細胞を集塊で認める．

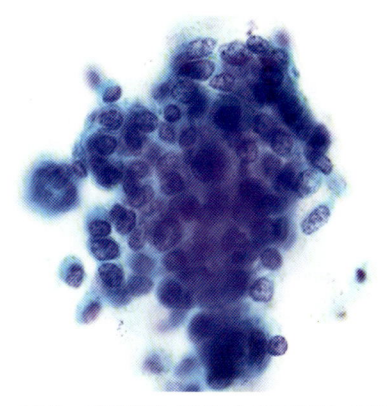

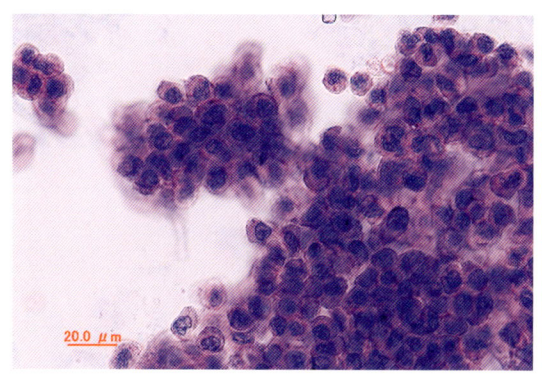

写真X-332　異型細胞（移行上皮癌細胞：G1）（400倍，S染色）
核は青色調，細胞質は赤紫色調の染色性を呈する．N/C比が増大し，クロマチンが増量した小型な細胞を大きな集塊で認める．

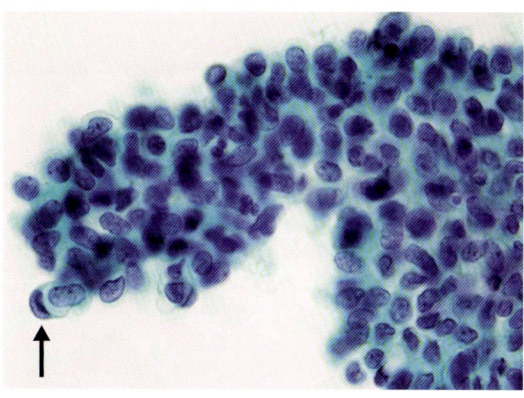

写真X-333　異型細胞（移行上皮癌細胞：G1）（400倍，Pap染色）
N/C比が増大し，クロマチンが増量した小型な細胞を結合性の強い集塊で認める．

写真X-334　異型細胞（移行上皮癌細胞：G1）（400倍，Pap染色）
N/C比が増大し，クロマチンが増量した小型な細胞を結合性の強い集塊で認める．集塊の辺縁の細胞には，核の突出像が認められる（←）．

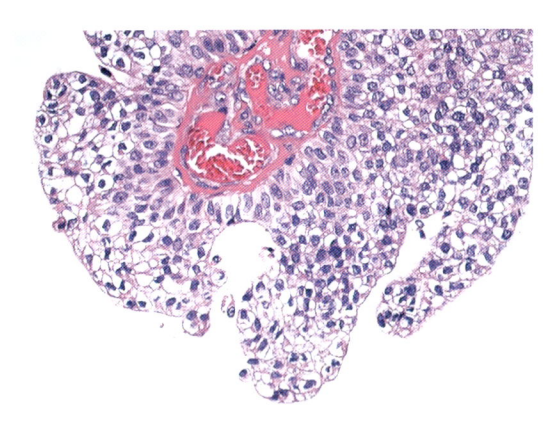

写真X-335　膀胱組織像（移行上皮癌：G2）（200倍，HE染色）

核異型は強くなりN/C比の増大を認める．上皮層は7層以上に増殖している．

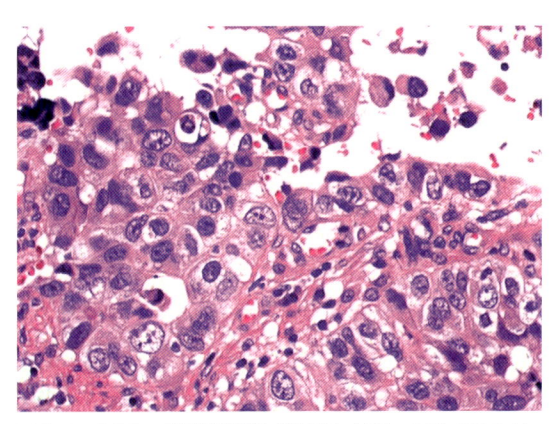

写真X-336　膀胱組織像（移行上皮癌：G3）（200倍，HE染色）

N/C比の増大，クロマチンの増量，核形の不整など核異型が強く，極性の乱れや結合性の低下を認める．

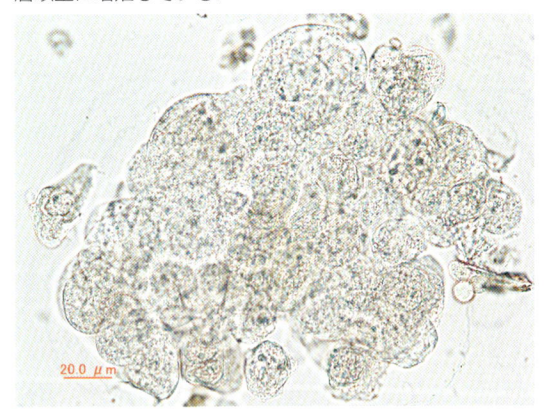

写真X-337　異型細胞（移行上皮癌細胞：G2）（400倍，無染色）

細胞質は漆喰状で厚みを増し，N/C比の増大した細胞を集塊で認める．

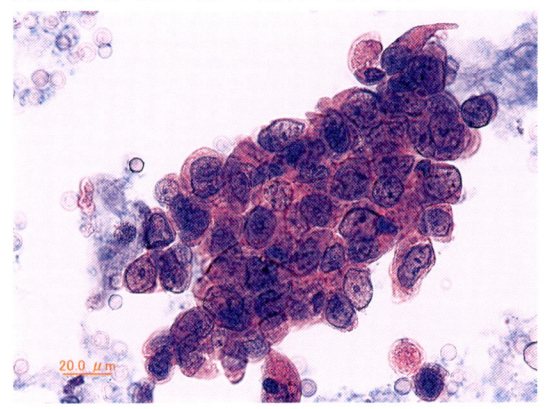

写真X-338　異型細胞（移行上皮癌細胞：G2）（400倍，S染色）

核は青色調の，細胞質は赤紫色調の染色性を呈する．N/C比の増大，クロマチンの増量，核形の不整が著明となり，細胞集塊は結合性の低下が認められる．

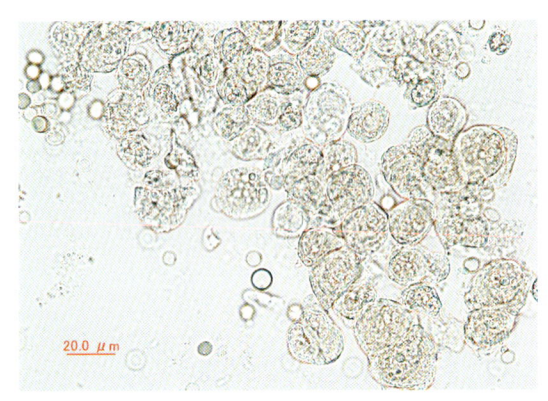

写真X-339　異型細胞（移行上皮癌細胞：G2）（400倍，無染色）

細胞質は漆喰状で厚みを増し，N/C比の増大した細胞を集塊状〜孤立散在性に認める．

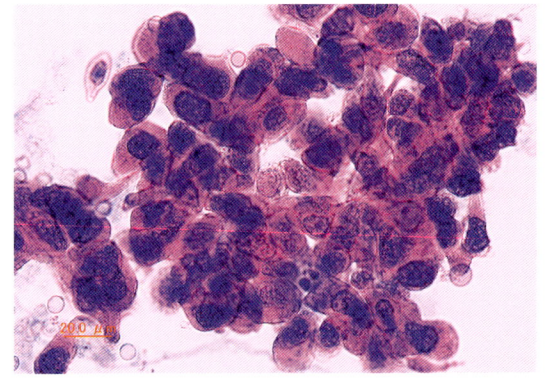

写真X-340　異型細胞（移行上皮癌細胞：G2）（400倍，S染色）

核は青色調の，細胞質は赤紫色調の染色性を呈する．N/C比の増大，クロマチンの増量，核形の不整が著明となり，細胞集塊は結合性の低下が認められる．

X 各種尿沈渣成分の鑑別

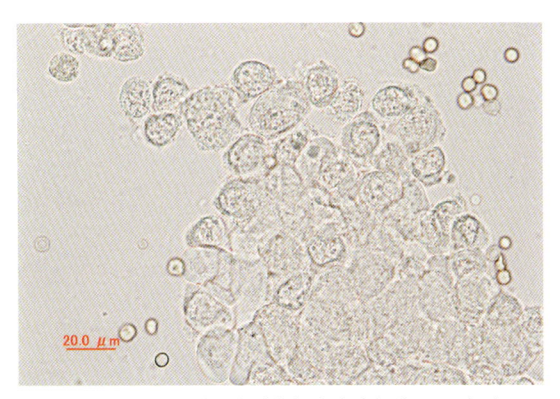

写真X-341　異型細胞（移行上皮癌細胞：G3）（400倍，無染色）

細胞質は均質状～漆喰状である．N/C比の増大した細胞を集塊状～孤立散在性に認める．

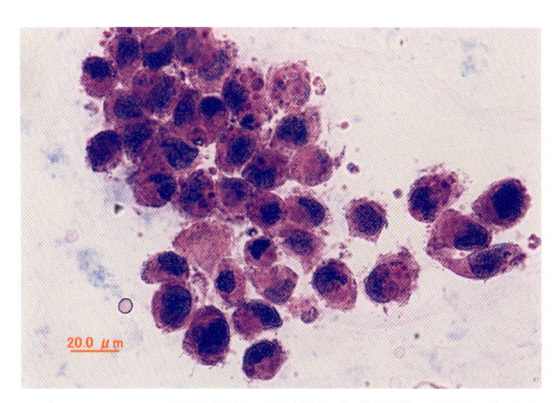

写真X-342　異型細胞（移行上皮癌細胞：G3）（400倍，S染色）

核は濃青色調の，細胞質は赤紫色調の染色性を呈する．N/C比の増大，クロマチンの増量，核形の不整が著明である．結合性が低下し孤立散在性に認められることが多い．

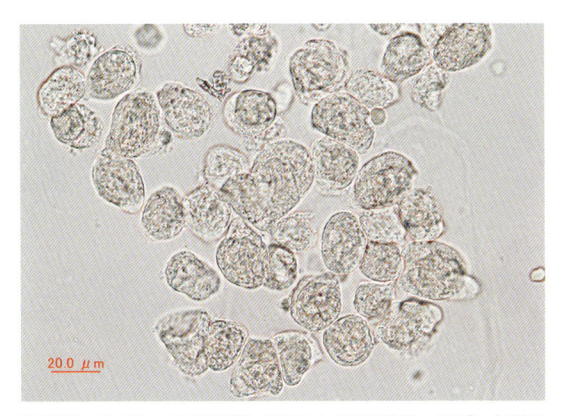

写真X-343　異型細胞（移行上皮癌細胞：G3）（400倍，無染色）

細胞質は漆喰状で厚みを増し，N/C比の増大した大型細胞を孤立散在性に認める．

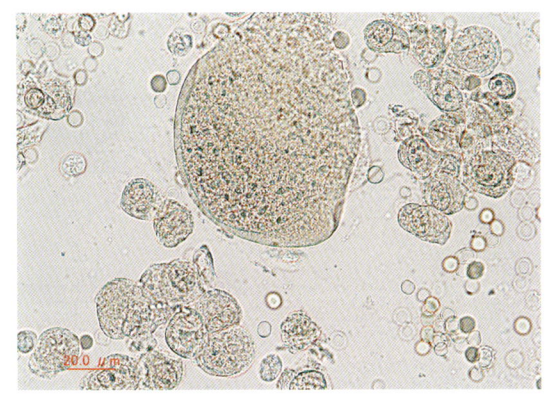

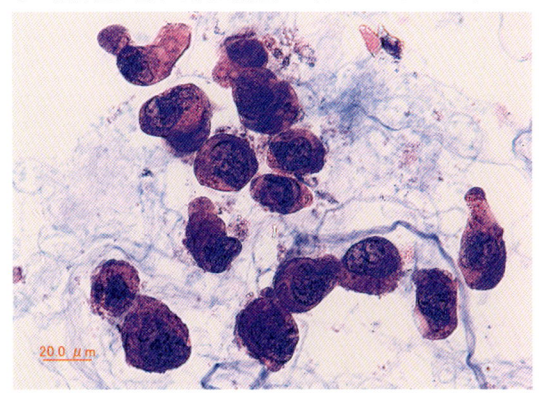

写真X-344　異型細胞（移行上皮癌細胞：G3）（400倍，S染色）

核は濃青色調の，細胞質は赤紫色調の染色性を呈する．N/C比の増大，クロマチンの増量，核形の不整が著明である．大型細胞を孤立散在性に認める．

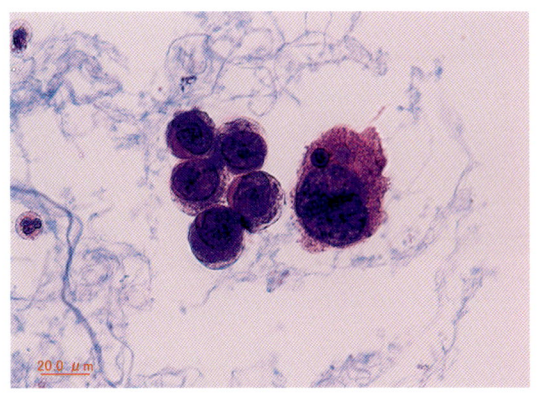

写真X-345　異型細胞（移行上皮癌細胞：G3）（400倍，無染色）

細胞質は漆喰状で厚みを増し，N/C比の増大した大型細胞を孤立散在性に認める．

写真X-346　異型細胞（移行上皮癌細胞：G3）（400倍，S染色）

核は濃青色調の，細胞質は赤紫色調の染色性を呈する．N/C比の増大，クロマチンの増量，核形の不整が著明である．大型細胞を孤立散在性に認める．

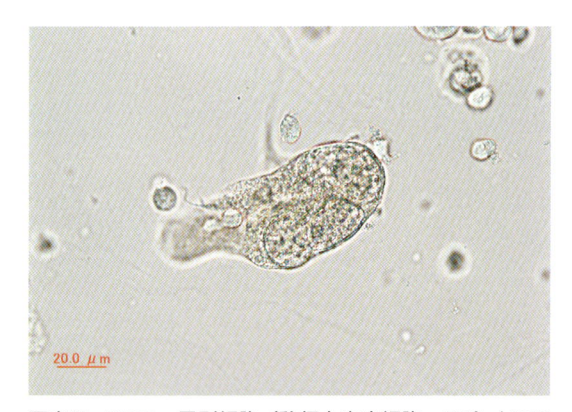

写真Ⅹ-347 異型細胞（移行上皮癌細胞：G3）（400倍，無染色）

細胞質は漆喰状で厚みを増し，N/C比の増大した大型細胞を孤立散在性に認める．

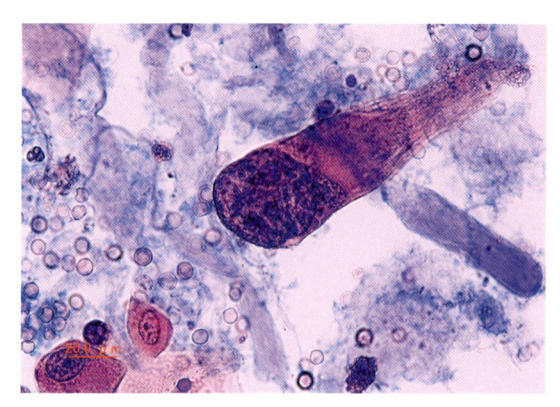

写真Ⅹ-348 異型細胞（移行上皮癌細胞：G3）（400倍，S染色）

核は濃青色調の，細胞質は赤紫色調の染色性を呈する．N/C比の増大，クロマチンの増量，核形の不整が著明な大型細胞を孤立散在性に認める．

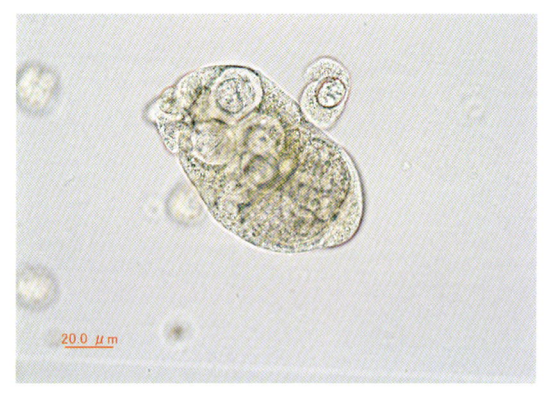

写真Ⅹ-349 異型細胞（移行上皮癌細胞：G3）（400倍，無染色）

細胞質は漆喰状で厚みを増し，N/C比の増大した大型細胞である．相互封入像を認める．

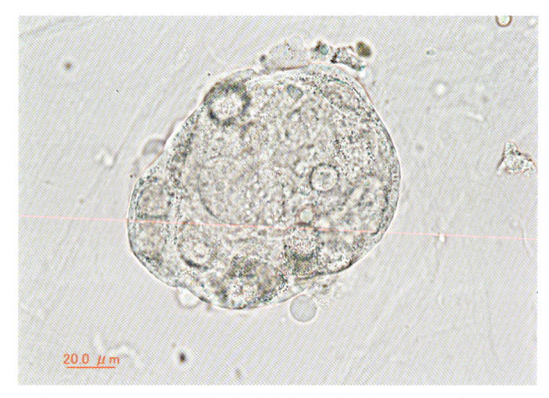

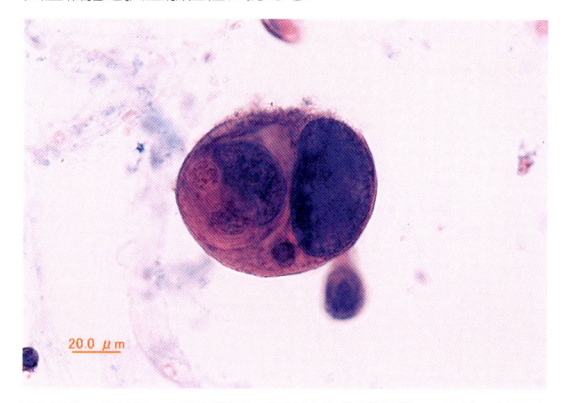

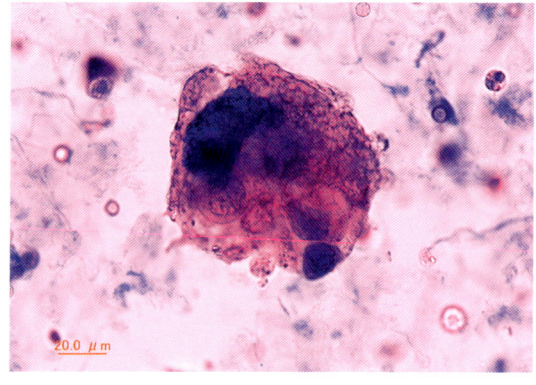

写真Ⅹ-350 異型細胞（移行上皮癌細胞：G3）（400倍，S染色）

核は濃青色調の，細胞質は赤紫色調の染色性を呈する．N/C比の増大，クロマチンの増量，核形の不整が著明な大型細胞である．相互封入像を認める．

写真Ⅹ-351 異型細胞（移行上皮癌細胞：G3）（400倍，無染色）

細胞質は漆喰状で厚みを増し，N/C比の増大した大型細胞である．相互封入像を認める．

写真Ⅹ-352 異型細胞（移行上皮癌細胞：G3）（400倍，S染色）

核は濃青色調の，細胞質は赤紫色調の染色性を呈する．N/C比の増大，クロマチンの増量，核形の不整が著明な大型細胞である．相互封入像を認める．

Ⅹ 各種尿沈渣成分の鑑別

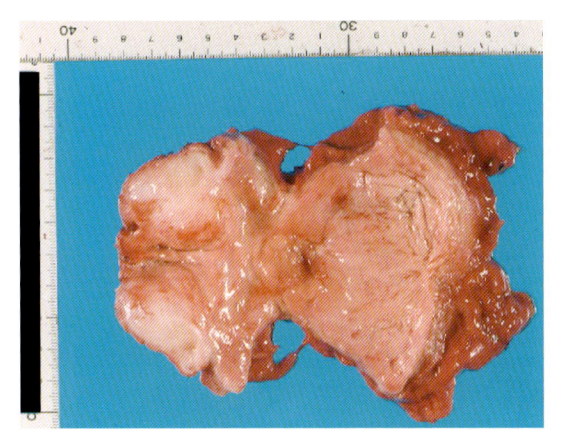

写真Ⅹ-353　膀胱割面肉眼像（膀胱上皮内癌例）
　膀胱粘膜は平坦で乳頭状に増殖した腫瘍は認められない．

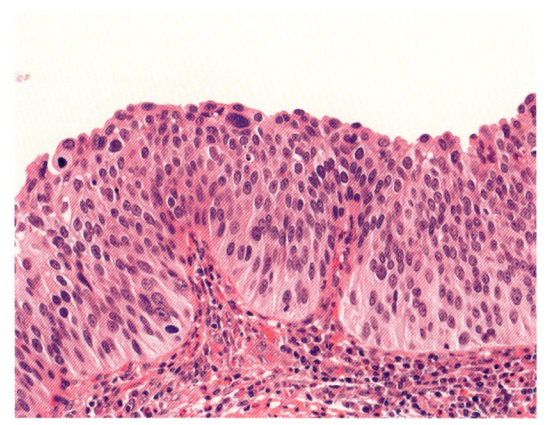

写真Ⅹ-354　膀胱組織像（上皮内癌）（200倍，HE染色）
　上皮層は，N/C比が増大し，クロマチンが増量した核異型の強い腫瘍細胞で被われている．粘膜固有層への浸潤は認められない．

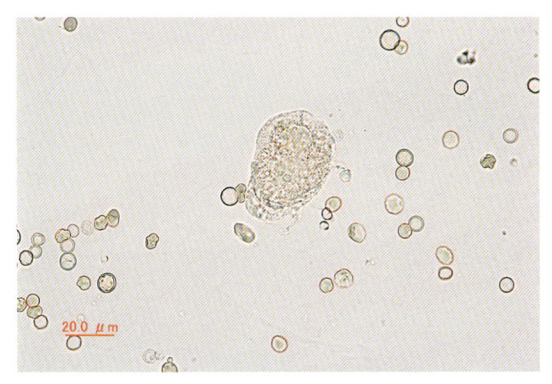

写真Ⅹ-355　異型細胞（膀胱上皮内癌細胞）（400倍，無染色）
　細胞質は漆喰状で，N/C比の増大した大型細胞である．

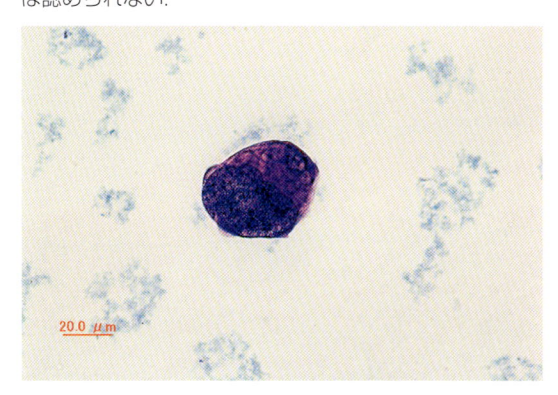

写真Ⅹ-356　異型細胞（膀胱上皮内癌細胞）（400倍，S染色）
　核は濃青色調の，細胞質は赤紫色調の染色性を呈する．N/C比の増大，クロマチンの増量が著明な大型細胞を孤立散在性に多数認める．

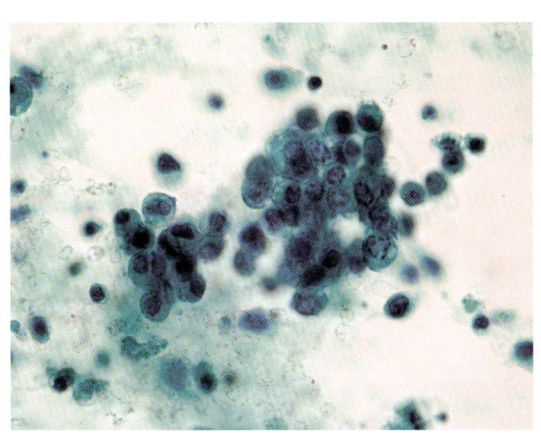

写真Ⅹ-357　異型細胞（移行上皮癌細胞：G2）（400倍，Pap染色）
　N/C比が増大し，クロマチンが増量した細胞を集塊状〜孤立散在性に認める．

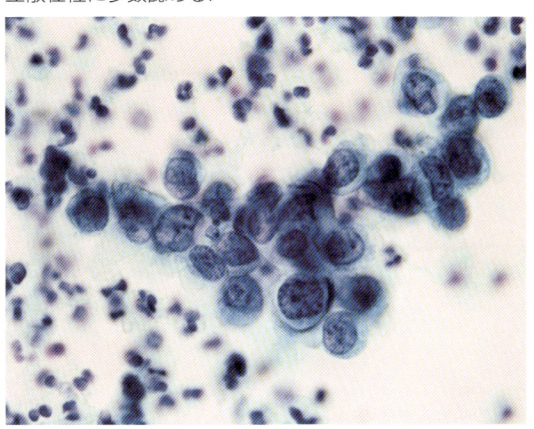

写真Ⅹ-358　異型細胞（移行上皮癌細胞：G3）（400倍，Pap染色）
　N/C比が増大し，クロマチンが増量した核異型の強い細胞を集塊状〜孤立散在性に認める．

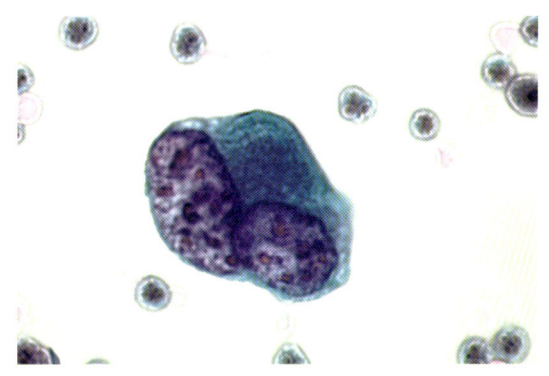

写真X-359　異型細胞（移行上皮癌細胞：G3）（400倍，Pap染色）

N/C比が増大し，クロマチンが増量した核異型の強い，核小体の明瞭な細胞を孤立散在性に認める．

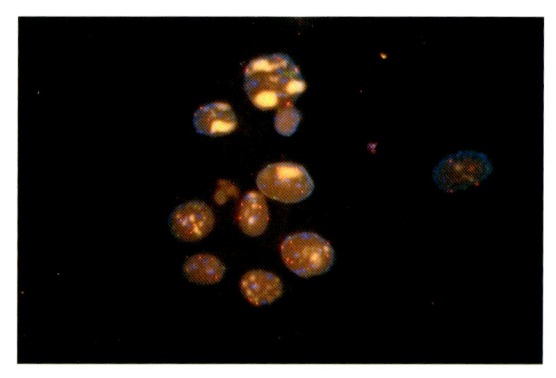

写真X-360　異型細胞（移行上皮癌細胞：G3）（400倍，FISH法）

各種染色体プローブと蛍光色素を用い染色体の数的異常を検出する．移行上皮癌細胞は染色体の数的異常を起こしていることが多い．

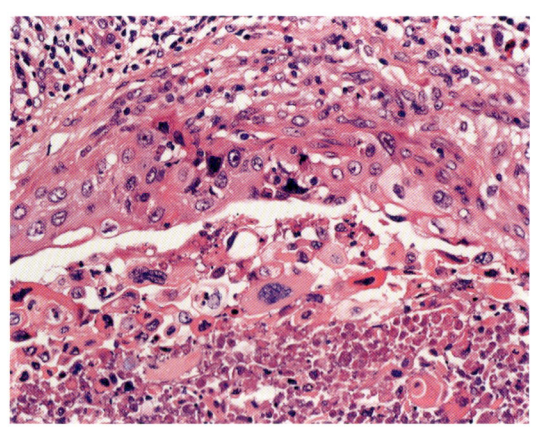

写真X-361　膀胱組織像（扁平上皮癌例）（200倍，HE染色）

N/C比が増大し，クロマチンが増量した核異型の強い細胞や，異常角化した奇妙な細胞が認められる．回りには壊死物質も認められる．

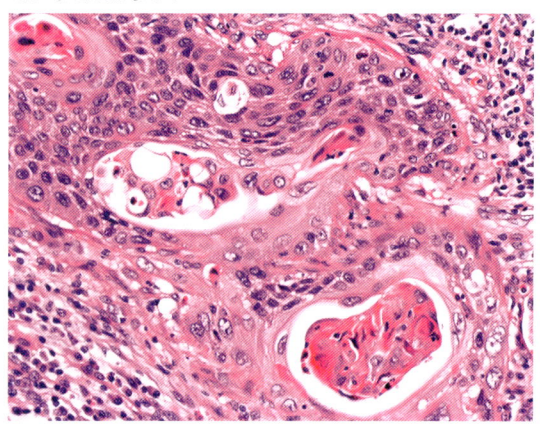

写真X-362　膀胱組織像（扁平上皮癌例）（200倍，HE染色）

N/C比が増大し，クロマチンの増量した核異型の強い細胞や，異常角化した奇妙な細胞の集塊が認められる．

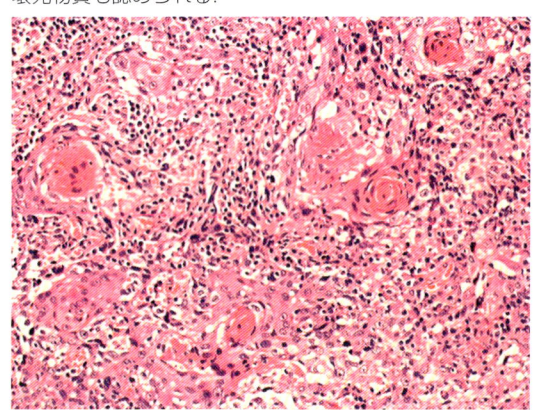

写真X-363　膀胱組織像（扁平上皮癌例）（40倍，HE染色）

腫瘍組織内には癌真珠が認められる．

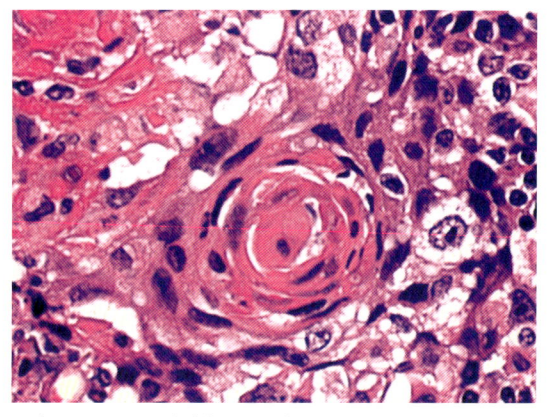

写真X-364　膀胱組織像（扁平上皮癌例）（400倍，HE染色）

N/C比が増大し，クロマチンが増量した核異型の強い細胞と角化した細胞の癌真珠が認められる．

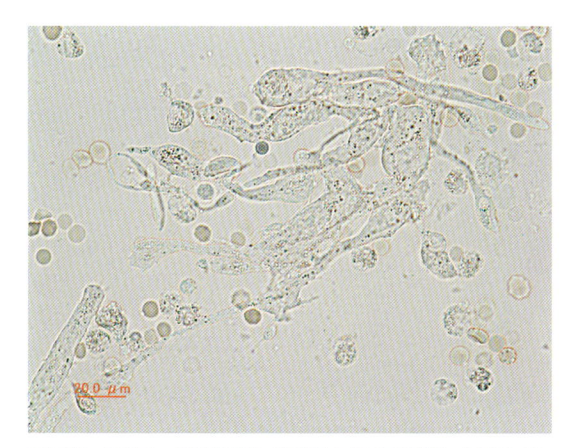

写真X-365 異型細胞（扁平上皮癌細胞）（400倍，無染色）
　細胞質は灰白色調を呈し，表面構造は均質状である．形は，オタマジャクシ型やヘビ型など奇妙な形態を呈する．

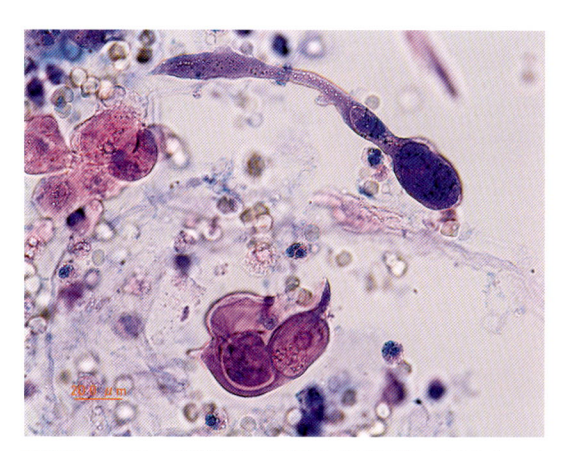

写真X-366 異型細胞（扁平上皮癌細胞）（400倍，S染色）
　N/C比が増大し，クロマチンが増量したオタマジャクシ型やヘビ型の細胞と相互封入像を認める．

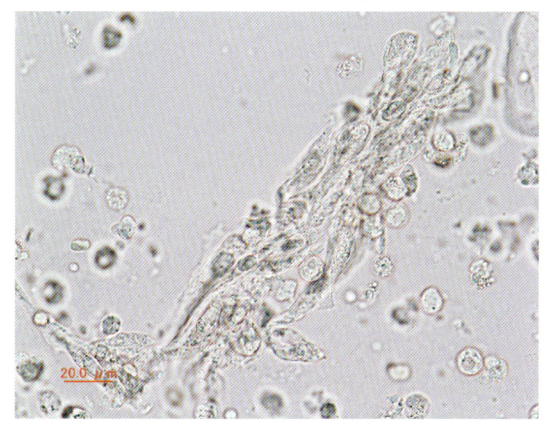

写真X-367 異型細胞（扁平上皮癌細胞）（400倍，無染色）
　細胞質は灰色調を呈し，表面構造は細顆粒状である．形は，オタマジャクシ型やヘビ型など奇妙な形態を呈する．

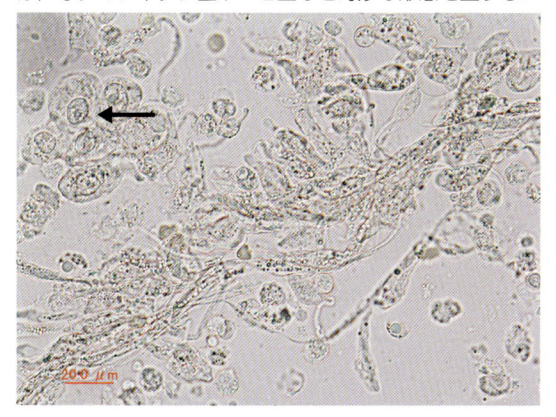

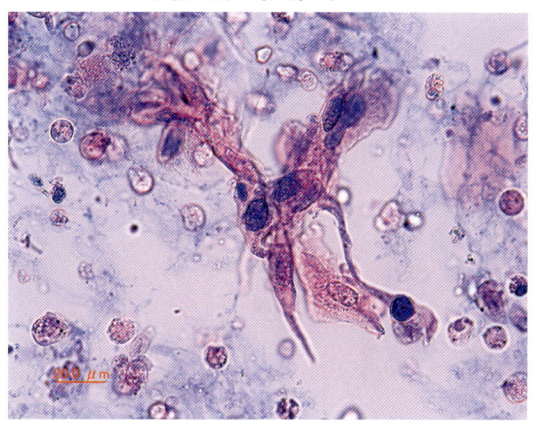

写真X-368 異型細胞（扁平上皮癌細胞）（400倍，S染色）
　N/C比の増大，核形の不整，クロマチンの増量などを生じたオタマジャクシ型やヘビ型の細胞を認める．

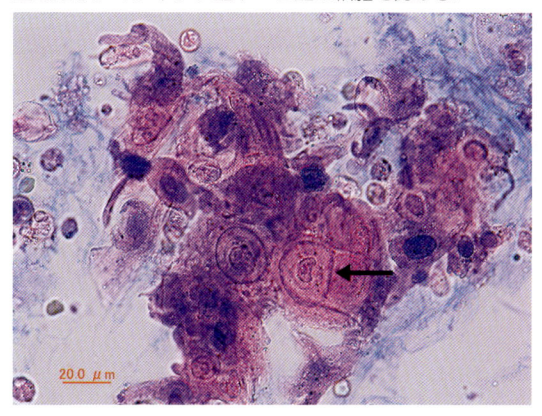

写真X-369 異型細胞（扁平上皮癌細胞）（400倍，無染色）
　核小体が明瞭な中層細胞大の細胞を認める（←）．

写真X-370 異型細胞（扁平上皮癌細胞）（400倍，S染色）
　核の染色性は不良で，細胞質は淡桃色調を呈する核小体が明瞭な中層細胞大の細胞を認める（←）．

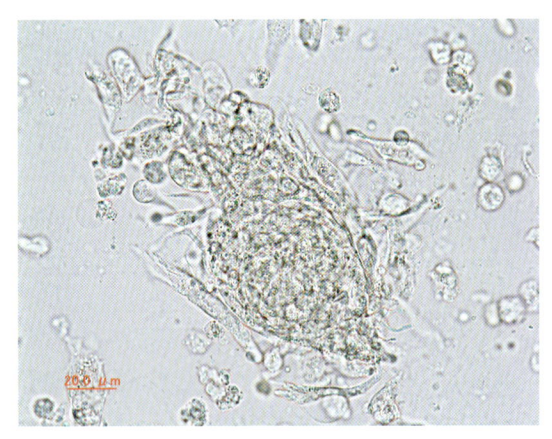

写真X-371　異型細胞（扁平上皮癌細胞）（400倍，無染色）
　角化型扁平上皮癌例では，癌真珠が認められやすい．

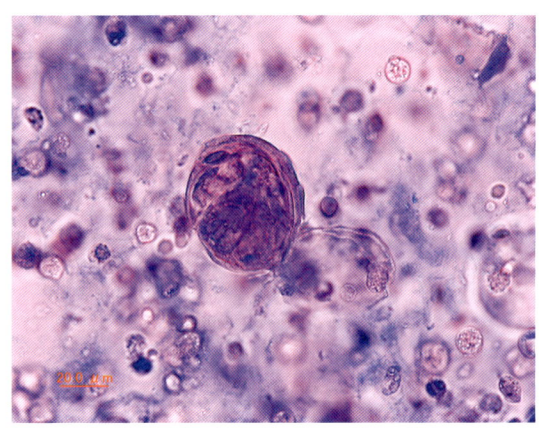

写真X-372　異型細胞（扁平上皮癌細胞）（400倍，S染色）
　癌真珠は渦巻き状の細胞集塊として認められる．

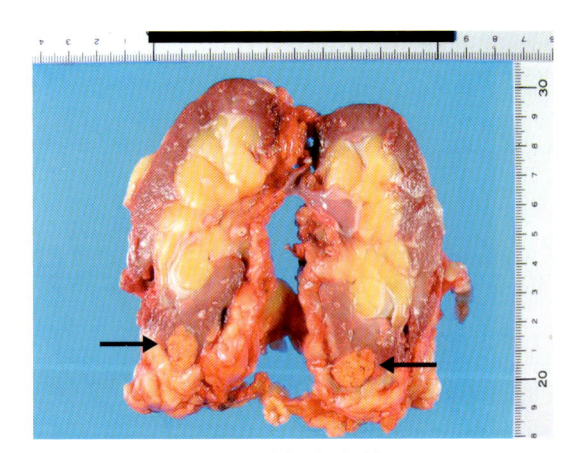

写真X-373　腎肉眼像（淡明細胞癌）
　腫瘍割面は境界明瞭で黄色調を呈する（←）．

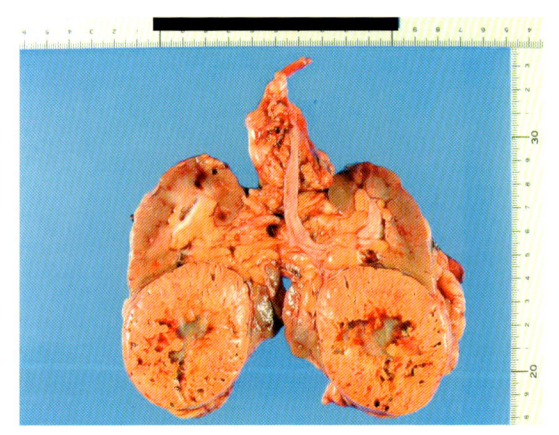

写真X-374　腎肉眼像（淡明細胞癌）
　腫瘍割面は黄色調を呈する．腫瘍内に出血・壊死と線維化を認める．

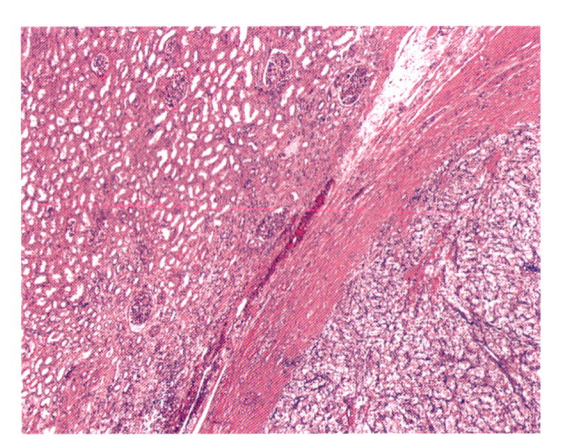

写真X-375　腎組織像（淡明細胞癌）（40倍，HE染色）
　腫瘍の辺縁は，厚い偽被膜に被われている．

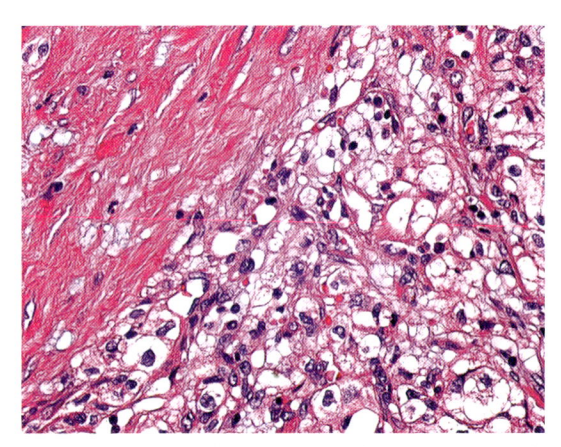

写真X-376　腎組織像（淡明細胞癌）（200倍，HE染色）
　腫瘍細胞は密に接着し敷石状に配列する．明るい細胞質を有する．

X 各種尿沈渣成分の鑑別

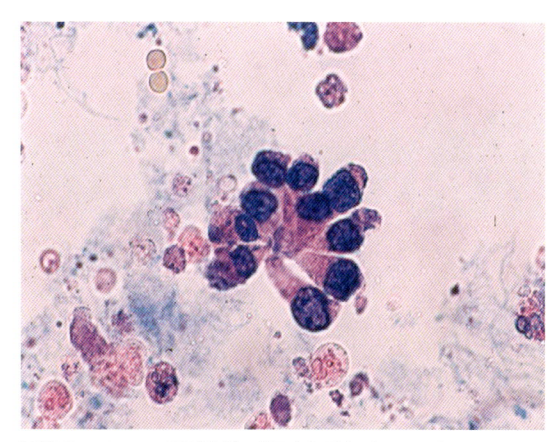

写真X-377　異型細胞（腎癌細胞）（400倍，S染色）
核は青色調の，細胞質は赤紫色調の染色性を呈する．N/C比の増大，クロマチンの増量，細胞質からの核の突出が認められる．特徴的なホブネイルパターンを呈している．

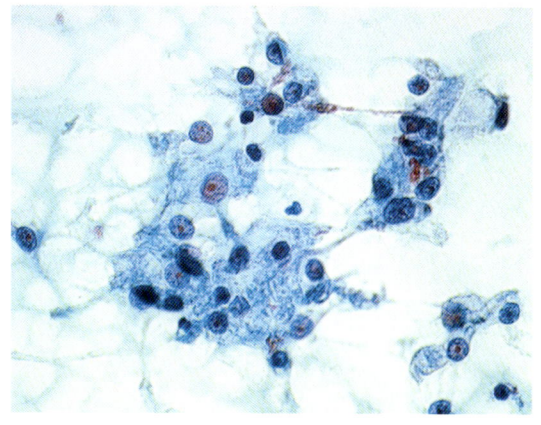

写真X-378　異型細胞（腎癌細胞）（400倍，Pap染色）
核は偏在性でクロマチンの増量を認める．大型の核小体を有しているのが特徴である．細胞質は広く淡明である．

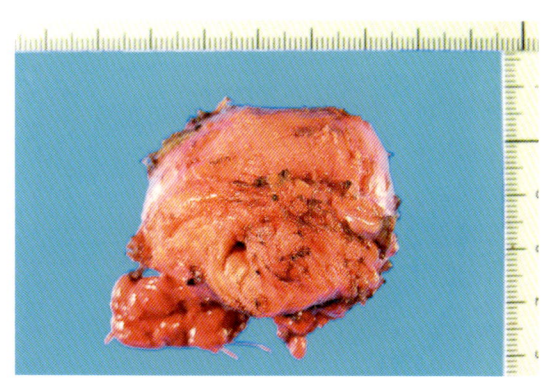

写真X-379　前立腺肉眼像（前立腺癌例）

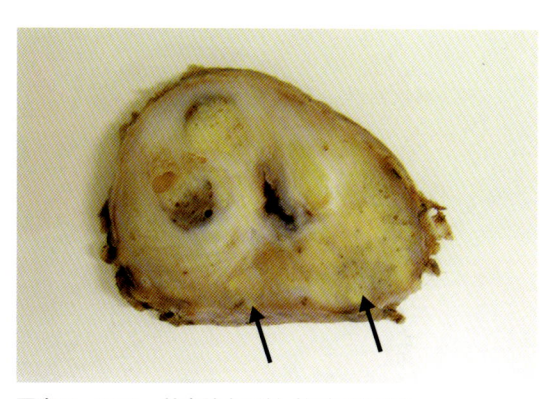

写真X-380　前立腺水平断（前立腺癌例）
外腺に黄色調の腫瘍を認める．しかし，色調によって腫瘍の存在を明らかにすることは困難な場合が多い．

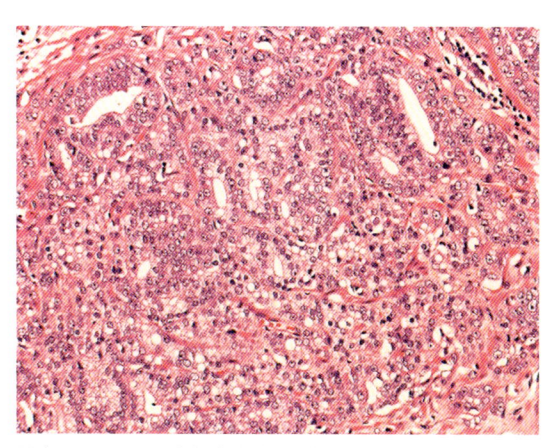

写真X-381　前立腺組織像（中分化腺癌）（100倍，HE染色）
腺管が不規則で，篩状や融合管状構造を呈する．明らかな構造異型を認める．

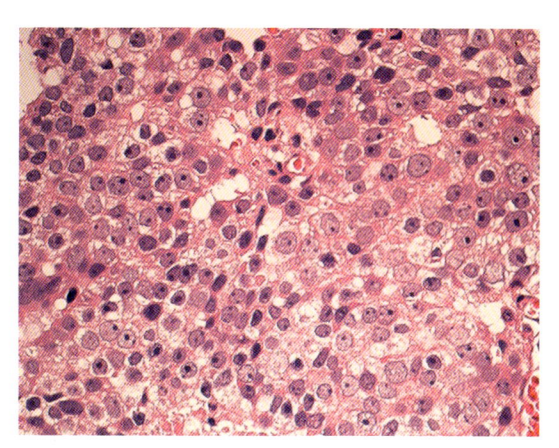

写真X-382　前立腺組織像（低分化腺癌）（200倍，HE染色）
腺腔形成が認められず，明らかな構造異型と細胞異型を認める．

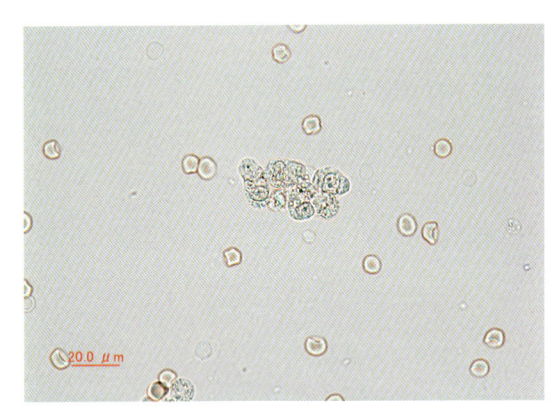

写真Ⅹ-383 異型細胞(前立腺癌細胞)(400倍,無染色)

細胞質は白色調～灰白色調である．核小体が明瞭でN/C比の増大した細胞である．細胞質に脂肪を有していることが多い．

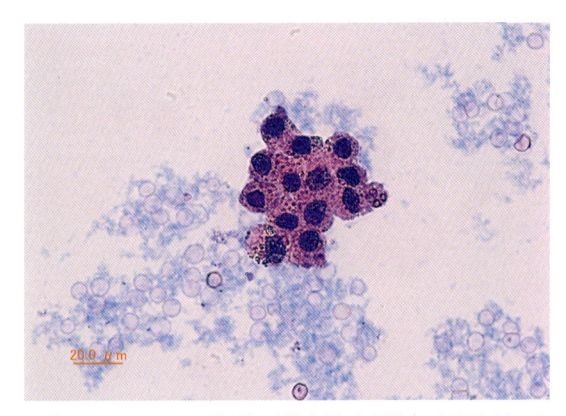

写真Ⅹ-384 異型細胞(前立腺癌細胞)(400倍,S染色)

核は濃青色調の,細胞質は赤紫色調の染色性を呈する．細胞質に脂肪を有し,クロマチンの増量した小型な細胞は要注意である．

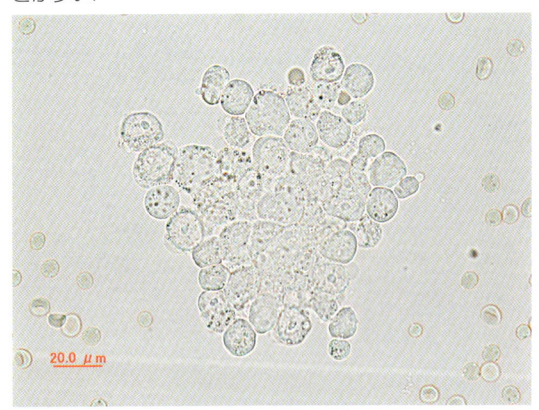

写真Ⅹ-385 異型細胞(前立腺癌細胞)(400倍,無染色)

細胞質は白色調～灰白色調である．核小体が明瞭でN/C比の増大した細胞である．

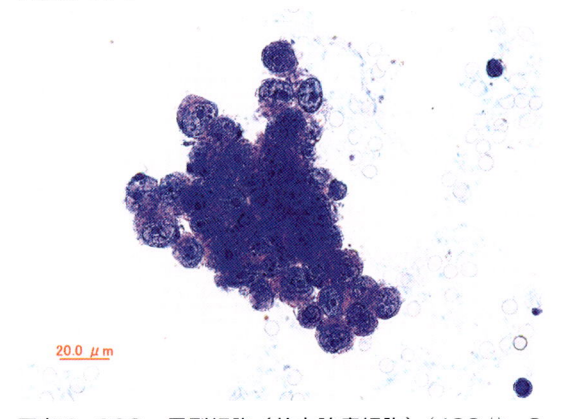

写真Ⅹ-386 異型細胞(前立腺癌細胞)(400倍,S染色)

核小体が明瞭でN/C比が増大し,クロマチンが増量した小型な細胞である．

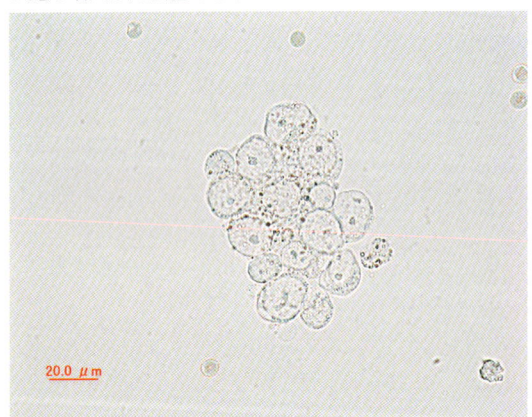

写真Ⅹ-387 異型細胞(前立腺癌細胞)(400倍,無染色)

核小体が明瞭でN/C比の増大した細胞である．

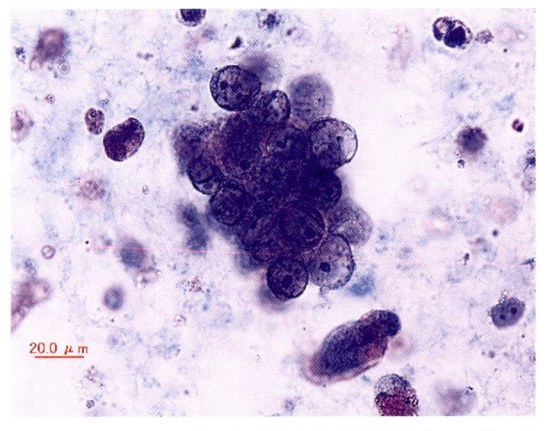

写真Ⅹ-388 異型細胞(前立腺癌細胞)(400倍,S染色)

N/C比の増大,核形の不整,核縁の不均等肥厚が認められる異型の強い細胞である．

X 各種尿沈渣成分の鑑別

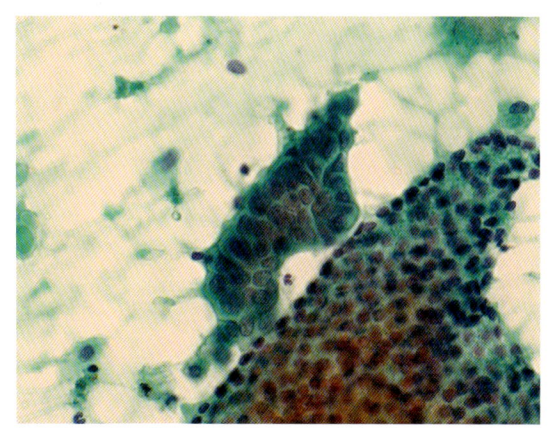

写真X-389　異型細胞（前立腺癌細胞：高分化型）捺印細胞像（400倍，Pap染色）
N/C比の増大，クロマチンの増量を認める細胞を，やや重積性のある集塊で認める．

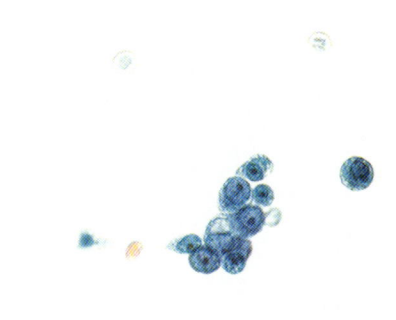

写真X-390　異型細胞（前立腺癌細胞：低分化型）（400倍，Pap染色）
核小体が明瞭でN/C比の増大，クロマチンの増量を認める．

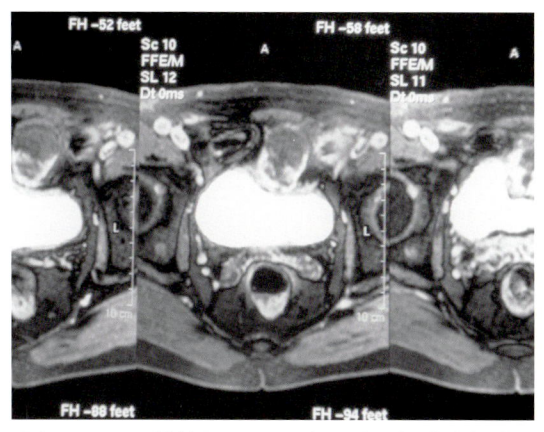

写真X-391　横断面MRI T2強調画像（尿膜管癌例）
腹側，腹壁にlow-signal intensityのmassを認める．

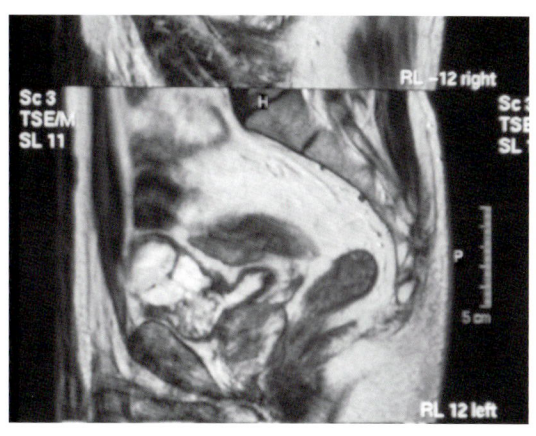

写真X-392　矢状面MRI T2強調画像（尿膜管癌例）
腹側，腹壁にlow-signal intensityのmassを認める．

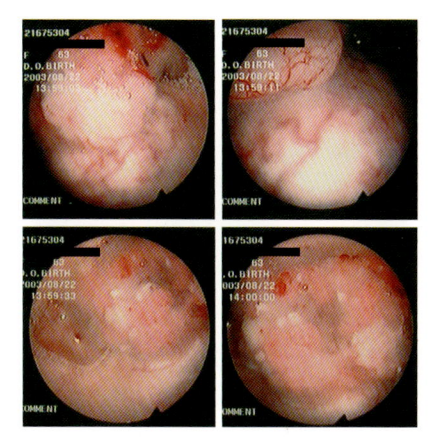

写真X-393　膀胱内視鏡像（尿膜管癌例）
膀胱頂部に粘液を含む腫瘍が認められる．

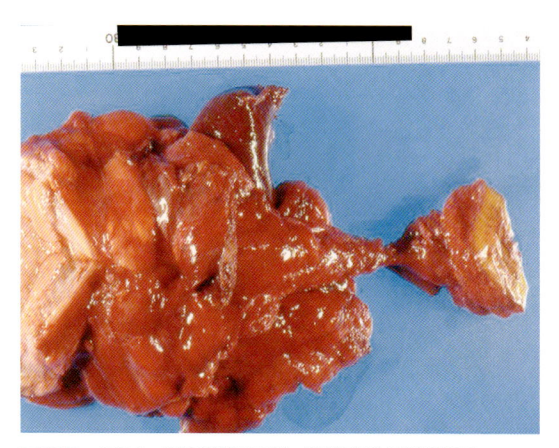

写真X-394　臍尿膜管全摘・膀胱部分切除術標本

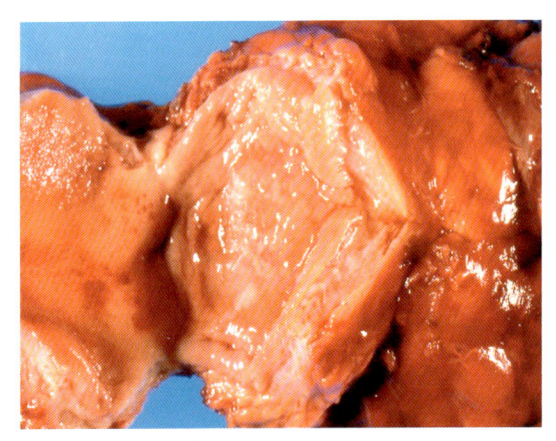

写真Ⅹ-395　膀胱頂部肉眼像
　粘液を有する腫瘍が認められる．

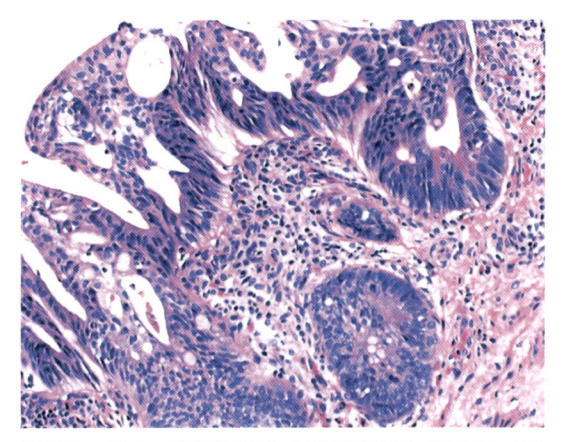

写真Ⅹ-396　膀胱組織像（尿膜管癌例）（40倍，HE染色）
　クロマチンの増量した高円柱状細胞を柵状配列で認める．

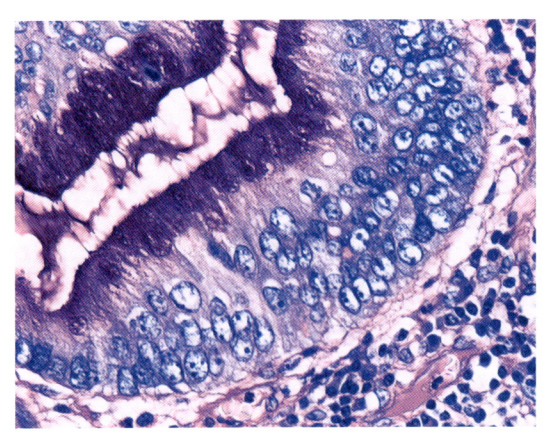

写真Ⅹ-397　膀胱組織像（尿膜管癌例）（200倍，PAS染色）
　粘液を含み核小体が明瞭で核異型の強い高円柱状細胞が柵状に配列する．

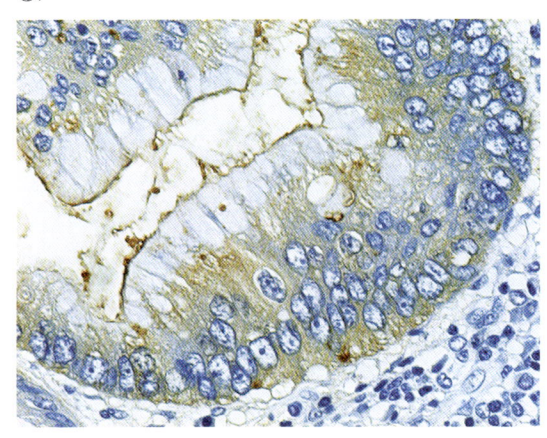

写真Ⅹ-398　膀胱組織像（尿膜管癌例）（200倍，酵素抗体法）
　腺癌のマーカーであるCEAが細胞質に陽性を示している．

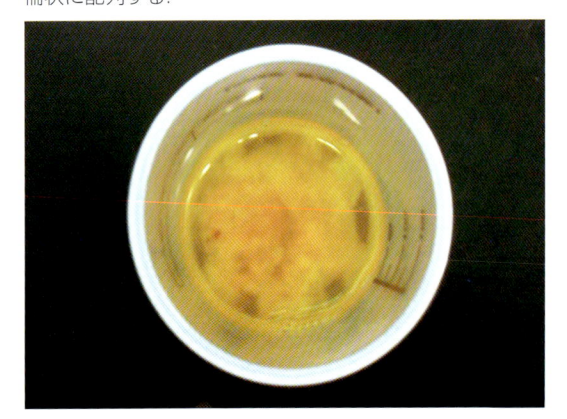

写真Ⅹ-399　尿の性状（尿膜管癌例）
　尿中には血液を含む多量の粘液が認められる．

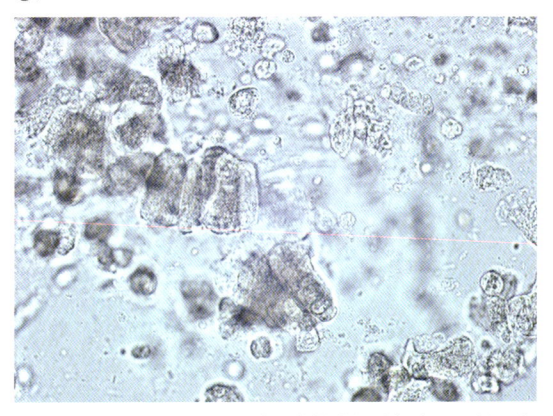

写真Ⅹ-400　異型細胞（尿膜管癌細胞）（400倍，無染色）
　細胞質は灰白色調を呈し，柵状配列をした細胞はN/C比の増大を認める．

X 各種尿沈渣成分の鑑別

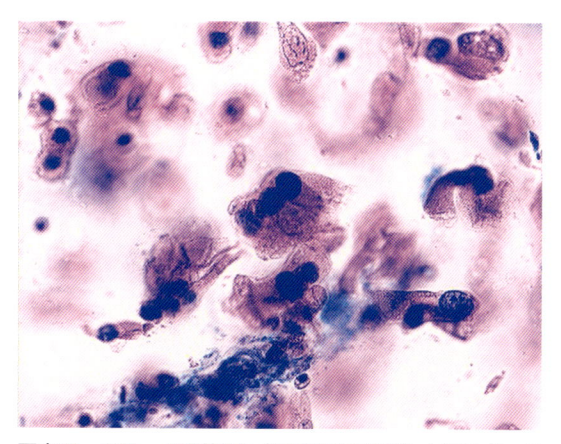

写真X-401　異型細胞（尿膜管癌細胞）（400倍，S染色）
　核は濃青色調の，細胞質は赤紫色調の染色性を呈している．柵状配列をした細胞は，N/C比の増大，クロマチンの増量，細胞質からの核の突出を認める．

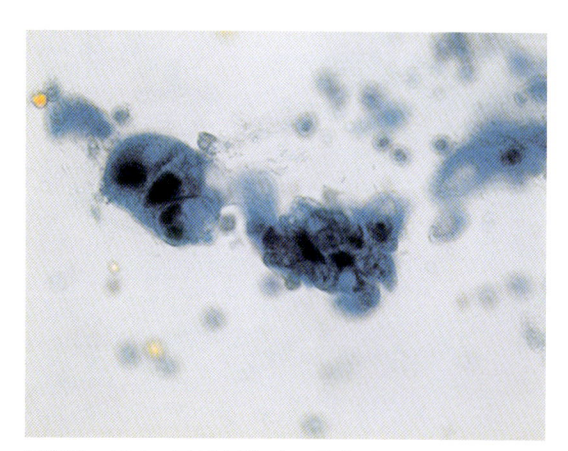

写真X-402　異型細胞（尿膜管癌細胞）（400倍，Pap染色）
　柵状配列をした細胞は核小体が明瞭で，N/C比の増大，クロマチンの増量を認める．

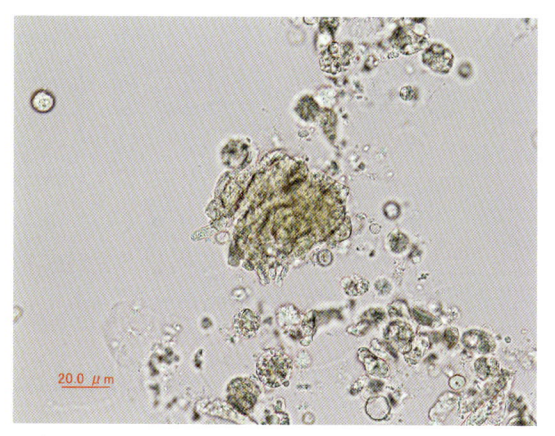

写真X-403　異型細胞（大腸癌細胞）（400倍，無染色）
　細胞質は灰白色調を呈し，柵状配列をした細胞である．

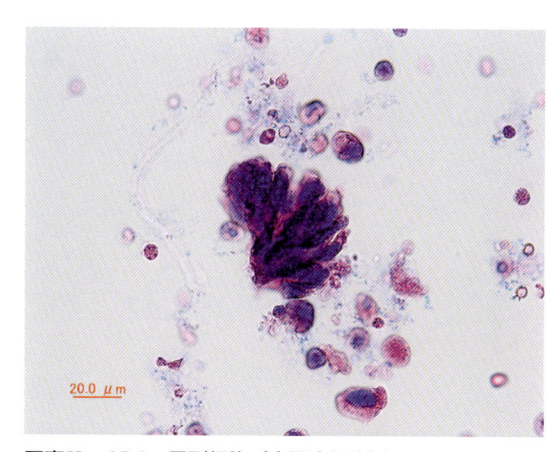

写真X-404　異型細胞（大腸癌細胞）（400倍，S染色）
　核は濃青色調の，細胞質は赤紫色調の染色性を呈している．柵状配列をした細胞はクロマチンの増量が著明である．

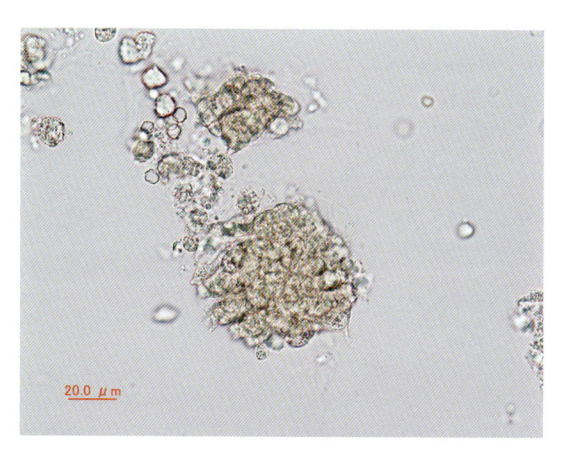

写真X-405　異型細胞（大腸癌細胞）（400倍，無染色）
　細胞質は灰白色調を呈し，密に柵状配列をした細胞である．

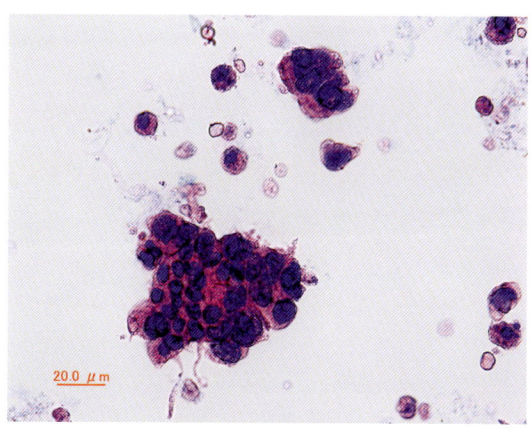

写真X-406　異型細胞（大腸癌細胞）（400倍，S染色）
　柵状配列をした細胞は，N/C比の増大，核の大小不同，クロマチンの増量，細胞質からの核の突出が認められる．

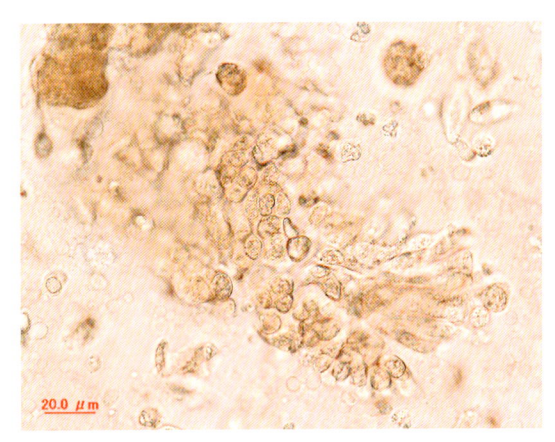

写真X-407 異型細胞（大腸癌細胞）（400倍，無染色）
　細胞質は灰白色調を呈し，密に柵状配列をした細胞はN/C比の増大を認める．

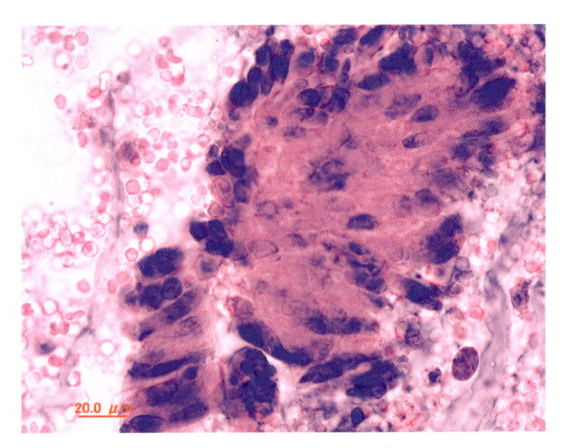

写真X-408 異型細胞（大腸癌細胞）（400倍，S染色）
　柵状配列をした細胞には，N/C比の増大，クロマチンの増量，核の位置のずれなどが認められる．

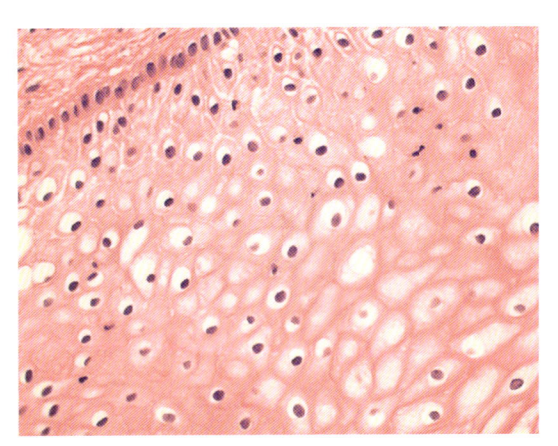

写真X-409 子宮腟部組織像（400倍，HE染色）
　重層扁平上皮細胞に核周囲細胞質空胞化（コイロサイト）が認められる．

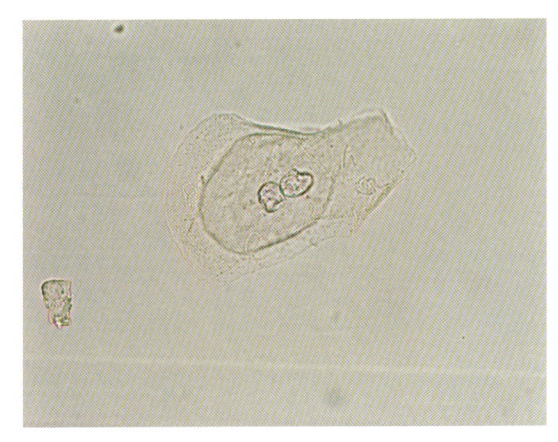

写真X-410 コイロサイト（400倍，無染色）
　表層型の扁平上皮細胞にコイロサイトを認める．ヒトパピローマウイルス（HPV）感染が考えられる．

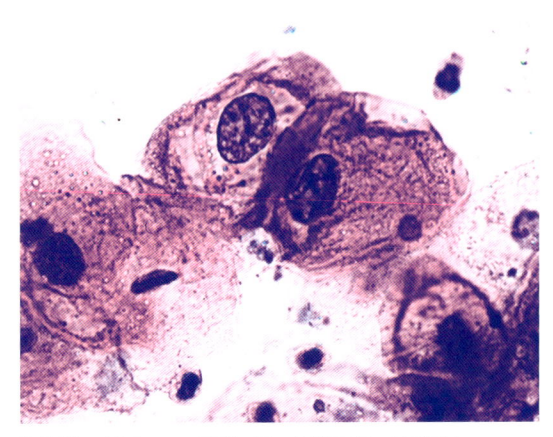

写真X-411 コイロサイト（400倍，S染色）
　表層型の扁平上皮細胞に核異型とコイロサイトを認める．ヒトパピローマウイルス（HPV）感染が考えられる．

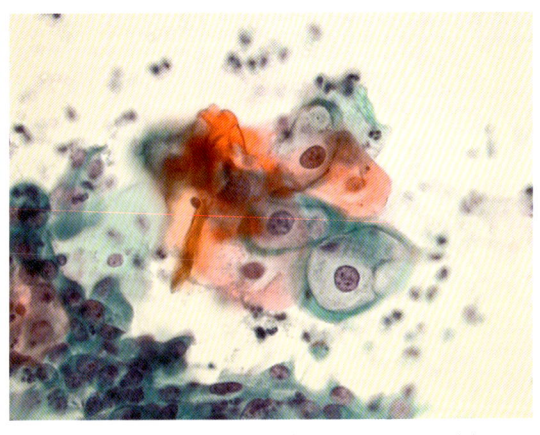

写真X-412 コイロサイト（400倍，Pap染色）
　表層～中層型の扁平上皮細胞にコイロサイトを認める．ヒトパピローマウイルス（HPV）感染が考えられる．

X 各種尿沈渣成分の鑑別

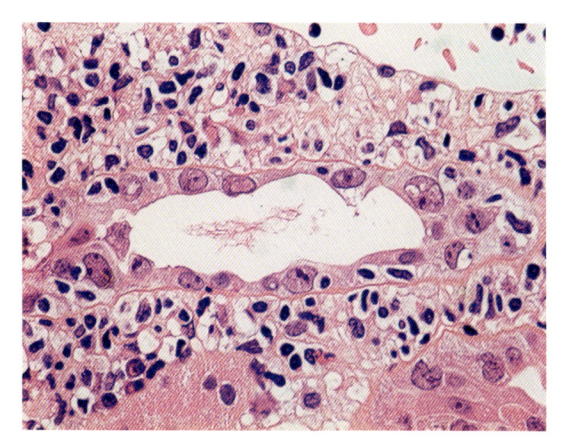

写真X-413　腎生検組織像（200倍，HE染色）
大型の核を有する遠位尿細管上皮細胞を認める．

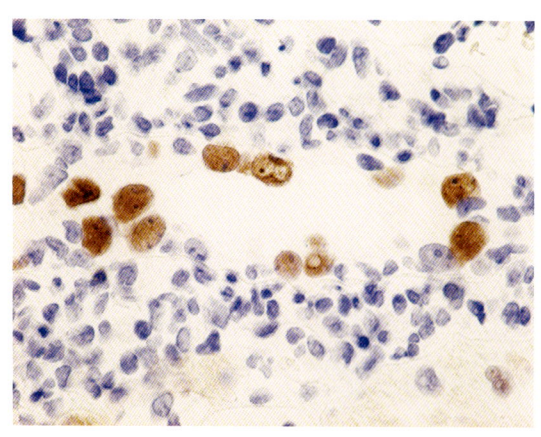

写真X-414　腎生検組織像（200倍，酵素抗体法）
大型の核を有する遠位尿細管上皮細胞は，ヒトポリオーマウイルス（HPoV）のマーカーであるSV40に対して陽性を示したことから，HPoV感染が考えられた．

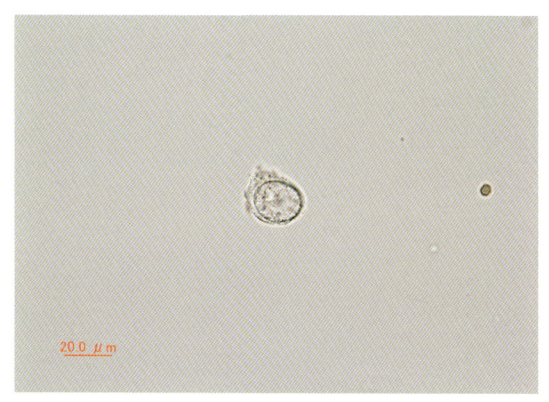

写真X-415　HPoV感染疑い細胞（400倍，無染色）
核は膨化し核内構造はスリガラス様を呈する．同一標本上には，本細胞のみでほかの細胞成分はほとんど認められない．

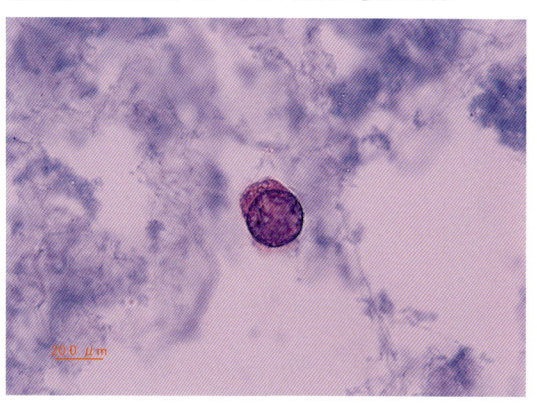

写真X-416　HPoV感染疑い細胞（400倍，S染色）
核は青色調の，細胞質は赤紫色調の染色性を呈する．核は膨化し核内構造はスリガラス様でクロマチンは核縁に凝集している．

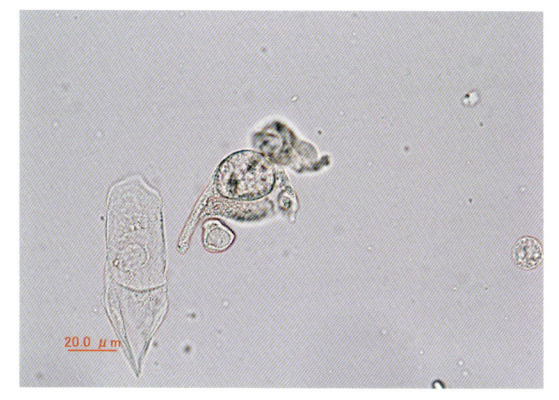

写真X-417　HPoV感染細胞（400倍，無染色）
細胞質は灰白色調で表面構造は漆喰状を呈する．形は角状である．核は膨化し核内構造はスリガラス様である．移行上皮細胞に感染したものである．

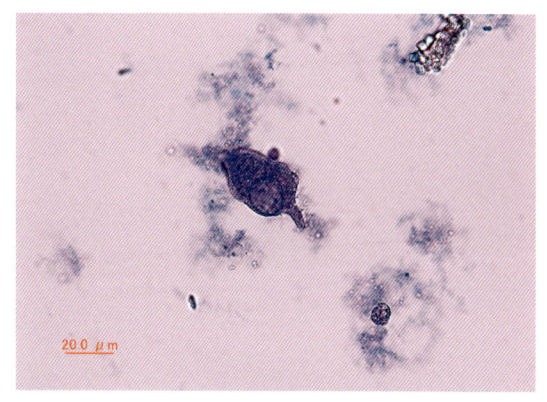

写真X-418　HPoV感染細胞（400倍，S染色）
核は青色調の，細胞質は赤紫色調の染色性を呈する．表面構造は漆喰状を呈する．形は角状である．核は膨化し核内構造はスリガラス様である．移行上皮細胞に感染したものである．

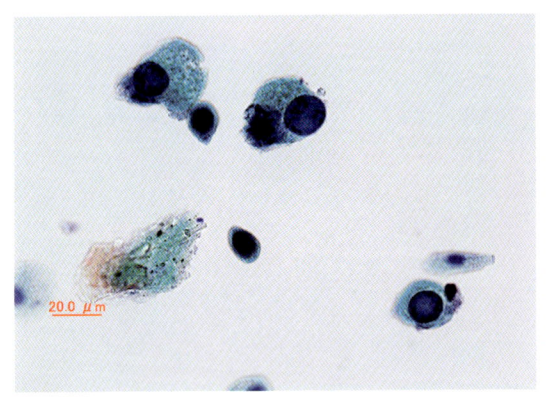

写真X-419　HPoV感染疑い細胞（400倍，Pap染色）
　核は膨化し核内構造はスリガラス様である．クロマチンが変性し濃染しているため，移行上皮癌細胞との鑑別が困難な場合もある．

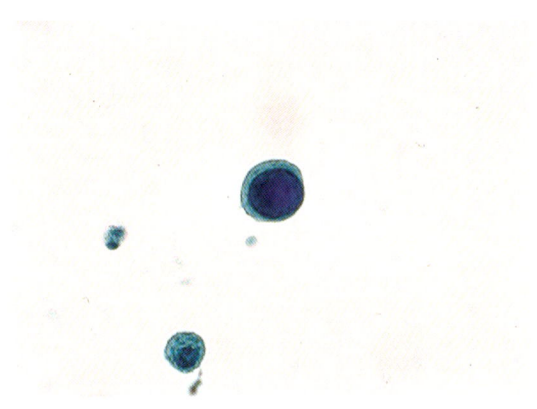

写真X-420　HPoV感染疑い細胞（400倍，Pap染色）
　核は膨化し核内構造はスリガラス様である．N/C比が増大しているため，移行上皮癌細胞との鑑別が困難な場合もある．

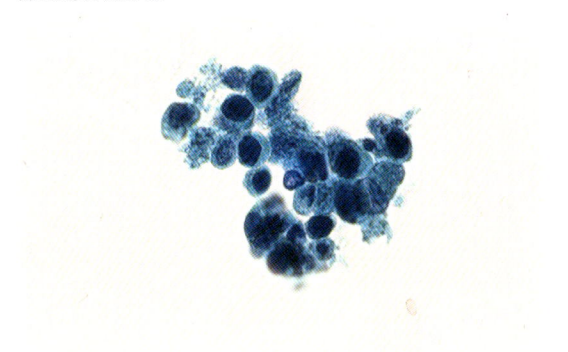

写真X-421　HPoV感染疑い細胞（400倍，Pap染色）
　クロマチンが変性し濃染しているため，移行上皮癌細胞との鑑別が困難な場合もある．血尿の有無や回りに出現している細胞の由来と細胞量を詳細に観察することで鑑別が可能である．

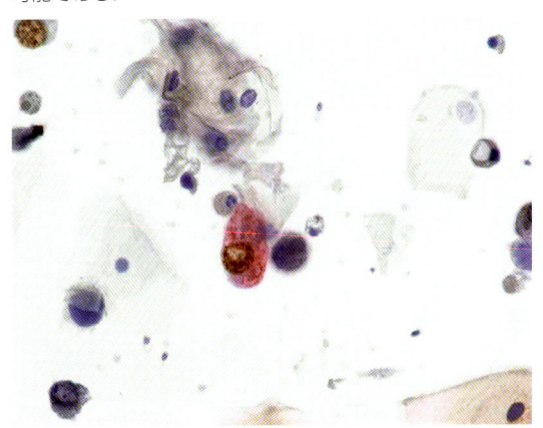

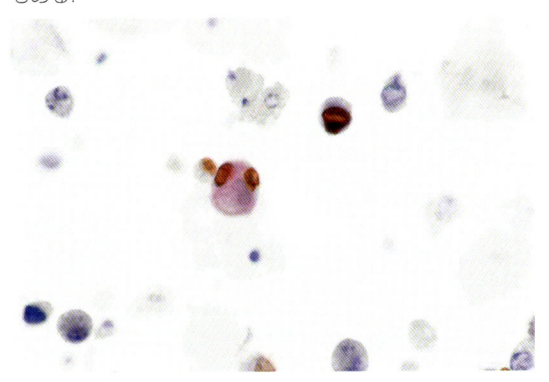

写真X-422　HPoV感染疑い細胞（400倍，酵素抗体法二重染色）
　SV40はHPoVに対する抗体で，DABによって核に茶褐色の陽性像を呈する．ウロプラキンは移行上皮細胞に対する抗体で，ファーストレッドによって細胞質に赤色の陽性像を呈する．

写真X-423　HPoV感染疑い細胞（400倍，酵素抗体法二重染色）
　SV40とウロプラキンがともに陽性を呈していることから，HPoVが感染した移行上皮細胞と考える．

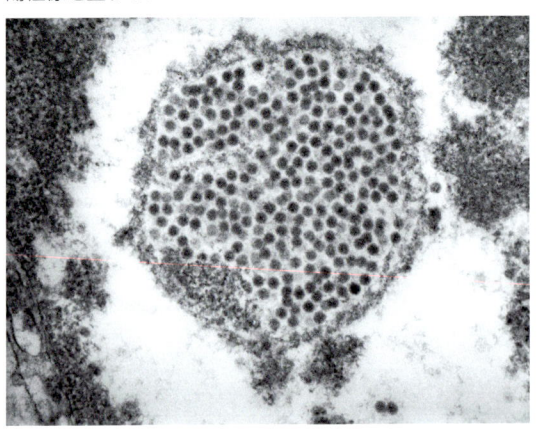

写真X-424　HPoV感染疑い細胞（50,000倍，透過電顕像）
　尿中に出現したHPoV感染疑い細胞の核の一部に認められたウイルス粒子である．

円柱類

1. 起源（由来）

各種円柱は，原尿流圧の減少，尿浸透圧の上昇，アルブミン濃度の上昇，pHの低下によって，遠位より下部の尿細管で分泌されるTamm-Horsfallムコタンパクとアルブミンがゲル化して形成される（**図X-14**）．組織中の各種円柱は，尿細管腔全体に詰まった状態で認められ，原尿流圧の上昇，正常化によって尿中に出現する．尿中では，白血球より幅が広く平行する二辺を有し，辺縁が明瞭な円柱状を呈する．

2. 機能

尿細管より分泌されたTamm-Horsfallムコタンパクは，尿路上皮細胞の表面を被うことによって細菌や真菌などによる感染を防御する．

3. 円柱の判別基準

①硝子円柱に細胞成分が封入されている場合，3個以上封入される場合をその細胞成分名の円柱とし，2個以下のものは硝子円柱とする．
②顆粒成分が含まれる場合，顆粒成分が1/3以上封入されているものを顆粒円柱とし，1/3未満のものは硝子円柱とする．
③基質内に卵円形脂肪体が1個封入された場合，卵円形脂肪体は脂肪顆粒を3個以上含有しているため，脂肪円柱とする．
④硝子円柱に類似した一方の先端が細く有尾状を呈するものや（類円柱），長楕円形で平行な部分をもたない不完全な円柱様物質の中には，硝子円柱とするものもある．
⑤基質内に細胞成分が2種類以上，かつ3個以上封入される場合，そのおのおのの細胞成分名の円柱とする．
⑥顆粒円柱に細胞成分が混在する場合，細胞成分が3個以上あれば細胞成分を優先し，その細胞円柱とする．
⑦顆粒成分とろう様成分が混在する場合はろう様成分を優先し，ろう様円柱とする．
⑧円柱の幅が60μmを超えた場合，その各種円柱と同時に幅広円柱（broad cast）とする．幅は同一標本中に出現した白血球（大きさ約10μm）を比較対象として計測し，6個以上の場合を幅広円柱とする．

4. 基本円柱

1）硝子円柱 hyaline cast

（1）形態学的特徴

基本構造は均質無構造であるが，内部構造がしわ状，切れ込み，螺旋状，一方の先端が細い有尾状，長楕円形で平行な部分をもたない不完全な形態を呈する場合がある．無染色で灰白色調を呈する（**写真X-425〜434**）．

（2）染色性

S染色で染色性は良好で，淡青色調〜濃青色調に染まる．

（3）再検基準

尿タンパクが陽性の場合は再確認する．

（4）類似する沈渣成分との鑑別方法

鑑別を要する成分として繊維とアーチファクトがある．繊維は人工的で規則正しい穴状構造を呈することや，アーチファクトは沈渣にカバーガラスを積載後，指，その他が接触してずれが生じてできたものであるため，平行かつ一定の方向性を呈することから鑑別可能である．

（5）臨床的意義

健常者でも少数認められる．激しい運動後，ショック時，高血圧症患者，腎血流量が低下した場合に認められる．

（6）ワンポイントアドバイス

● 硝子円柱を見落とさないためには

Tamm-Horsfallムコタンパク濃度によって基質の厚みが薄くなることがあり，無染色標本では見落としやすいため，できるかぎりS染色標本で確認する．

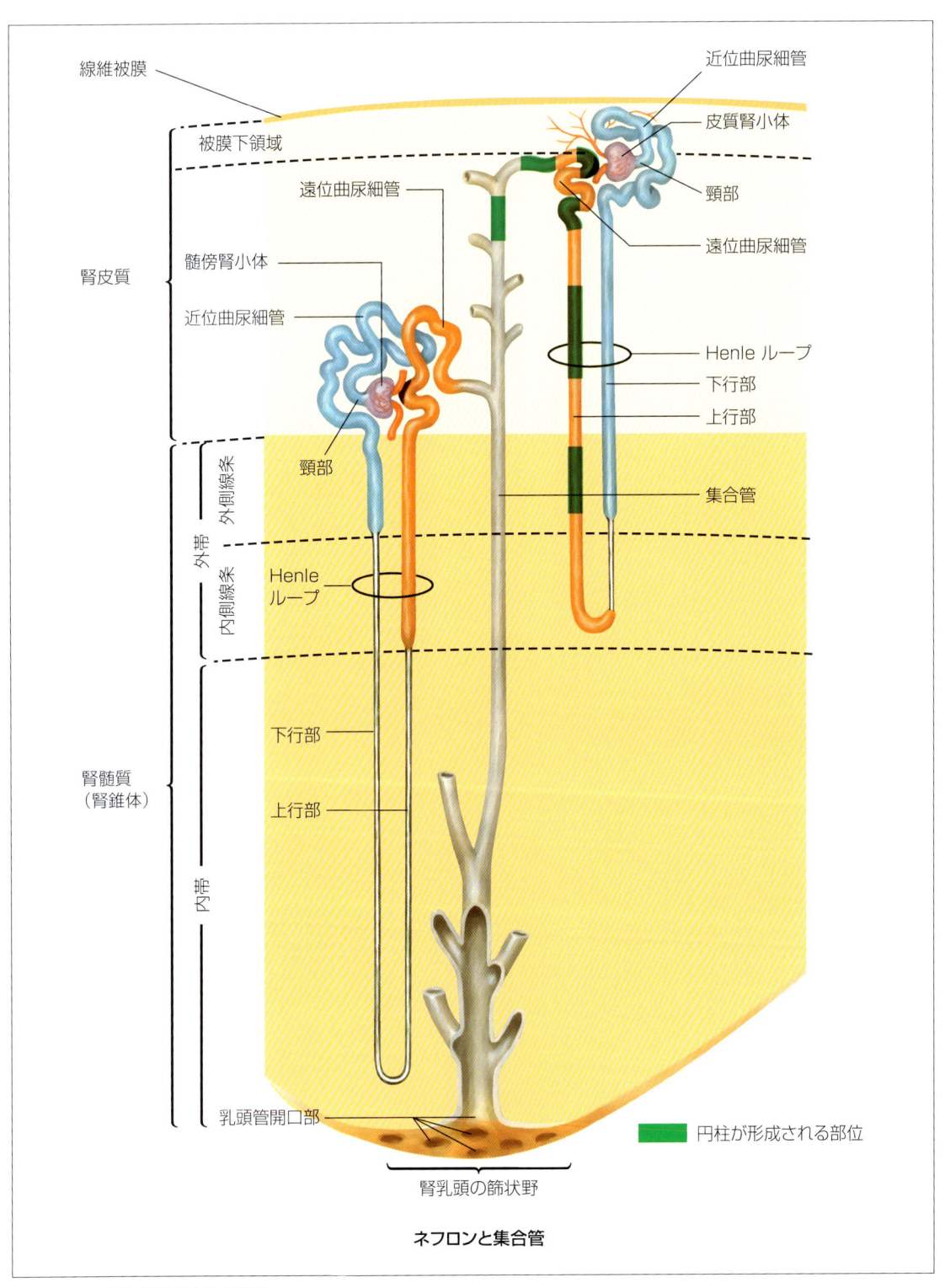

図X-14 円柱が形成される部位

2）上皮円柱 epithelial cast

（1）形態学的特徴
基質内に尿細管上皮細胞を3個以上含む，または辺縁部に付着している円柱である（写真X-435～444）．

（2）染色性
円柱内の尿細管上皮細胞はS染色で染色性は良好で，核は青色調に，細胞質は赤紫色調に染色される．

（3）陽性基準
1個以上/WF．

（4）再検基準
上皮円柱を認め，尿細管上皮細胞を認めない場合は再確認する．

（5）類似する沈渣成分との鑑別方法
鑑別を要する成分として白血球円柱がある．白血球円柱内の白血球は，核は分葉（好中球）または膨化状（単球），細胞質は薄く辺縁構造が不明瞭であり，鑑別可能である．

（6）臨床的意義
虚血による尿細管壊死，薬剤などの腎毒性物質による尿細管障害，肝腎症候群などによって認められる．

（7）ワンポイントアドバイス
● すべての上皮円柱は尿中に排出されるか？
尿細管腔に形成された円柱を排除するため，尿細管上皮細胞は剝離することでネフロンへの障害を防御する．この状態を反映しているのが円柱の辺縁に尿細管上皮細胞が付着した上皮円柱である．しかし，時に間質へ取り込んで防御することもある（写真X-445, 446）．

3）顆粒円柱 granular cast

（1）形態学的特徴
基質内に封入された有形成分（大部分は尿細管上皮細胞）が変性し，粗～微細な顆粒状を呈する．無染色で灰色調～黄色調を呈する（写真X-447～458）．

（2）染色性
S染色で染色性は良好で，淡赤紫色調～濃赤紫色調または濃青紫色調に染色される．

（3）陽性基準
1個以上/WF．

（4）再検基準
顆粒円柱を認め，尿細管上皮細胞を認めない場合は再確認する．

（5）類似する沈渣成分との鑑別方法
鑑別を要する成分として食物残渣がある．食物残渣は，顆粒円柱状物質が薄い膜に包み込まれた二重構造で認められるため鑑別可能である．背景に出現している多数の細菌も参考となる．

（6）臨床的意義
慢性糸球体腎炎などの腎実質障害がある場合に認められる．

4）ろう様円柱 waxy cast

（1）形態学的特徴
基質が厚く辺縁が明瞭で，切れ込み，屈曲状，イクラ状を呈するものがある．無染色で灰色調～黄色調を呈する（写真X-459～472）．

（2）染色性
S染色で染色性は良好で，淡赤紫色調～濃赤紫色調または濃青紫色調に染色される．

（3）陽性基準
1個以上/WF．

（4）再検基準
ろう様円柱を認め，卵円形脂肪体や脂肪円柱を認めない場合は再確認する．

（5）類似する沈渣成分との鑑別方法
鑑別を要する成分として化学繊維がある．化学繊維は，人工的な硬い素材感があり，二辺が幾何学的に平行であることや屈折率の違いから鑑別可能である．

（6）臨床的意義
ネフローゼ症候群，腎不全などの重篤な腎疾患に認められる．

（7）ワンポイントアドバイス
● ろう様円柱の切れ込みの意味は？
切れ込みは，尿細管腔での長時間停滞による濃縮を表している．つまり，尿細管腔を長時間閉塞し，ネフロンに大きな障害を与えていたことを意味する．

5）脂肪円柱 fatty cast

（1）形態学的特徴
基質内に脂肪顆粒や卵円形脂肪体を含む円柱である．脂肪顆粒は無染色で茶褐色調〜黄金色調を呈する（写真 X‐473〜476）．

（2）染色性
円柱内の脂肪顆粒はS染色での染色性は不染で，ズダンⅢ染色で橙赤色調〜赤色調に染色される．

（3）陽性基準
1個以上/WF．

（4）再検基準
脂肪円柱を認め，卵円形脂肪体やろう様円柱を認めない場合は再確認する．

（5）類似する沈渣成分との鑑別方法
鑑別を要する成分として細長い脂肪顆粒細胞や卵円形脂肪体がある．脂肪顆粒細胞や卵円形脂肪体は，平行な二辺をもたず基質が確認できないことや細胞に厚みがあることから鑑別可能である．

（6）臨床的意義
ネフローゼ症候群などの高タンパク尿を伴う腎疾患に認められる．

6）赤血球円柱 red blood cell cast

（1）形態学的特徴
基質内に赤血球を3個以上含む円柱である．赤血球の形状は球状〜変性崩壊した顆粒化したものまである．無染色で淡黄色調を呈する（写真 X‐477〜482）．

（2）染色性
円柱内の赤血球はS染色での染色性は不良であるが，脱ヘモグロビン状の赤血球は赤紫色調に染色される．

（3）陽性基準
1個以上/WF．

（4）再検基準
赤血球円柱を認めた場合は，背景に変形赤血球が出現していないか再確認する．

（5）類似する沈渣成分との鑑別方法
鑑別を要する成分として塩類・結晶円柱がある．塩類・結晶円柱はS染色で染色性が不良〜不染であることや，屈折率の違いから鑑別可能である．

（6）臨床的意義
慢性糸球体腎炎（とくにIgA腎症）などの腎出血を伴う腎疾患に認められる．

（7）ワンポイントアドバイス
● どうして円柱内の赤血球は変形赤血球ではないのか？
円柱内に封入されゲル化したタンパクによって包まれているため，尿細管腔を流れる際の流速，浸透圧，電解質などの変化に影響されないためである．

7）白血球円柱 leukocyte cast

（1）形態学的特徴
基質内に白血球を3個以上含む円柱である．白血球の形状は円形〜類円形を呈する．無染色で灰白色調〜黄色調を呈する（写真 X‐483〜490）．

（2）染色性
円柱内の白血球は，S染色での染色性は生細胞では不良である．しかし，死細胞では核が青色調に染色される．

（3）陽性基準
1個以上/WF．

（4）再検基準
とくになし．炎症性背景に各種円柱を散見した場合は注意して観察する．

（5）類似する沈渣成分との鑑別方法
鑑別を要する成分として上皮円柱がある．円柱内の尿細管上皮細胞は，表面構造は顆粒状，辺縁構造は明瞭，核は濃縮状を呈することから鑑別可能である．

（6）臨床的意義
強い出血と炎症像を呈するループス腎炎や腎盂腎炎患者では好中球が主体，腎移植後に拒絶反応を起こしている時の患者ではリンパ球が主体，化学療法中の患者では単球主体の白血球円柱が認められる．

5. その他の円柱

1) 空胞変性円柱

(1) 形態学的特徴
円柱内に大小不同の空胞が認められる円柱である．基質は顆粒状〜ろう様で，ろう様であることが多い．無染色で灰白色調を呈する（写真X-491〜498）．

(2) 染色性
S染色で染色性は良好で，赤紫色調〜青紫色調に染まる．空胞部分は染まらず抜けてみえる．

(3) 陽性基準
1個以上/WF．

(4) 再検基準
無染円柱が出現している場合は再確認する．

(5) 類似する沈渣成分との鑑別方法
鑑別を要する成分として空胞を有する食物残渣がある．食物残渣は二重構造が認められるため鑑別可能である．背景に出現している多数の細菌が参考となる．

(6) 臨床的意義
糖尿病性腎症の患者尿に高率に認められる．糖尿病性腎症は，広義の糖尿病を合併した原発性糸球体腎炎と狭義の糖尿病の一病変として発症した腎病変があり，後者で空胞変性円柱が著明に認められ，血清クレアチニンが約2.0mg/dl前後から出現しやすいことが確認されている．

(7) ワンポイントアドバイス
● どうして空胞ができるのか？
円柱内の空胞は小さなものから大きな泡状のものまでさまざまで，バブルセル（急性腎不全の時にみられる空胞変性細胞）や再生を思わせる尿細管上皮細胞，あるいはそれらの変性像を呈する細胞などと共存してみられることから，空胞変性した尿細管上皮細胞に由来すると考えられる．しかし最近では，無染円柱の空胞化である可能性が高いと考えられている．さらに，室温放置で空胞化し，4℃では変化しないことが確認されている．

2) ヘモジデリン円柱

(1) 形態学的特徴
円柱内にヘモジデリン顆粒やヘモジデリン顆粒を含有した細胞を含んだ円柱である．ヘモジデリン顆粒は無染色で黄色調〜褐色調を呈する（写真X-499, 500）．

(2) 染色性
円柱内のヘモジデリン顆粒はS染色で染色性は良好で，濃青紫色調に染色される．

(3) 陽性基準
1個以上/WF．

(4) 再検基準
沈渣作製時に遠心後の上清がコーラ色を示した場合や，標本中にヘモジデリン顆粒を認めた場合は再確認する．

(5) 類似する沈渣成分との鑑別方法
鑑別を要する成分としてヘモグロビン円柱，顆粒円柱，塩類・結晶円柱などがある．ヘモジデリン円柱はベルリンブルー染色で青色を呈するため鑑別可能である．

(6) 臨床的意義
発作性夜間血色素尿症や心臓僧帽弁置換術後の血管内赤血球破砕症候群などで認められる．

(7) ワンポイントアドバイス
● ヘモグロビン尿の鑑別は？
潜血反応が陽性で尿沈渣での赤血球数と潜血反応が乖離し，硫酸アンモニウムを用いたBlondheimの塩析法で吸着され，濾液は無色透明である．

3) ミオグロビン円柱

(1) 形態学的特徴
ろう様で線維束が不規則に重合した円柱である．無染色で黄色調を呈する．

(2) 染色性
S染色で染色性は良好で，赤紫色調〜暗赤紫色調に染色される．

(3) 陽性基準
1個以上/WF．

(4) 再検基準
とくになし．

(5) 類似する沈渣成分との鑑別方法

鑑別を要する成分として，ろう様円柱と Bence Jones タンパク円柱がある．抗ミオグロビン抗体を用いた免疫組織細胞化学法によって鑑別可能である．

(6) 臨床的意義

圧挫症候群（crush syndrome）を原因とした横紋筋融解症やニューキノロン系合成抗菌剤，抗パーキンソン剤，全身麻酔剤などの薬剤によって暗赤褐色のミオグロビン尿が認められる．確定診断には，血中・尿中ミオグロビンや，血清クレアチンキナーゼ（CK），アルドーゼ，アスパラギン酸アミノトランスフェラーゼ（AST），乳酸デヒドロゲナーゼ（LD）などの検査所見が重要である．横紋筋融解症の場合は，第一に，原因に対する処置と急性腎不全の発症予防を行う．急性腎不全が発症している場合は，適切な血液浄化療法（血液濾過透析）を施行する．

(7) ワンポイントアドバイス

● ミオグロビン尿の鑑別は？

潜血反応が陽性で尿沈渣での赤血球数と潜血反応が乖離し，硫酸アンモニウムを用いた Blondheim の塩析法で吸着されず，濾液は着色する．

4）Bence Jones タンパク円柱

(1) 形態学的特徴

毛玉状，イクラ状で，高屈折率を呈するろう様円柱である．無染色で灰白色調〜灰色調を呈する．

(2) 染色性

S 染色で染色性は良好で，赤紫色調〜青紫色調に染色される．

(3) 陽性基準

1 個以上/WF．

(4) 再検基準

とくになし．

(5) 類似する沈渣成分との鑑別方法

鑑別を要する成分としてミオグロビン円柱とろう様円柱がある．L 鎖に対する抗体（抗κまたは抗λ）を用いた免疫組織細胞化学法によって鑑別可能である．尿細管上皮細胞は L 鎖を再吸収するため，骨髄腫細胞との鑑別には抗 H 鎖抗体を用いた証明もあわせて行う必要がある．

(6) 臨床的意義

Bence Jones タンパク陽性の多発性骨髄腫から骨髄腫腎に陥った患者尿に認められる．

(7) ワンポイントアドバイス

● Bence Jones タンパク円柱は多発性骨髄腫患者以外でも認められるか？

AL タイプのアミロイドーシス（骨髄腫を伴わない）でも Bence Jones タンパクが陽性を呈するため，Bence Jones タンパク円柱が出現する可能性がある．

5）塩類・結晶円柱

(1) 形態学的特徴

無晶性塩類（リン酸塩，尿酸塩）やシュウ酸カルシウム結晶や薬剤結晶を封入した円柱である．無染色で基質内の塩類・結晶は各々特有の屈折率や色調を呈する（写真X-501, 502）．

(2) 染色性

円柱内の塩類・結晶は S 染色での染色性は不染である．

(3) 陽性基準

1 個以上/WF．

(4) 再検基準

尿細管上皮細胞を伴うことが多く，塩類・結晶円柱内に尿細管上皮細胞が混在している可能性が高いため，注意深く観察して上皮円柱を見落とさないようにする．

(5) 類似する沈渣成分との鑑別方法

鑑別を要する成分として顆粒円柱がある．顆粒円柱は，S 染色での染色性が良好であることや屈折率の違いから鑑別可能である．

(6) 臨床的意義

尿細管腔内での結晶化，閉塞が考えられる．

(7) ワンポイントアドバイス

● 塩類・結晶円柱の判定基準はどうしたらいいか？

『尿沈渣検査法2000』には具体的に掲載されていないため，臨床とコンセンサスが得られている場合は，各施設での判定基準に基づいて報告す

る．当院の報告形式は，検査標本中に塩類をほとんど認めず，基質内の大部分に塩類が封入された塩類円柱を散見した場合に報告している．これは，尿細管腔内で封入された真の塩類円柱を検出するためであり，膀胱内で塩類が析出して硝子円柱に付着したものを除外するためである．結晶円柱は，すべての結晶を対象とし，基質内に3個以上封入されているものについて報告している．

6) 無染円柱

（1）形態学的特徴

基質内に繊維様物質が詰まった円柱である．無染色で無色～灰色調を呈する（写真X-503～508）．

（2）染色性

S染色での染色性は不良～不染である．

（3）陽性基準

1個以上/WF．

（4）再検基準

顆粒円柱，ろう様円柱，空胞変性円柱などさまざまな円柱が認められた場合は，再確認する．

（5）類似する沈渣成分との鑑別方法

鑑別を要する成分として顆粒円柱がある．顆粒円柱は無染色で黄色調，S染色で赤紫色調を呈するため鑑別可能である．

（6）臨床的意義

糖尿病性腎症の早期から認められ，空胞変性円柱の出現と組み合わせることによって糖尿病性腎症に対する診断価値が上がると考えられる．当院の検討では，尿沈渣検査の依頼があった検体の0.3％に無染円柱が認められた．さらに無染円柱が認められた41.6％にろう様円柱が，12.8％に空胞変性円柱が同時に認められた．生化学データとの関係は，血清クレアチニンが平均4.5mg/dl，尿素窒素が平均57.1mg/dlであり，腎不全状態の患者尿に無染円柱が出現していることが明らかになった．

6．臨床医からの一言

尿沈渣成分は，細胞や円柱などの有機成分と結晶などの無機成分に大別される．健常人では限られた種類の尿沈渣成分がわずかに存在するにすぎないが，腎尿路疾患とくに糸球体疾患では，正常では認められない病的に意義のある円柱が出現する．

円柱生成の機序はつぎのとおりである．尿が尿細管内に停滞した場合に，遠位尿細管から分泌されるTamm-Horsfallムコタンパクと少量の血清アルブミンが結合し，これは尿細管における水分再吸収の影響で濃縮され，ゲル化して尿細管の鋳型となる．これが硝子円柱である．主として，遠位尿細管および集合管でつくられる．この硝子円柱が生成する過程で，尿細管上皮細胞，剝離破壊産物，赤血球および白血球などが取り込まれて，上皮円柱，顆粒円柱，赤血球円柱，白血球円柱などが形成される．

円柱の種類とその数量によって，尿細管の病態変化と尿停滞の程度を知ることができる．とくに赤血球円柱，白血球円柱，脂肪円柱，ろう様円柱は疾患特異性が高い．円柱の数量は病変の広がりを反映することが多いが，閉塞ネフロンの尿流再開を意味することもある．

（1）赤血球円柱

赤血球の形態を観察し変形赤血球，とくにtwisted cell，budding cellを認めたら，まず糸球体由来の血尿を疑う．これは感度，特異性ともに良好な検査である．赤血球円柱も認めれば糸球体病変の存在を考えてよいが，糸球体腎炎の半数例にしか認められない．

（2）白血球円柱

尿中に出現する白血球のほとんどは好中球であるが，間質性腎炎では好酸球，腎移植後の場合はリンパ球，骨髄腫の場合は形質細胞をみることがある．ただし，Sternheimer染色の変法では，好中球とリンパ球の区別は注意深くみれば可能であるが好酸球は区別できない．好酸球の染色には，Hansel染色法がよい．各種染色により白血球の種類を鑑別でき，円柱の存在が一目でわかる．また上皮細胞との鑑別も容易となる．白血球は400倍拡大視野に5個以上あれば，まず病的と考えられる．白血球円柱があれば尿細管の炎症を示唆する．

(3) 上皮円柱

　少数の尿細管上皮細胞は病的意義が少ないが，多数の尿細管上皮細胞（小〜中型で類円形の細胞）を認めた場合は尿細管の障害，たとえば急性尿細管壊死，腎盂腎炎，腎移植拒絶反応などを示唆する．上皮円柱は剥離した尿細管上皮細胞の集団からなる円柱であり，多くの上皮は変性して，細胞膜や核膜は不明瞭になる．上皮円柱が多数出現する場合は，尿細管の病変と尿細管腔の閉塞を意味する．

(4) その他の円柱

　少数の硝子円柱は病的意義がないが，これらが多数の場合，あるいは顆粒円柱（細胞円柱の細胞が顆粒状に変性したもの）がある場合は病的と考えてよい．これらは特定の疾患は示唆しないが，顆粒円柱が多い場合（5個/400倍視野以上）は腎実質の病変の存在が示唆され，赤血球形態やほかの円柱の観察を行う．

　その他の重要な円柱としては，ろう様円柱および脂肪円柱がある．ろう様円柱は顆粒あるいは硝子円柱の変性像と考えられ，尿細管での尿流通過障害，すなわち進行した腎炎，腎不全，アミロイドーシスなどの重症の腎障害を示唆する．脂肪円柱は尿細管上皮細胞の脂肪変性と考えられ，ネフローゼ症候群，糖尿病性腎症，ループス腎炎，慢性糸球体腎炎でみられる．脂肪円柱出現例の多くは卵円形脂肪体あるいは遊離の脂肪滴を伴っている．過激な運動後などには一過性に少数の硝子円柱が出現することがある．また，熱性疾患，うっ血性心不全，黄疸がある場合にも，腎臓の二次性変化のために少数の円柱が出現する．とくに黄疸がある場合には，黄染した特有な黄疸円柱を認める．尿路系疾患以外の疾患を考慮して観察を行う必要がある．

　観察時の注意点としては，アルカリ性尿の場合や，長く放置すると白血球から産生されるタンパク分解酵素や細菌などにより円柱は破壊されるので，必ず新鮮尿で検査しなければならない．低比重の場合は，円柱の生成が少なくなる．

（東京女子医科大学　第四内科　新田孝作）

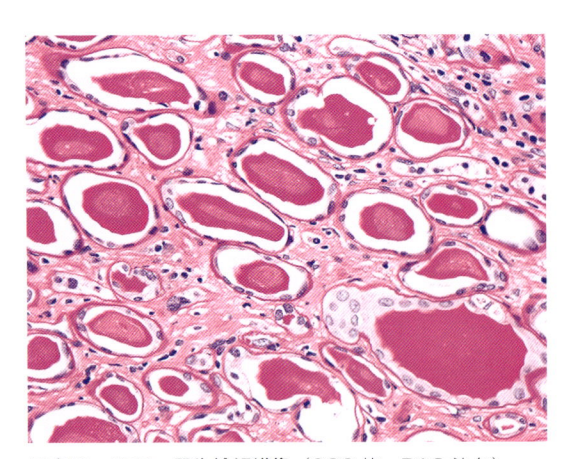

写真X-425　腎生検組織像（200倍，PAS染色）
遠位尿細管，集合管腔内に硝子円柱を認める．

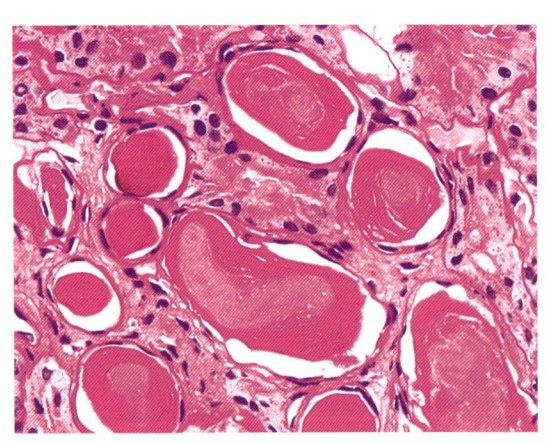

写真X-426　腎生検組織像（200倍，PAS染色）
遠位尿細管，集合管腔内に硝子円柱を認める．尿細管上皮細胞は平坦化している．

X 各種尿沈渣成分の鑑別

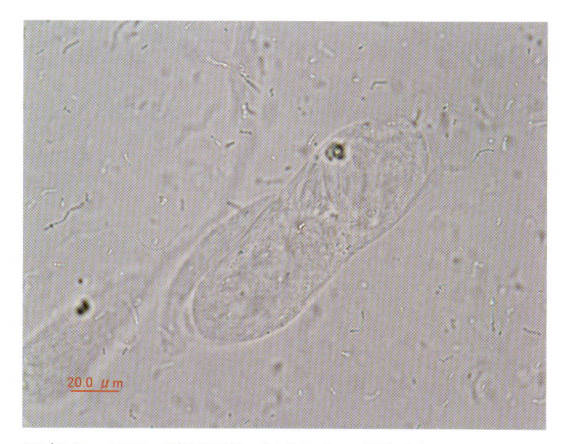

写真X-427 硝子円柱（400倍，無染色）
　基質は薄く灰白色調を呈し，無構造である．二辺は平行で，辺縁は明瞭である．

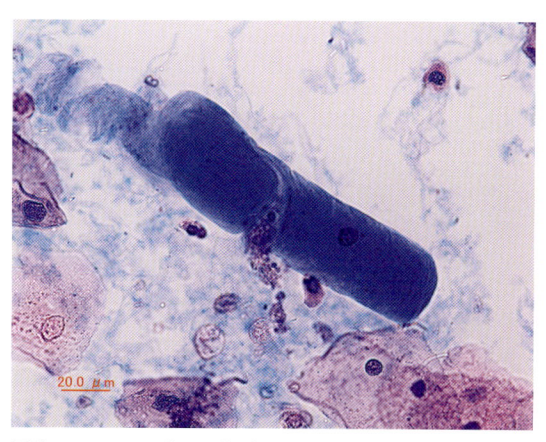

写真X-428 硝子円柱（400倍，S染色）
　基質は青色調を呈し，無構造である．二辺は平行で，辺縁は明瞭である．

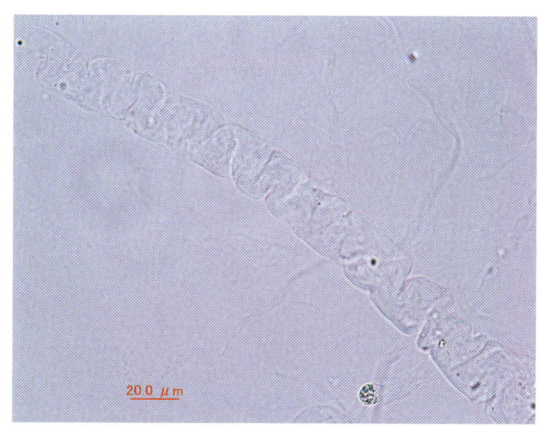

写真X-429 硝子円柱（400倍，無染色）
　基質は薄く灰白色調を呈し，無構造である．屈曲しているが，形態は円柱状を呈している．

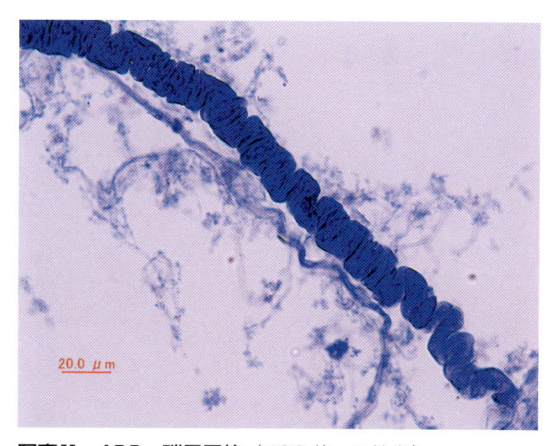

写真X-430 硝子円柱（400倍，S染色）
　基質は青色調を呈し，無構造である．屈曲しているが，形態は円柱状を呈している．

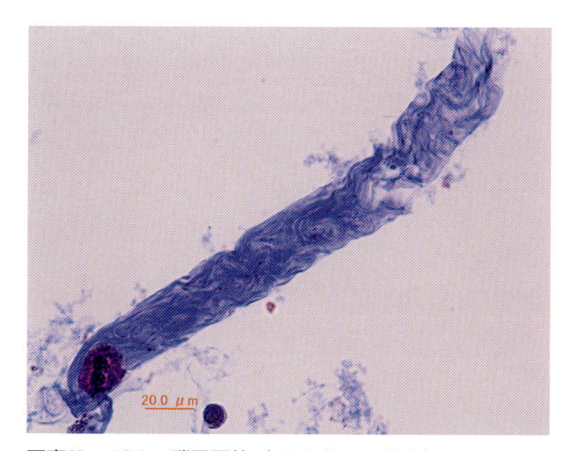

写真X-431 硝子円柱（400倍，S染色）
　基質は青色調を呈し，すじ状である．二辺は平行で辺縁は明瞭であるため，円柱と考えられる．

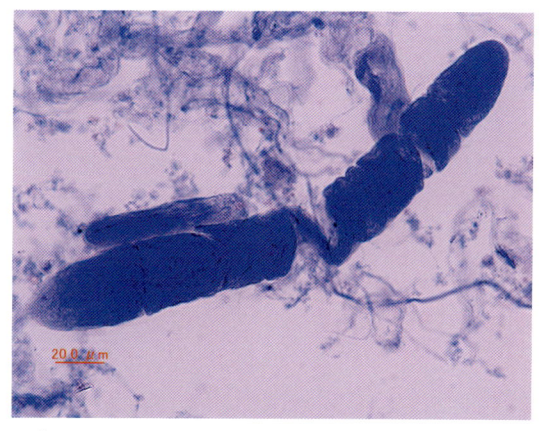

写真X-432 硝子円柱（400倍，S染色）
　基質は青色調を呈し，無構造である．細くなった部分を認めるが，二辺は平行で辺縁は明瞭であるため，円柱と考えられる．

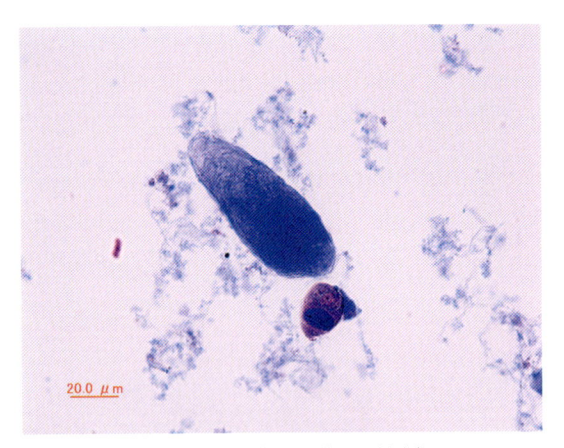

写真X-433 硝子円柱（400倍, S染色）
　基質は青色調を呈し, 両端が丸みを帯び二辺は平行でない. しかし, 基質が無構造であること, 辺縁が明瞭であることから, 円柱と考えられる.

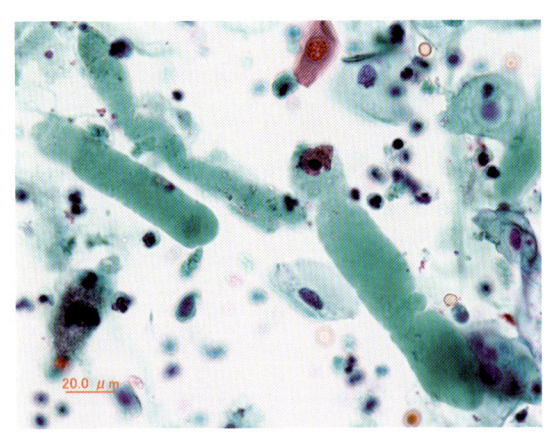

写真X-434 硝子円柱（400倍, Pap染色）
　基質はライトグリーンに好染し, 無構造である. 二辺は平行で, 辺縁は明瞭である.

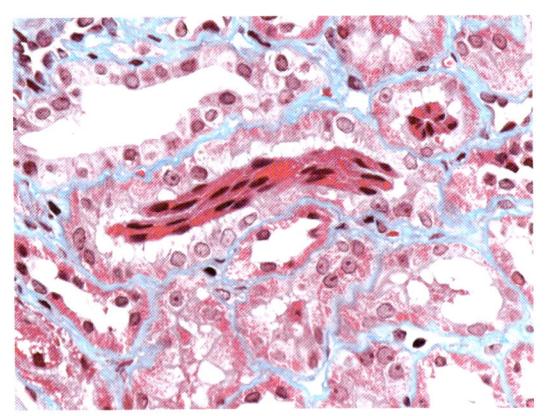

写真X-435 腎生検組織像（200倍, マッソン・トリクローム染色）
　遠位尿細管腔内に近位尿細管上皮細胞由来の上皮円柱を認める.

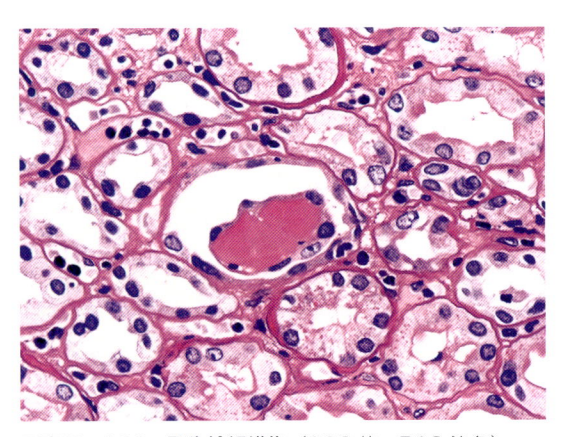

写真X-436 腎生検組織像（200倍, PAS染色）
　遠位尿細管腔内に, 硝子円柱を取り囲むように尿細管上皮細胞が付着した上皮円柱を認める.

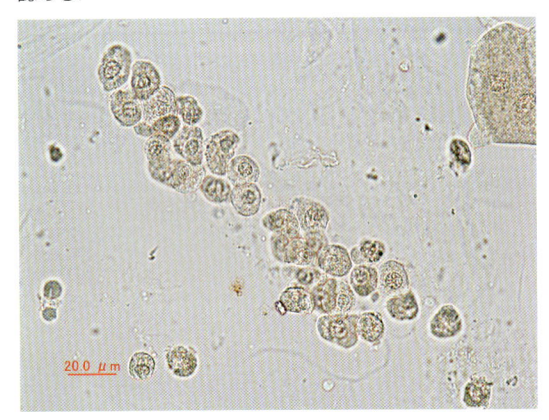

写真X-437 上皮円柱（400倍, 無染色）
　灰白色調を示し, 表面構造がゴツゴツとした顆粒状で厚みがある鋸歯型の尿細管上皮細胞が封入されている円柱である.

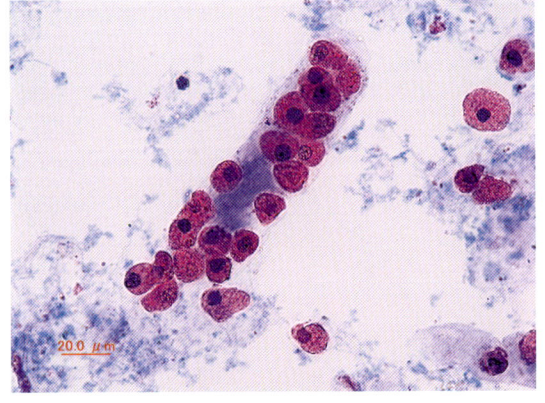

写真X-438 上皮円柱（400倍, S染色）
　核は濃縮状で偏在性に位置し青色調に, 細胞質はやや厚みがあり特徴的な赤紫色調の染色性を呈する尿細管上皮細胞が封入されている円柱である.

X **各種尿沈渣成分の鑑別**

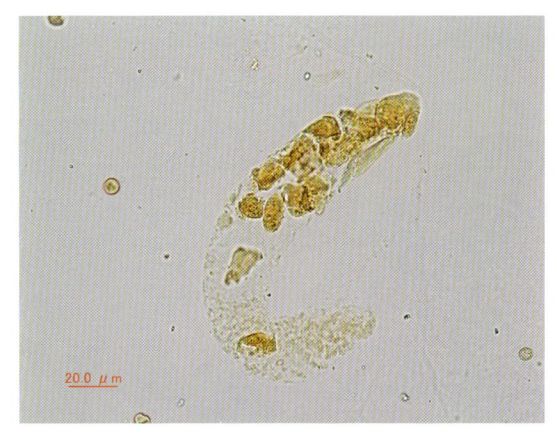

写真X-439　上皮円柱（400倍，無染色）
　ビリルビン色素に着色され，表面構造がゴツゴツとした顆粒状を呈する鋸歯型の尿細管上皮細胞が封入されている円柱である．

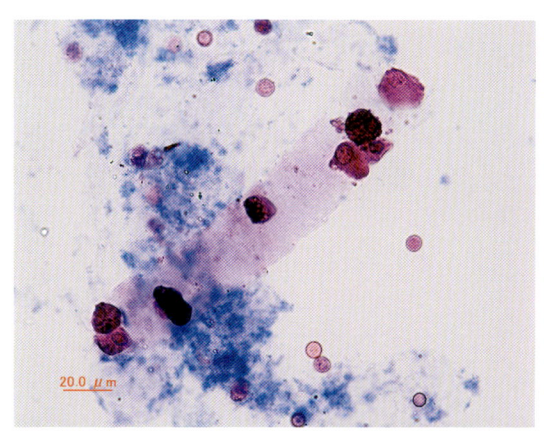

写真X-440　上皮円柱（400倍，S染色）
　ビリルビン色素により，細胞質は本来の染色性と異なった暗赤紫色調の染色性を呈する尿細管上皮細胞が封入されている円柱である．

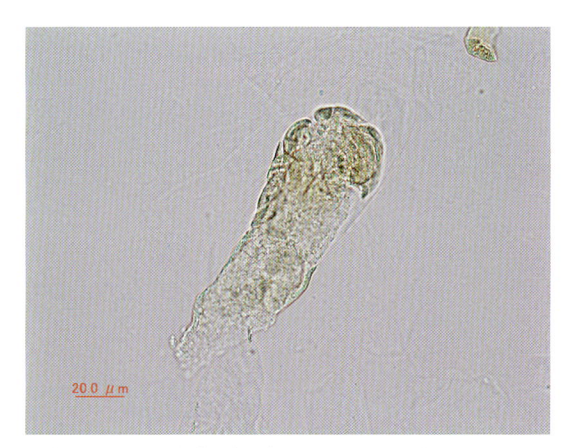

写真X-441　上皮円柱（400倍，無染色）
　線維型の尿細管上皮細胞が辺縁に付着した円柱である．

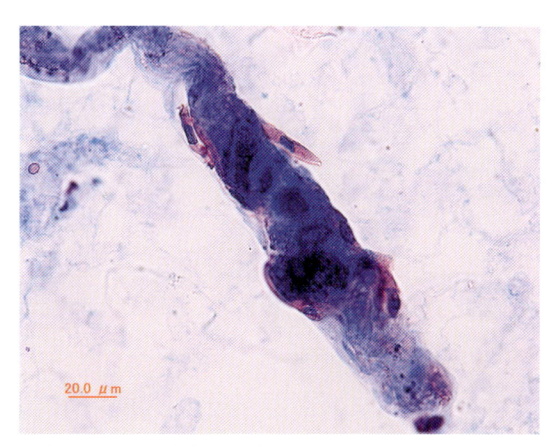

写真X-442　上皮円柱（400倍，S染色）
　線維型の尿細管上皮細胞が辺縁に付着した円柱である．

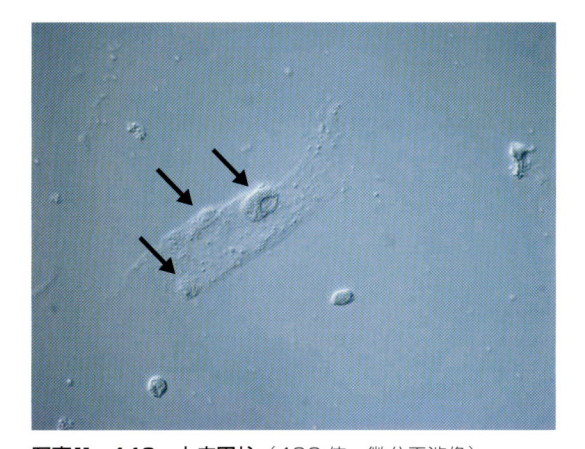

写真X-443　上皮円柱（400倍，微分干渉像）
　3個の尿細管上皮細胞が封入されている円柱である（←）．

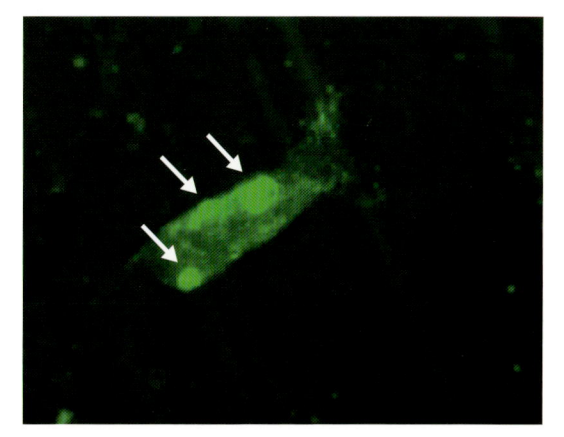

写真X-444　上皮円柱（400倍，蛍光抗体法）
　写真X-443と同一の円柱である．円柱内には，URO3抗体に対して緑色の陽性像を呈する3個の近位尿細管上皮細胞が封入されている（←）．

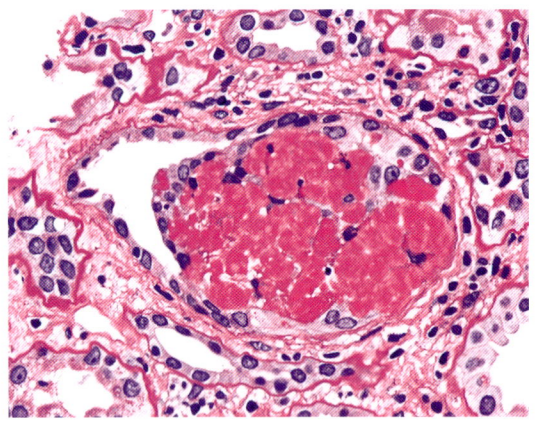

写真X-445 腎生検組織像（200倍，PAS染色）
遠位尿細管腔内に，尿細管上皮細胞が円柱を取り囲んでいる上皮円柱を認める．

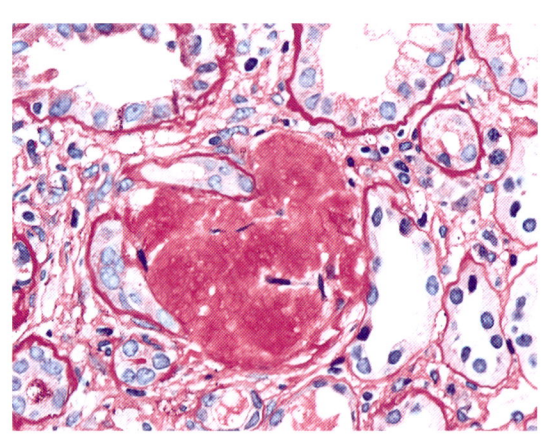

写真X-446 腎生検組織像（200倍，PAS染色）
尿細管上皮細胞によって取り囲まれた円柱は，時に間質へ排出されることがある．

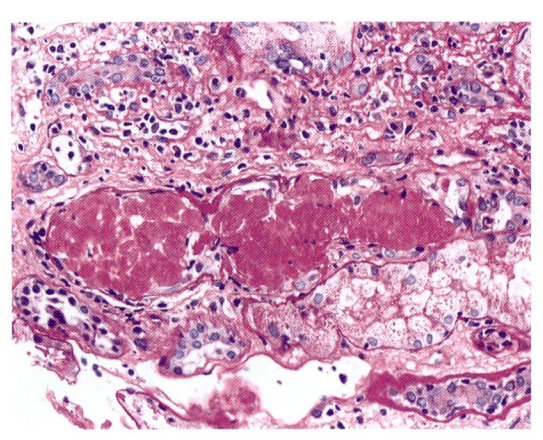

写真X-447 腎生検組織像（200倍，PAS染色）
遠位尿細管腔内に顆粒円柱を認める．

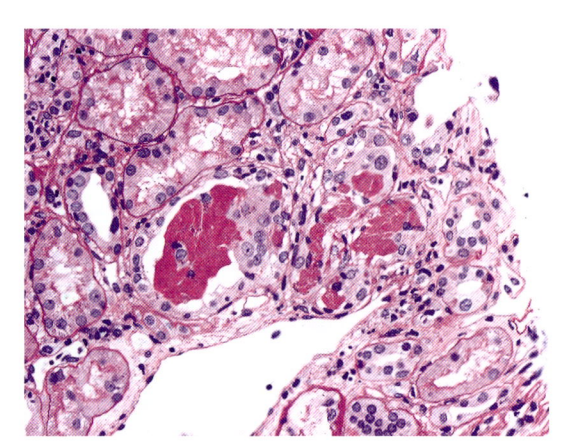

写真X-448 腎生検組織像（200倍，PAS染色）
遠位尿細管腔内に尿細管上皮細胞を含む顆粒円柱を認める．このような場合は，上皮円柱として分類する．

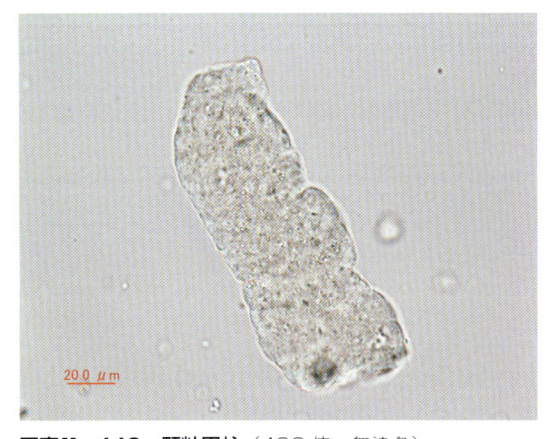

写真X-449 顆粒円柱（400倍，無染色）
灰白色調を呈する微細な顆粒成分で構成された顆粒円柱である．

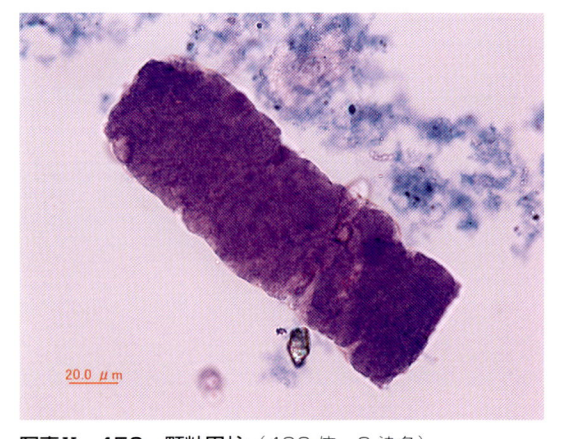

写真X-450 顆粒円柱（400倍，S染色）
暗赤紫色調を呈する微細な顆粒成分で構成された顆粒円柱である．

X 各種尿沈渣成分の鑑別

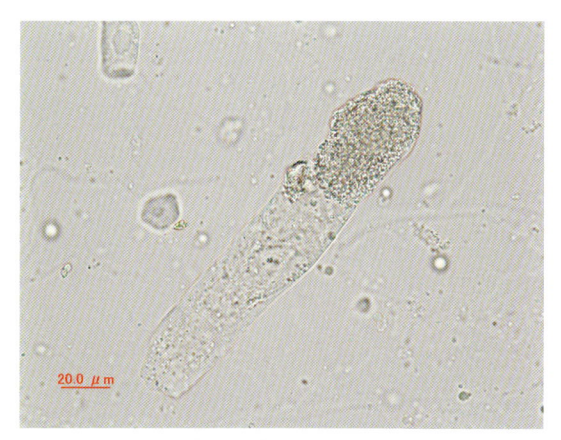

写真X-451 顆粒円柱(400倍,無染色)
　硝子円柱に顆粒成分が1/3を占めており,顆粒円柱と分類する.

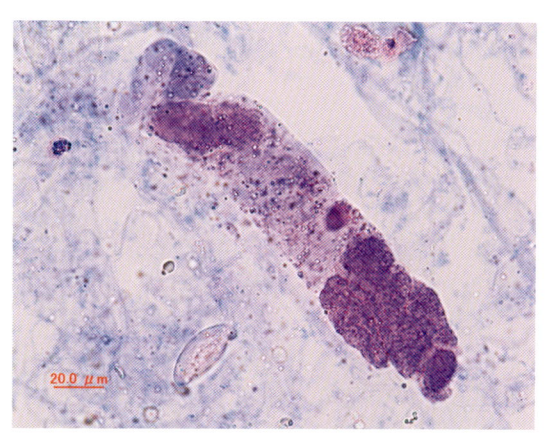

写真X-452 顆粒円柱(400倍,S染色)
　暗赤紫色調を呈する顆粒成分が1/3を占めており,顆粒円柱と分類する.

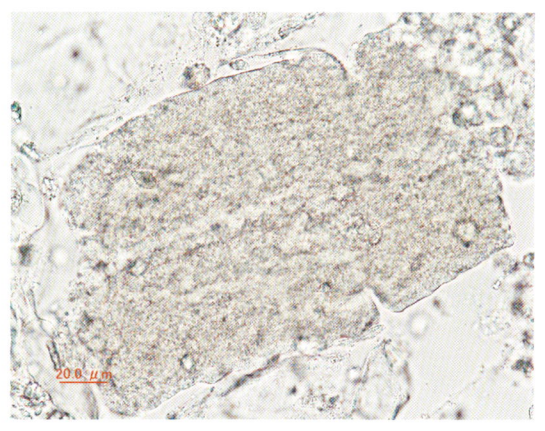

写真X-453 顆粒円柱(400倍,無染色)
　60μmを超える顆粒円柱である.この場合には,同時に幅広円柱として報告する.

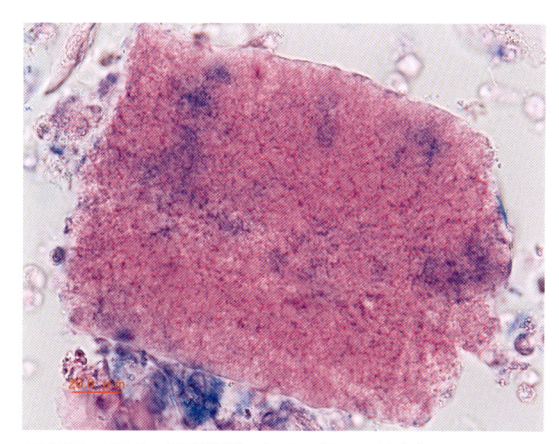

写真X-454 顆粒円柱(400倍,S染色)
　60μmを超える顆粒円柱である.この場合には,同時に幅広円柱として報告する.

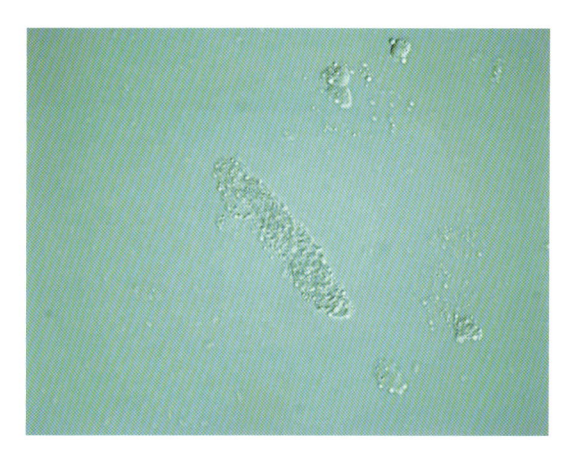

写真X-455 顆粒円柱(400倍,微分干渉像)
　粗大な顆粒成分で構成された顆粒円柱である.

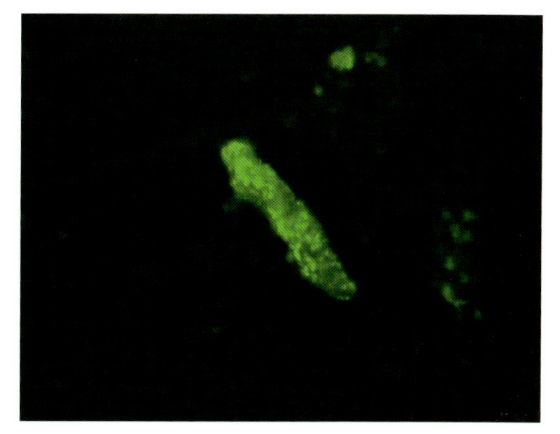

写真X-456 顆粒円柱(400倍,蛍光抗体法)
　写真X-455と同一の円柱である.円柱内の顆粒は,URO3抗体に対して緑色の陽性像を呈することから,近位尿細管上皮細胞由来の顆粒成分と考える.

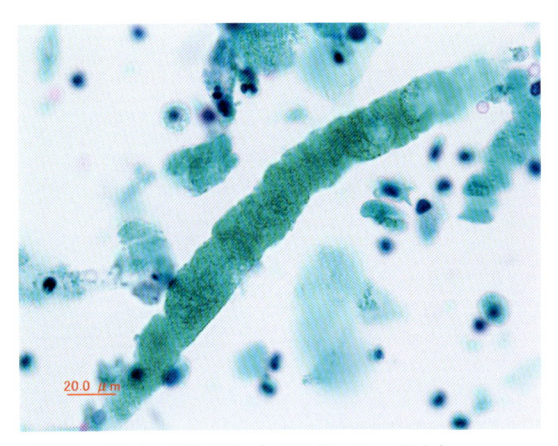

写真X-457　顆粒円柱（400倍，Pap染色）
　ライトグリーンに好染した微細な顆粒成分で構成された顆粒円柱である．

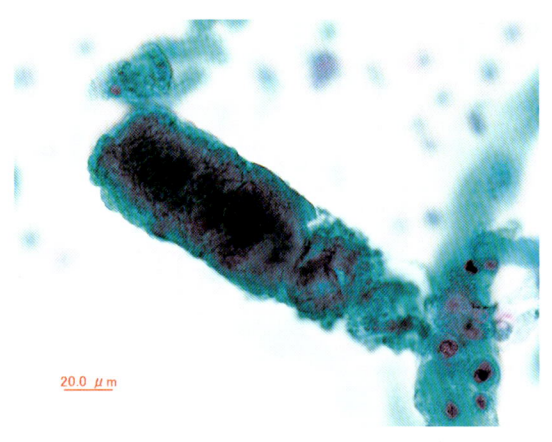

写真X-458　顆粒円柱（400倍，Pap染色）
　ライトグリーンに好染した顆粒成分は融解し，一部にはろう様化が認められる顆粒円柱である．

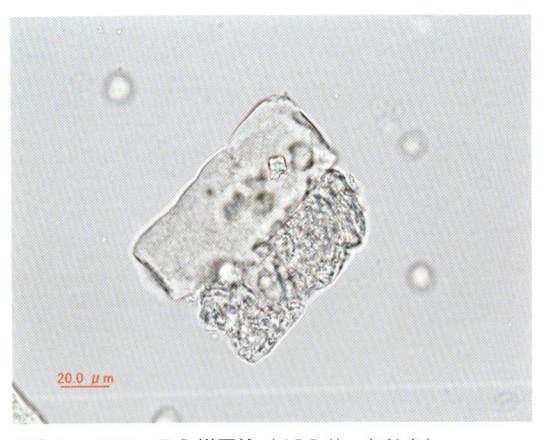

写真X-459　ろう様円柱（400倍，無染色）
　均質上で厚みのある成分と顆粒成分で構成された円柱である．このような場合は，ろう様円柱として分類する．

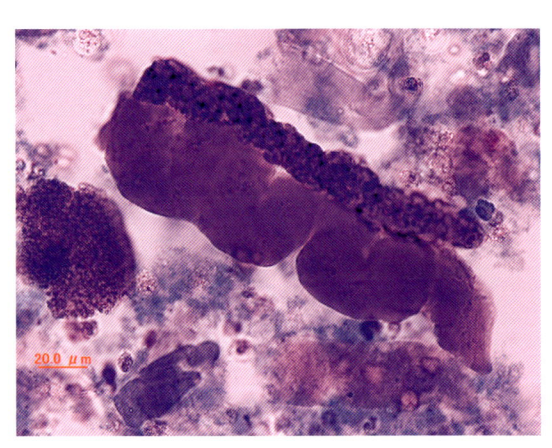

写真X-460　ろう様円柱（400倍，S染色）
　暗赤紫色調を呈する屈曲状とイクラ状のろう様円柱である．

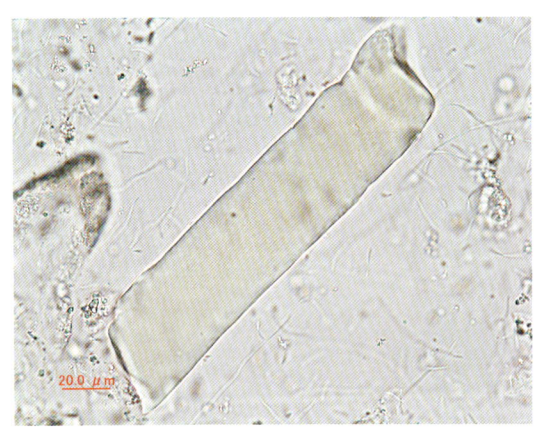

写真X-461　ろう様円柱（400倍，無染色）
　均一無構造で厚みや光沢がある．

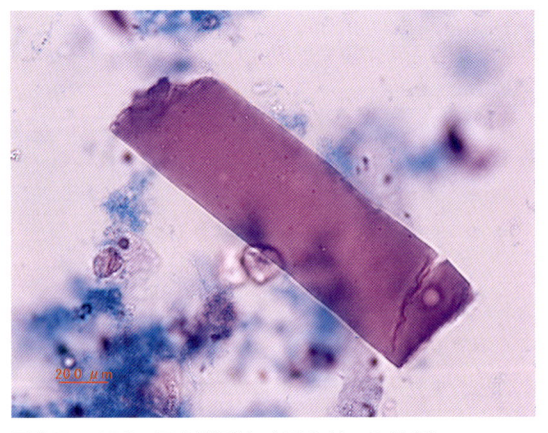

写真X-462　ろう様円柱（400倍，S染色）
　暗赤紫色調を呈し，均一無構造で厚みや光沢がある．

X 各種尿沈渣成分の鑑別

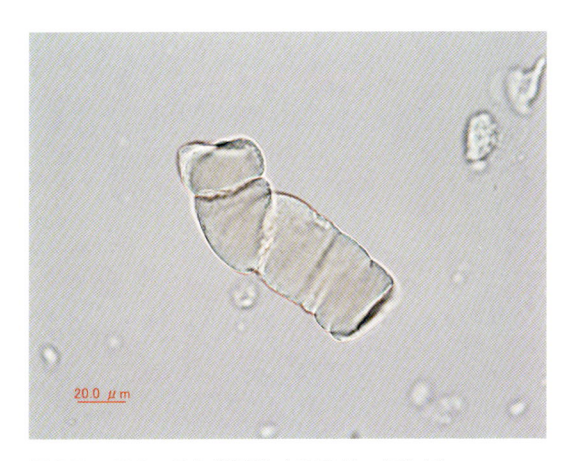

写真X-463 ろう様円柱（400倍，無染色）
切れ込みのあるろう様円柱である．

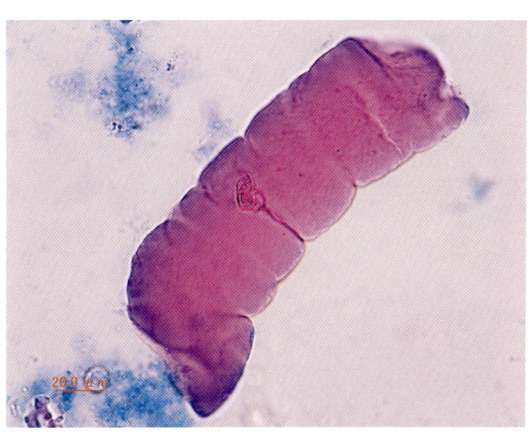

写真X-464 ろう様円柱（400倍，S染色）
赤紫色調を呈し，光沢がある．切れ込みのあるろう様円柱である．

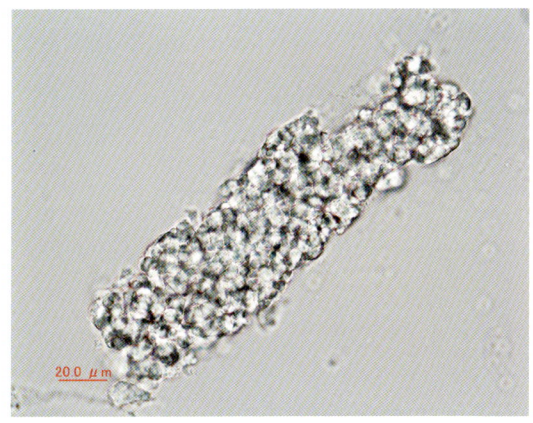

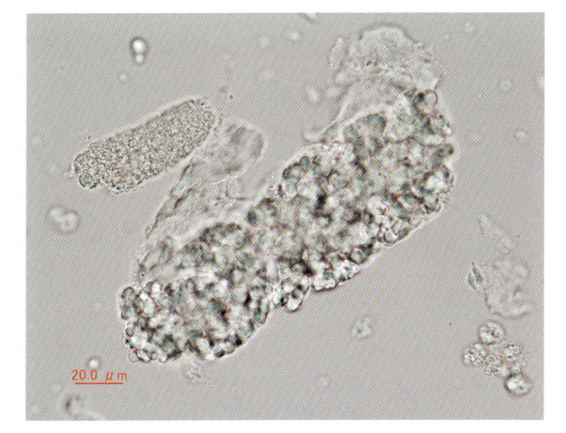

写真X-465 ろう様円柱（400倍，無染色）
光沢のある小型なイクラ状の成分が詰まったろう様円柱である．

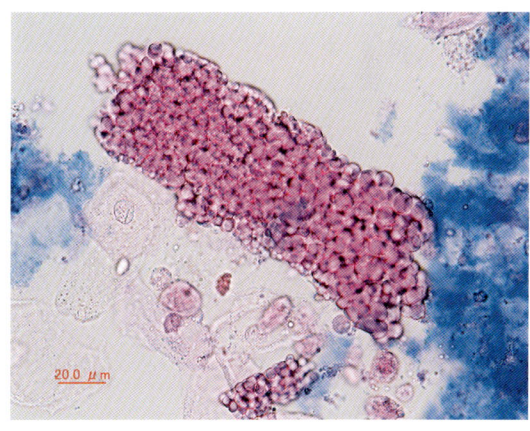

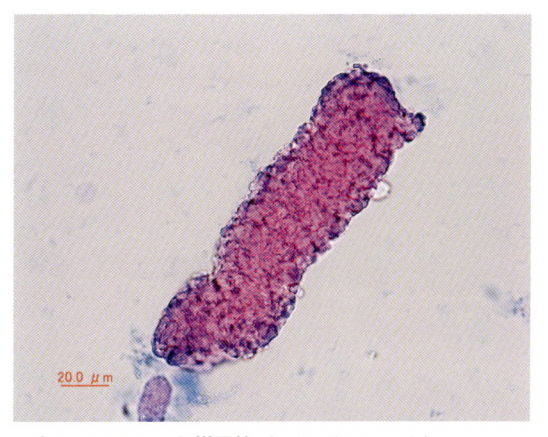

写真X-466 ろう様円柱（400倍，S染色）
赤紫色調を呈し，光沢のある小型なイクラ状の成分が詰まったろう様円柱である．

写真X-467 ろう様円柱（400倍，無染色）
光沢のある小型なイクラ状の成分が詰まったろう様円柱である．

写真X-468 ろう様円柱（400倍，S染色）
赤紫色調を呈し，光沢のある小型なイクラ状の成分が詰まったろう様円柱である．

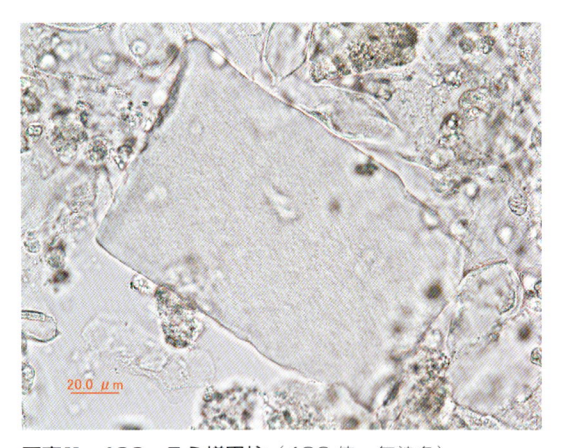

写真X-469 ろう様円柱（400倍，無染色）
　60μmを超えるろう様円柱である．この場合には，同時に幅広円柱として報告する．

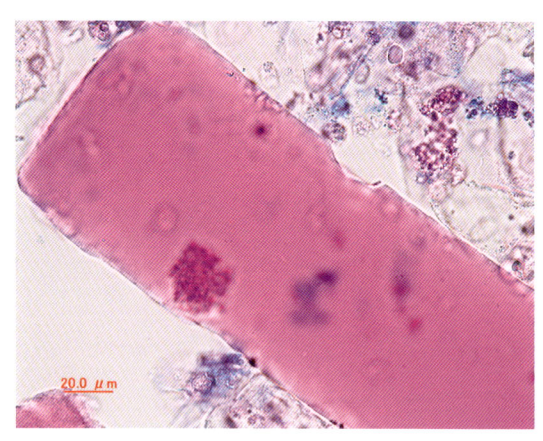

写真X-470 ろう様円柱（400倍，S染色）
　60μmを超えるろう様円柱である．この場合には，同時に幅広円柱として報告する．

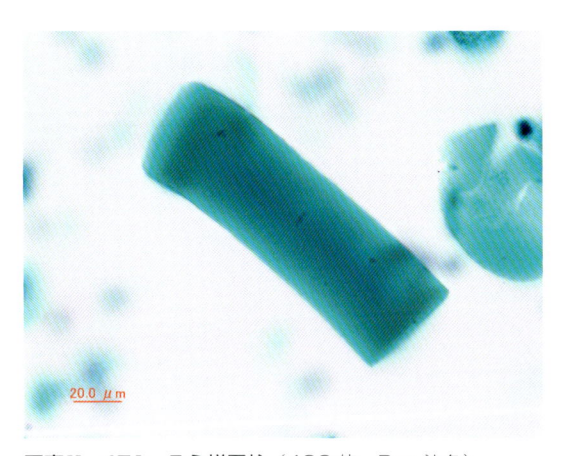

写真X-471 ろう様円柱（400倍，Pap染色）
　ライトグリーンに好染した光沢と厚みのあるろう様円柱である．

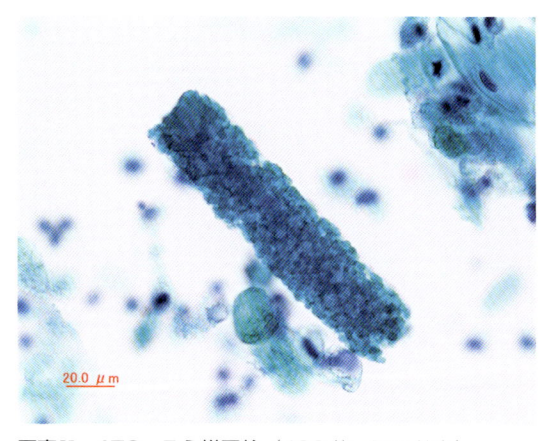

写真X-472 ろう様円柱（400倍，Pap染色）
　ライトグリーンに好染したイクラ状のろう様円柱である．

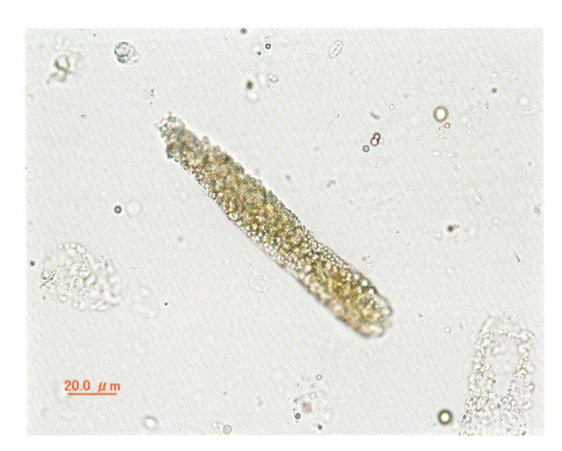

写真X-473 脂肪円柱（400倍，無染色）
　基質内に光沢のある脂肪顆粒が3個以上封入されている．

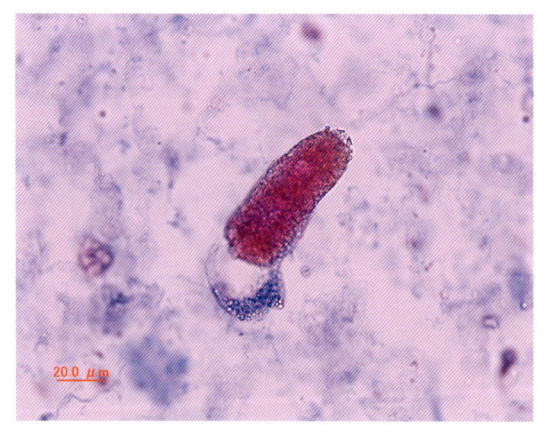

写真X-474 脂肪円柱（400倍，S染色）
　顆粒成分と脂肪顆粒成分で構成された円柱である．このような場合は，脂肪円柱として分類する．

X 各種尿沈渣成分の鑑別

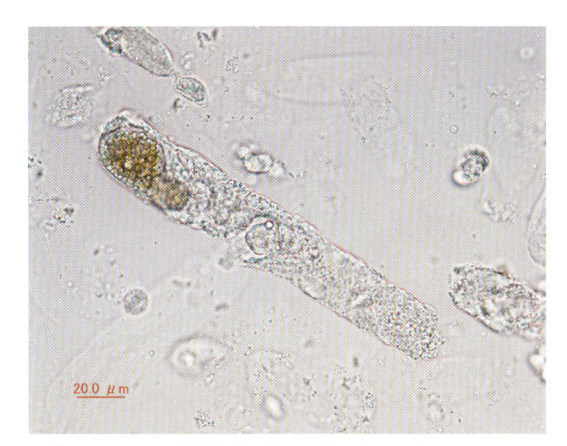

写真X-475 脂肪円柱(400倍,無染色)
　卵円形脂肪体を1個封入している円柱である.卵円形脂肪体は,脂肪顆粒を3個以上封入しているため,脂肪円柱として分類する.

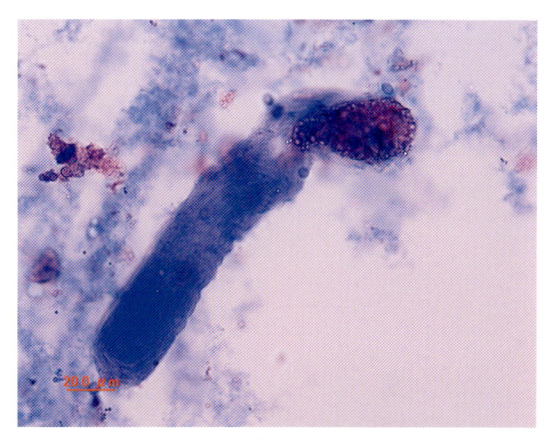

写真X-476 脂肪円柱(400倍,S染色)
　写真X-475と同様に卵円形脂肪体を1個封入している脂肪円柱である.

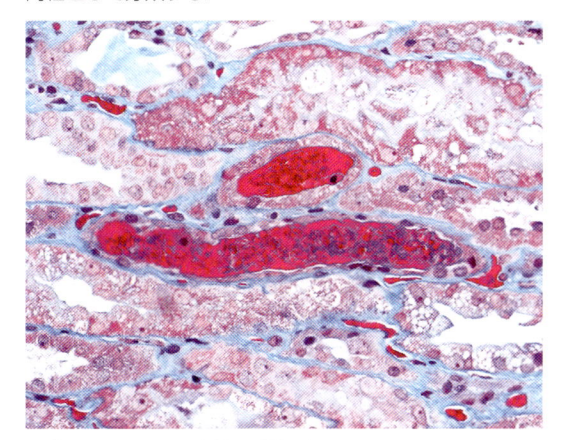

写真X-477 腎生検組織像(200倍,マッソン・トリクローム染色)
　遠位尿細管腔内に,赤血球が封入された赤血球円柱を認める.

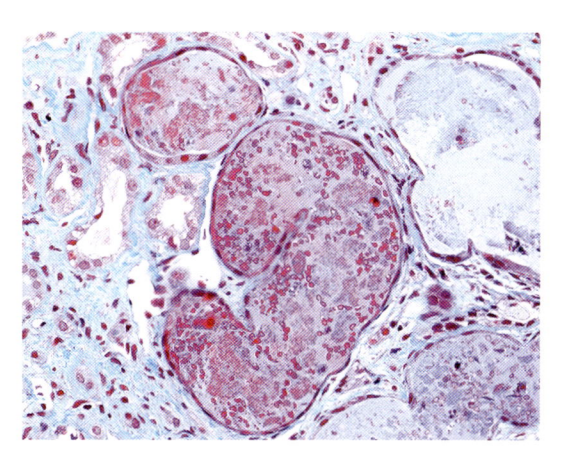

写真X-478 腎生検組織像(200倍,マッソン・トリクローム染色)
　遠位尿細管腔内に赤血球円柱を認める.円柱内の赤血球の一部に,溶血を伴う変形赤血球を認める.

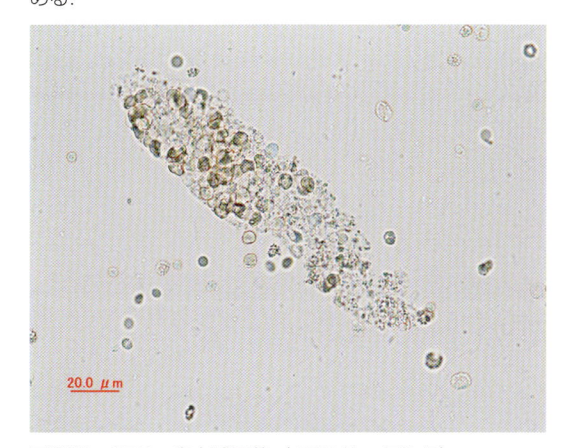

写真X-479 赤血球円柱(400倍,無染色)
　硝子円柱内に赤血球を3個以上封入しているため,赤血球円柱として分類する.

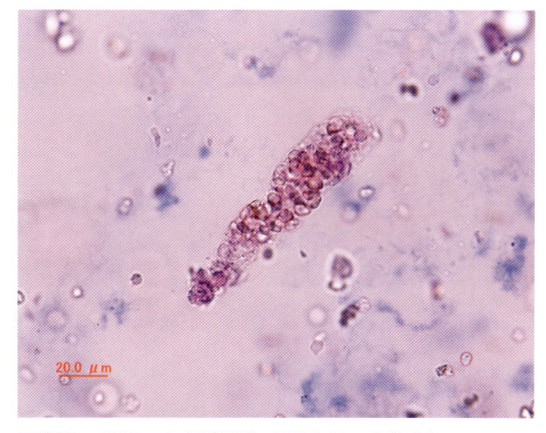

写真X-480 赤血球円柱(400倍,S染色)
　円柱内に赤血球を3個以上と白血球を1個封入している.白血球は3個未満であり,赤血球円柱として分類する.

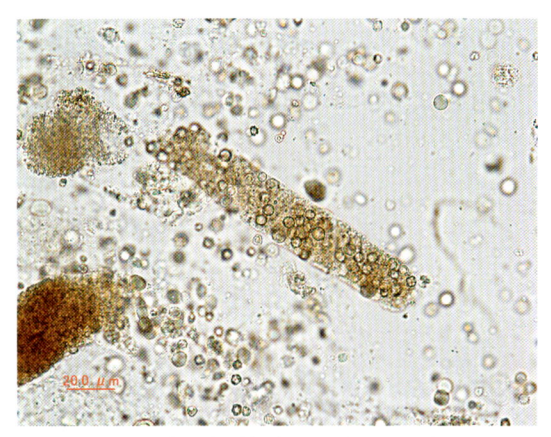

写真X-481 赤血球円柱（400倍，無染色）
　顆粒成分と赤血球を3個以上封入している円柱である．このような場合は，赤血球円柱として分類する．

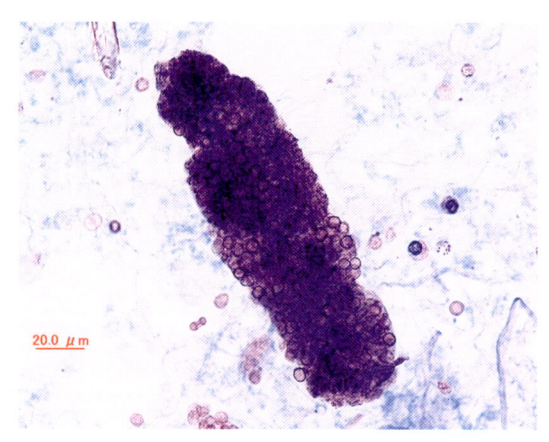

写真X-482 赤血球円柱（400倍，S染色）
　顆粒成分と赤血球の染色性が類似し，鑑別が困難である．しかし，赤血球の輪郭を観察できることから赤血球円柱として分類する．

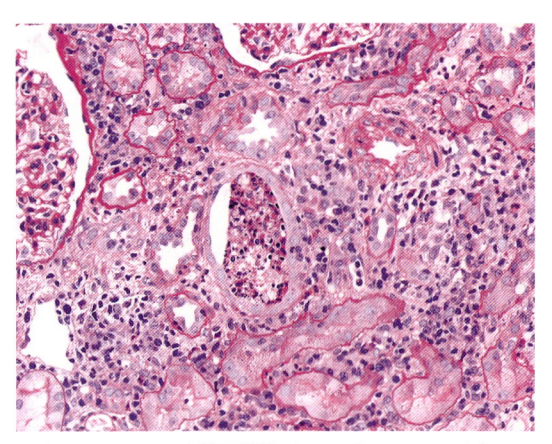

写真X-483 腎生検組織像（200倍，PAS染色）
　遠位尿細管腔内に，白血球が封入された円柱を認める．

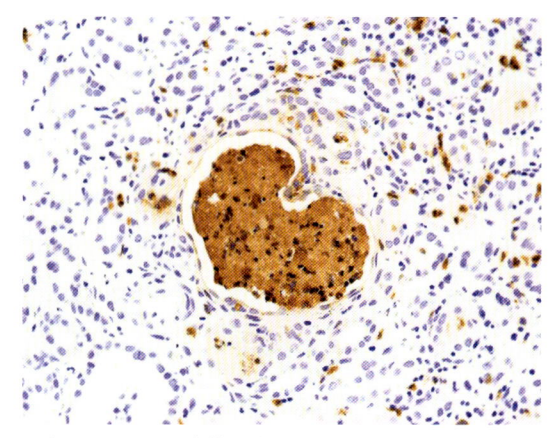

写真X-484 腎生検組織像（200倍，免疫組織化学法）
　円柱に封入されている白血球は，抗ヒト好中球エラスターゼ抗体に対して強陽性像を呈したことから，円柱内の白血球は好中球であることがわかった．

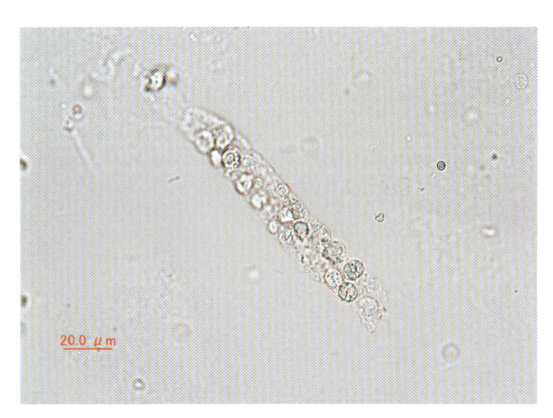

写真X-485 白血球円柱（400倍，無染色）
　円柱内の白血球は，細胞質が灰白色調で分葉核である．

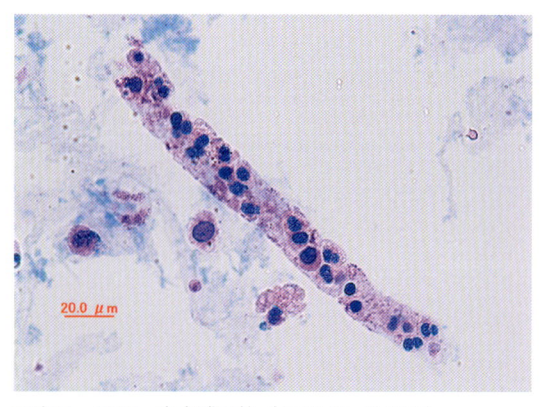

写真X-486 白血球円柱（400倍，S染色）
　円柱内の白血球は，核が青色調，細胞質は赤紫色調の染色性を呈する．分葉核を有することから好中球と考える．

X 各種尿沈渣成分の鑑別

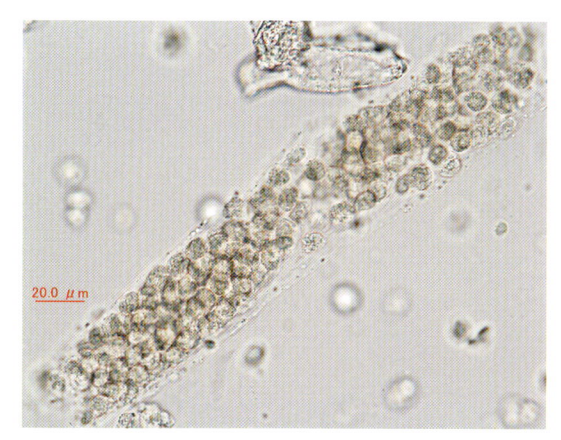

写真X-487　白血球円柱（400倍，無染色）
　円柱内の白血球は，細胞質が灰白色調で，核は不明瞭のものと分葉核のものが認められる．

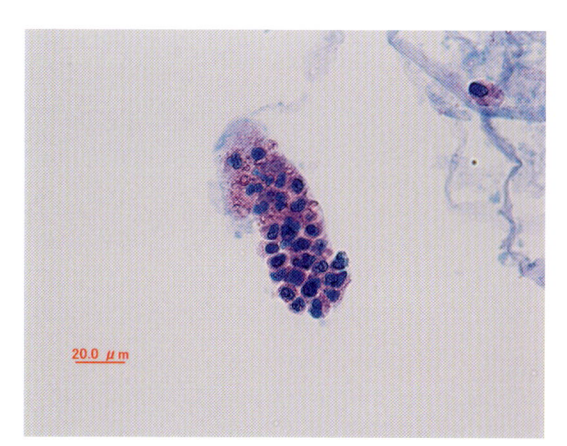

写真X-488　白血球円柱（400倍，S染色）
　円柱内の白血球は，核が青色調，細胞質は赤紫色調の染色性を呈する．分葉核を確認できることから好中球と考える．

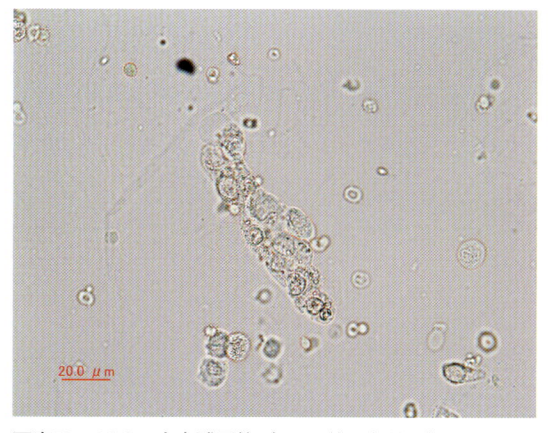

写真X-489　白血球円柱（400倍，無染色）
　円柱内の白血球は，細胞質が灰白色調で薄く，核は単核で円形～類円形を呈する．

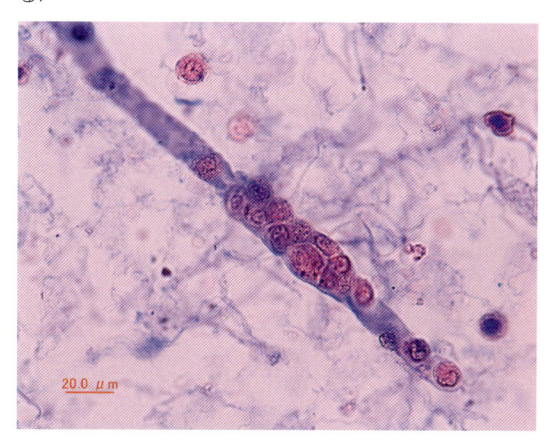

写真X-490　白血球円柱（400倍，S染色）
　写真X-489と同一標本である．円柱内の白血球は，核が淡青色調，細胞質は赤紫色調の染色性を呈する．核は単核で馬蹄形を呈することから，単球と考える．

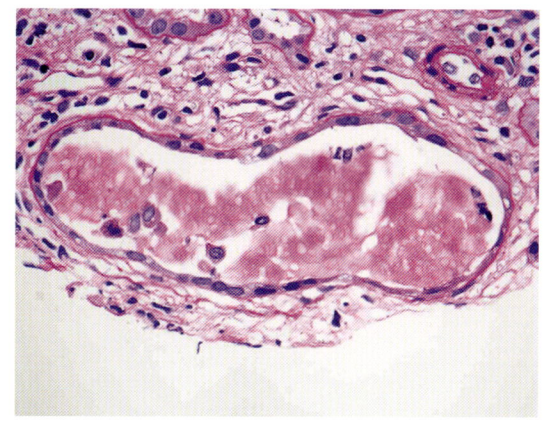

写真X-491　腎生検組織像（200倍，PAS染色）
　遠位尿細管腔内に，尿細管上皮細胞と空胞を有する円柱を認める．

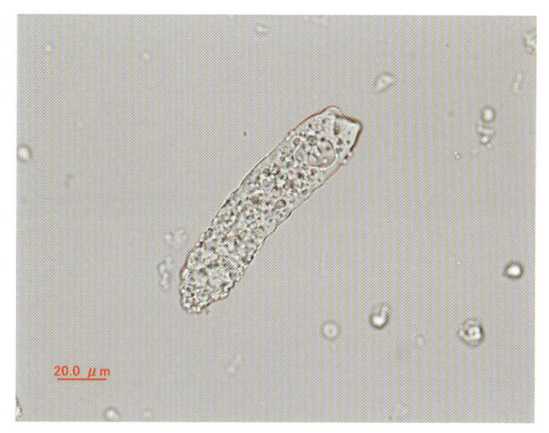

写真X-492　空胞変性円柱（400倍，無染色）
　円柱内に大小さまざまな空胞を有する円柱である．

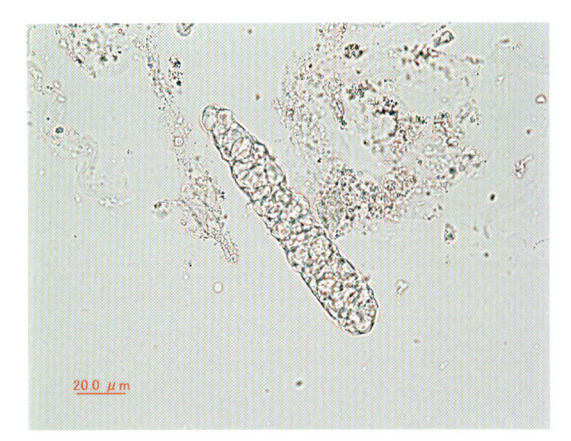

写真X-493 空胞変性円柱（400倍，無染色）
円柱内に大小さまざまな空胞を有する円柱である．

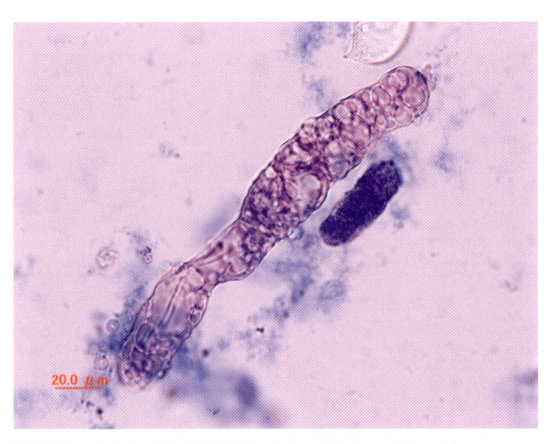

写真X-494 空胞変性円柱（400倍，S染色）
円柱内の大小さまざまな空胞は不染性である．

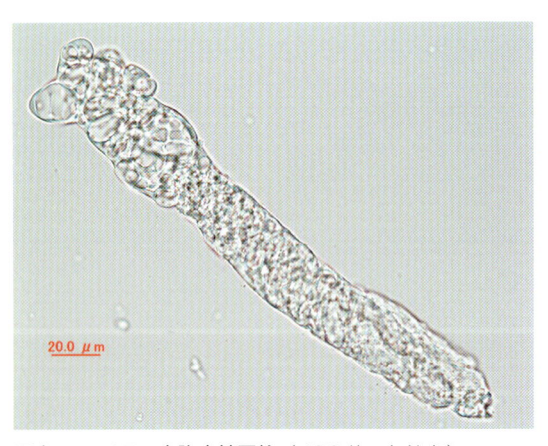

写真X-495 空胞変性円柱（400倍，無染色）
円柱内に大小さまざまな空胞を有する円柱である．

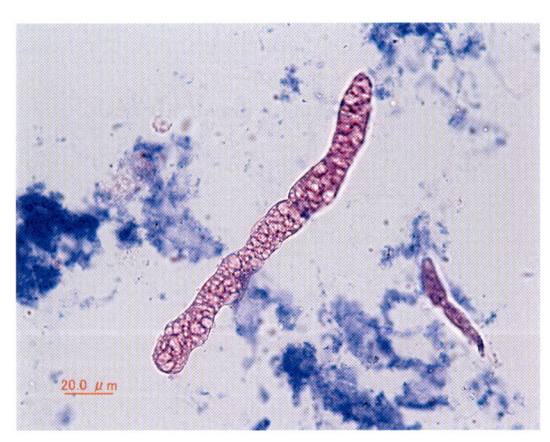

写真X-496 空胞変性円柱（400倍，S染色）
円柱内の大小さまざまな空胞は不染性である．

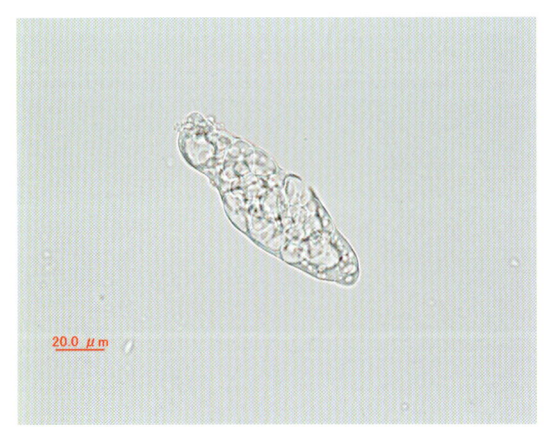

写真X-497 空胞変性円柱（400倍，無染色）
円柱内に大小さまざまな空胞を有する円柱である．

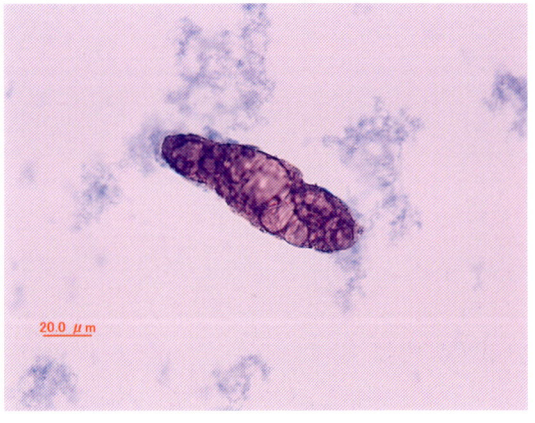

写真X-498 空胞変性円柱（400倍，S染色）
円柱内の大小さまざまな空胞は不染性である．

X 各種尿沈渣成分の鑑別

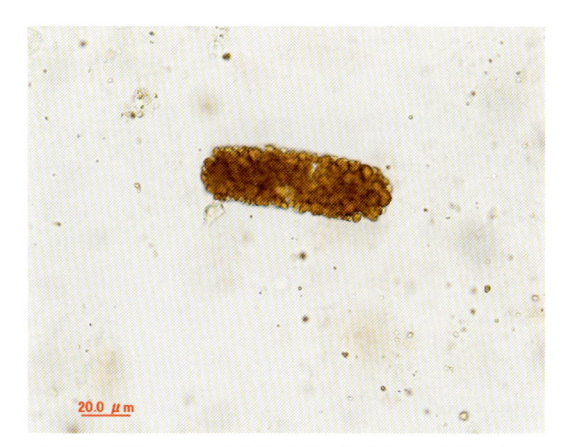

写真X-499　ヘモジデリン円柱（400倍，無染色）
　円柱内に茶褐色調を呈するヘモジデリン顆粒を認める．

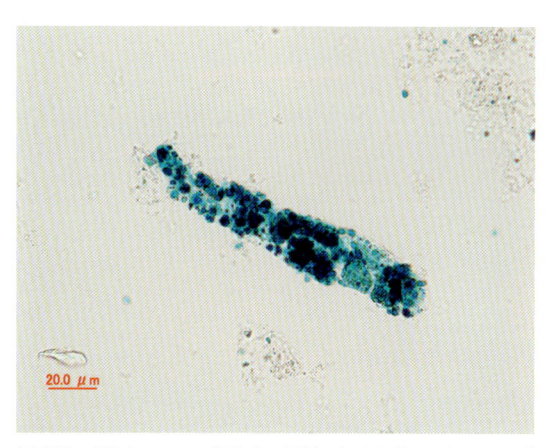

写真X-500　ヘモジデリン円柱（400倍，ベルリンブルー染色）
　円柱内のヘモジデリン顆粒は，青藍色調の染色性を呈する．

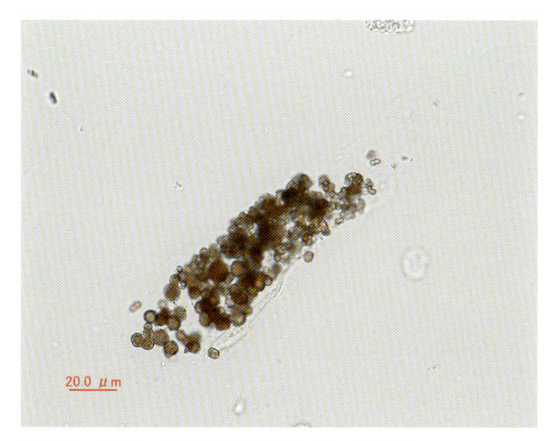

写真X-501　塩類円柱（400倍，無染色）
　円柱内に黄褐色調～レンガ色調を呈する尿酸塩を認める．

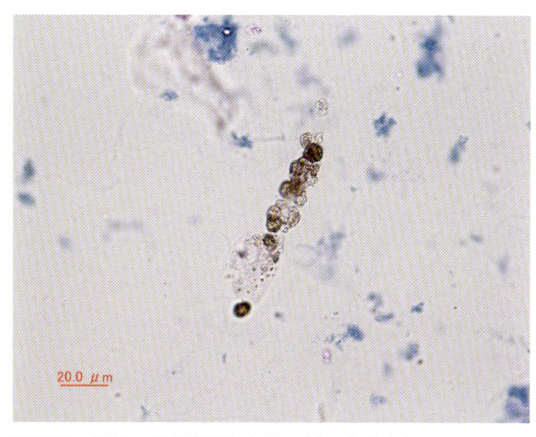

写真X-502　塩類円柱（400倍，S染色）
　円柱内の塩類は不染性である．

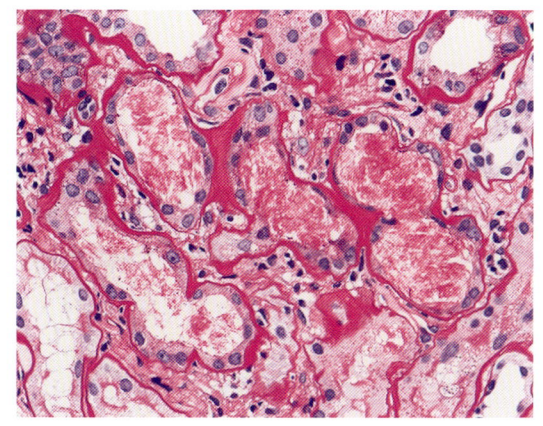

写真X-503　腎生検組織像（糖尿病）（200倍，PAS染色）
　遠位尿細管腔内に，綿菓子状～繊維状の円柱を認める．

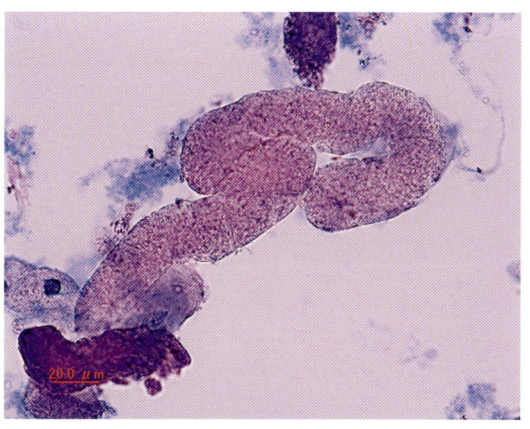

写真X-504　無染円柱（糖尿病）（400倍，S染色）
　繊維様物質が密に詰まった円柱である．染色性は不染または不良である．

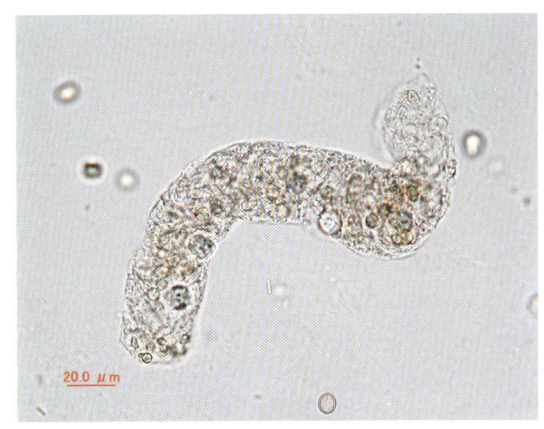

写真Ⅹ-505　無染円柱（腎移植例）（400倍，無染色）
　灰白色調の染色性を呈する繊維様物質が密に詰まった円柱である．円柱内に赤血球が封入されている．（このような場合は，尿沈渣検査法2000に準じ，赤血球円柱としてカウントする．）

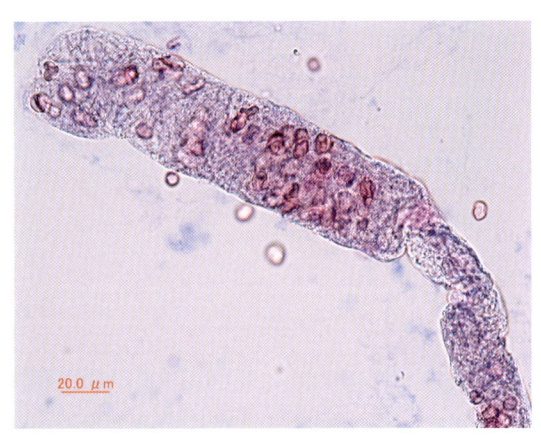

写真Ⅹ-506　無染円柱（腎移植例）（400倍，S染色）
　繊維様物質が密に詰まった円柱である．染色性は不染または不良である．円柱内に赤血球が封入されている．（このような場合は，尿沈渣検査法2000に準じ，赤血球円柱としてカウントする．）

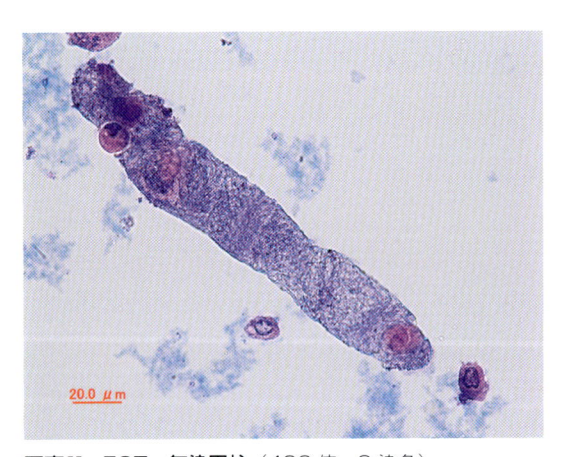

写真Ⅹ-507　無染円柱（400倍，S染色）
　繊維様物質が密に詰まった円柱である．淡青色調の染色性を呈している．円柱内に尿細管上皮細胞が封入されている．（このような場合は，尿沈渣検査法2000に準じ，上皮円柱としてカウントする．）

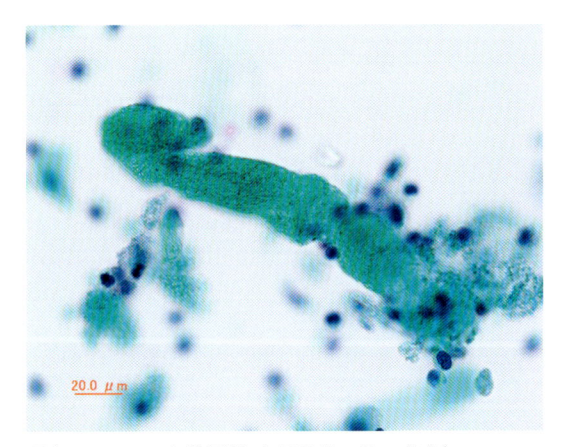

写真Ⅹ-508　無染円柱（400倍，Pap染色）
　ライトグリーンに好染した繊維様物質が密に詰まった円柱である．本染色法でも円柱内の繊維様物質を観察することができる．

結晶・塩類

1. 起源（由来）

結晶・塩類は，腎臓から排泄された成分が腎・尿路系や採尿容器内で析出および結晶化したものである．まれに採尿カップに排石されることがある．

2. 通常結晶

1）無晶性塩類（尿酸塩，リン酸塩）

（1）形態学的特徴

尿酸塩は顆粒状〜小円形を示し，比較的軟らかい質感である．無染色で淡黄色調〜レンガ色調を呈する．

リン酸塩は細顆粒状〜顆粒状として認められ，硬い質感である．無染色で無色〜淡緑色調を呈する（写真X−509, 510）．

（2）類似する沈渣成分との鑑別方法

鑑別を要する成分として，顆粒円柱や尿細管上皮細胞の崩壊による顆粒成分とヘモジデリン顆粒がある．無晶性塩類はS染色で不染であり，酢酸，塩酸，水酸化カリウムのいずれかによって溶解するため鑑別可能である．

（3）臨床的意義

食生活などの影響を受け，健常者でも認められることがあるため臨床的意義は少ない．しかし，早朝尿と随時尿の両方もしくは継続的に認められる場合は，尿細管障害や尿路結石症の原因となりうるため注意が必要である．

（4）ワンポイントアドバイス

● 塩類の多い尿沈渣検体は最初から塩類を溶解して観察してもよいか？

血球類や上皮細胞類が変性もしくは崩壊してしまう可能性があるため，最初は溶解せずに観察するべきである．

2）シュウ酸カルシウム結晶

（1）形態学的特徴

重屈折性のある正八面体，亜鈴状，ビスケット状，楕円形を示す．無染色で無色〜淡黄色調を呈する（写真X−511〜518）．

（2）類似する沈渣成分との鑑別方法

鑑別を要する成分として，赤血球と酵母様真菌がある．シュウ酸カルシウム結晶は塩酸に溶解し，酢酸に溶解しないため鑑別可能である．

（3）臨床的意義

シュウ酸を豊富に含有している食物（みかん，トマト，ほうれん草，アスパラガスなど）の摂取による影響を受け，健常者でも認められる．しかし，持続的に認められる場合は，シュウ酸カルシウム結石の原因となるため注意しなければならない．

シュウ酸カルシウム結晶は，低カルシウム濃度の尿中ではシュウ酸カルシウム1水和物が結晶化し，プロトロンビンのフラグメント1が豊富に含まれ，高カルシウム濃度の尿中ではシュウ酸カルシウム2水和物が結晶化し，オステオポンチンが豊富に含まれている．最近では，高濃度のシュウ酸カルシウムおよびシュウ酸そのものがフリーラジカルを介して尿細管上皮細胞を傷害することが報告されている．したがって，高シュウ酸，低カルシウム濃度の尿中に認められるシュウ酸カルシウム1水和物で形成された結晶は尿細管上皮細胞傷害を反映し，その検出は臨床的意義が高いと考えられる．

（4）ワンポイントアドバイス

● シュウ酸カルシウム結晶の形からわかること

亜鈴状やビスケット状を呈する結晶はシュウ酸カルシウム1水和物，正八面体を呈する結晶はシュウ酸カルシウム2水和物で形成されている．

3）尿酸結晶

（1）形態学的特徴

砥石状，菱形，束柱状など種々の形態を示す．無染色で無色〜黄褐色調を呈する（写真X−519〜524）．

（2）類似する沈渣成分との鑑別方法

鑑別を要する成分としてシスチン結晶がある．尿酸結晶は厚みがあり，黄褐色調を呈することや，60℃加温，水酸化カリウム，アンモニア水で溶解するため鑑別可能である．

（3）臨床的意義

尿酸結石は上部尿路結石の約6%を占め，患者数は増加傾向にある．健常者の尿中尿酸排泄量は700 mg/日であるが，1,100 mg/日以上では約50%に尿酸結石を形成する．

4）リン酸カルシウム結晶

（1）形態学的特徴

板状，針状，束柱状など種々の形態を示す．無染色で無色〜灰白色調を呈する（写真X-525〜528）．

（2）類似する沈渣成分との鑑別方法

鑑別を要する成分として尿酸結晶がある．リン酸カルシウム結晶は，アルカリ〜中性尿でみられ，塩酸，酢酸で溶解することや，束柱状の形態を示す場合は杙（くい）のように先が細くなっているため鑑別可能である．

（3）臨床的意義

尿路感染症でみられ，副甲状腺機能亢進症では結石を発生しやすい．

5）リン酸アンモニウムマグネシウム結晶

（1）形態学的特徴

屈折性のある西洋棺蓋状，封筒状，プリズム形など種々の形態を示す．無染色で無色〜淡黄色調を呈する（写真X-529〜534）．

（2）類似する沈渣成分との鑑別方法

鑑別を要する成分として尿酸結晶がある．リン酸アンモニウムマグネシウム結晶は，アルカリ〜中性尿でみられ，塩酸，酢酸で溶解するため鑑別可能である．

（3）臨床的意義

*Proteus*属の感染を原因とすることがもっとも多いが，*Klebsiella*属，*Pseudomonas*属，*Serratia*属などのウレアーゼをもつ尿素分解菌の感染によって，尿素からアンモニアがつくられて尿がアルカリ化し，リン酸アンモニウムマグネシウムが結晶化して結石が形成される．

6）尿酸アンモニウム結晶

（1）形態学的特徴

棘のある球状など種々の形態を示す．無染色で茶褐色調を呈する（写真X-535, 536）．

（2）類似する沈渣成分との鑑別方法

鑑別を要する成分として尿酸塩・尿酸結晶がある．尿酸アンモニウム結晶はアルカリ尿でみられ，塩酸，酢酸，水酸化カリウムで溶解するため鑑別可能である．

（3）臨床的意義

尿路感染症でみられる．ダイエットや難治性便秘を原因とした緩下剤乱用による脱水と尿量の減少，尿中尿酸濃度とアンモニア濃度の上昇によって尿酸アンモニウムが結晶化し，結石を形成することがある．

7）炭酸カルシウム結晶

（1）形態学的特徴

無晶性顆粒状，小球状，ビスケット状などの形態を示す．無染色では無色である．

（2）類似する沈渣成分との鑑別方法

鑑別を要する成分としてシュウ酸カルシウム結晶がある．炭酸カルシウム結晶は，アルカリ〜中性尿でみられ，酢酸で気泡を生じ溶解するため鑑別可能である．

（3）臨床的意義

健常者でもみられ，臨床的意義は低い．その他に炭酸カルシウムを含有する薬剤の服用によって出現する．

3. 異常結晶

1）ビリルビン結晶

（1）形態学的特徴

針状の形態を示す．無染色で褐色調を呈する．白血球や上皮細胞上に認められることがある（写真X-537〜540）．

（2）類似する沈渣成分との鑑別方法

鑑別を要する成分として薬剤結晶がある．ビリ

ルビン結晶は，クロロホルム，アセトンで溶解するため鑑別可能である．

（3）臨床的意義

肝炎，胆道閉塞などの肝・胆道系疾患に出現する．血中ビリルビンが増加し，肝臓で間接ビリルビンがグルクロン酸抱合され，直接ビリルビンとなって尿中に排泄されて結晶化する．

2）チロジン結晶

（1）形態学的特徴

針状，管状にのびた形態を示す．無染色では無色である．

（2）類似する沈渣成分との鑑別方法

鑑別を要する成分として薬剤結晶がある．チロジン結晶は尿中ビリルビンが陽性を示す患者に認められる．30％塩酸と10％水酸化カリウムで溶解し，Weiss法による定性試験で陽性，Millon反応にて上清および沈殿物がレンガ色の陽性を呈するため鑑別可能である．

（3）臨床的意義

重症肝実質障害でみられる．

3）ロイシン結晶

（1）形態学的特徴

同心円状または放射状の形態を示す．無染色で淡黄色調を呈する．

（2）類似する沈渣成分との鑑別方法

鑑別を要する成分としてビリルビン尿で出現するシュウ酸カルシウム結晶がある．ロイシン結晶も同様に尿中ビリルビンが陽性を示す患者に認められるため鑑別が困難な場合がある．しかし，30％酢酸，30％塩酸や10％水酸化カリウムで溶解し，Weiss法による定性試験で陽性を呈するため鑑別可能である．

（3）臨床的意義

重症肝実質障害でみられる．肝臓内のアミノ酸代謝異常により尿中に排泄され結晶化する．

4）コレステロール結晶

（1）形態学的特徴

無色で長方形板状の形態を示す（**写真Ⅹ-541**，542）．

（2）類似する沈渣成分との鑑別方法

鑑別を要する成分としてシスチン結晶がある．コレステロール結晶の一角は90°であり，シスチン結晶は120°であるため鑑別可能である．

（3）臨床的意義

ネフローゼ症候群，囊胞腎，フィラリア症でみられる．

5）シスチン結晶

（1）形態学的特徴

無色で六角形板状の形態を呈する（**写真Ⅹ-543，544**）．

（2）類似する沈渣成分との鑑別方法

鑑別を要する成分としてコレステロール結晶がある．鑑別方法についてはコレステロール結晶の項を参照されたい．ほかにシスチン尿症は，シアニド・ニトロプルシッド反応で陽性（赤色）を示すため鑑別可能である．

（3）臨床的意義

尿細管の再吸収障害による先天性アミノ酸代謝異常で，シスチン尿症でみられる．シスチン結石の原因となる．

6）2, 8-ジヒドロキシアデニン結晶

（1）形態学的特徴

菊花状，放射状の円形・球状の形態を示す．無染色で淡黄色～褐色調を呈する．

（2）類似する沈渣成分との鑑別方法

鑑別を要する成分として尿酸塩やロイシン結晶があり，加温，酢酸，塩酸，水酸化カリウムの全てで溶解するため鑑別可能である．

（3）臨床的意義

APRT欠損症（adenine phosphoribosyltransferase deficiency）でみられる．

7）薬剤結晶

（1）形態学的特徴

サルファ剤系薬剤結晶は尿酸結晶やシュウ酸カルシウム結晶に類似し，サルファ剤のアセチル化結晶は長束状を形成する．ST合剤結晶は尿酸結

晶やシスチン結晶に類似する（写真X-545〜550）．

（2）類似する沈渣成分との鑑別方法

サルファ剤系薬剤結晶は水に難溶性であるが，ST合剤結晶はアセトンに溶解するため鑑別可能である．

（3）臨床的意義

造影剤，サルファ剤，ST合剤投与下の患者尿でみられる．

4．臨床医からの一言

尿中塩類の排泄は，体内における塩類代謝，酸・塩基平衡のほかに，尿中におけるコロイド状態などに関係している．したがって，結晶性沈渣の量は，かならずしも尿中の塩類濃度に比例するとは限らない．結晶としてリン酸塩，炭酸塩・尿酸塩，シュウ酸塩はよくみられるが，多量なとき以外は病的意義が少ない．

ロイシン，チロシン，シスチン，ジヒドロキシアデニン（DHA）などの病的結晶成分の出現は重要な所見である．シスチンはシスチン尿症で，チロシンは劇症肝炎時にみられる．DHA結晶は先天性プリン代謝異常，尿路結石に関与している．その他の結晶性沈渣に病的な意義は少ない．ただし，異常に増加したリン酸塩，尿酸塩，シュウ酸塩を含む尿は，結石症などの診断・予防のために重要である．

（東京女子医科大学　第四内科　新田孝作）

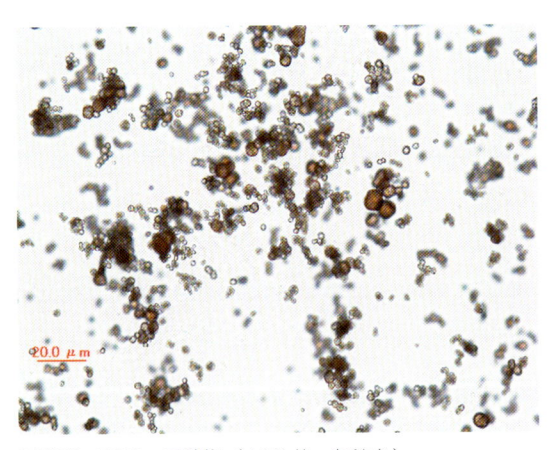

写真X-509　尿酸塩（400倍，無染色）
　淡黄色調〜レンガ色調を呈し，顆粒状で軟らかい質感がある．

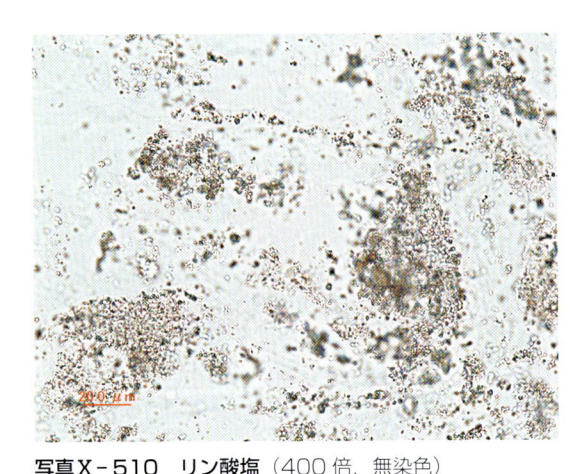

写真X-510　リン酸塩（400倍，無染色）
　無色〜淡緑色調を呈し，細顆粒状〜顆粒状として認められる．

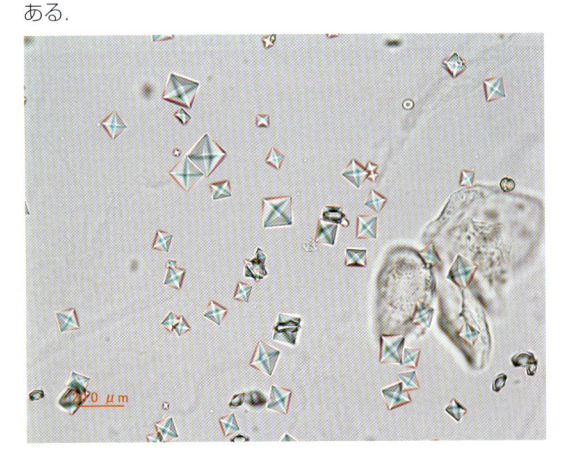

写真X-511　シュウ酸カルシウム結晶（400倍，無染色）
　正八面体結晶である．シュウ酸カルシウム2水和物で形成され，高シュウ酸カルシウム濃度の尿中に認められる．

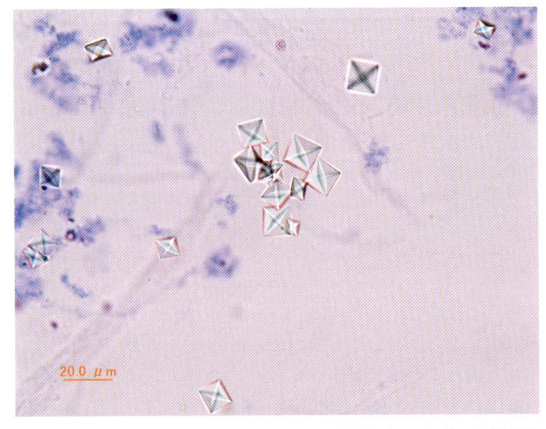

写真X-512　シュウ酸カルシウム結晶（400倍，S染色）
　正八面体結晶である．写真X-511と同様のシュウ酸カルシウム結晶である．染色性は不良である．

X 各種尿沈渣成分の鑑別

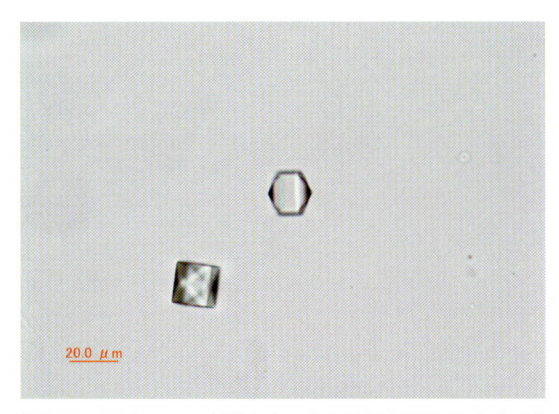

写真X-513 シュウ酸カルシウム結晶(400倍, 無染色)
コマ状の形態を呈することがある.

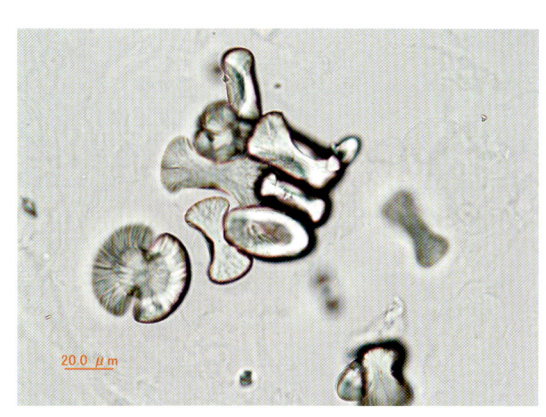

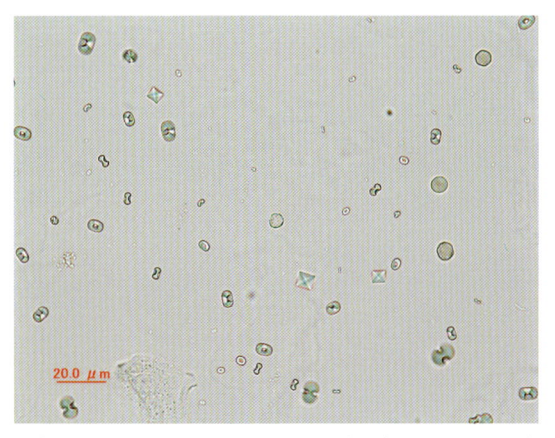

写真X-514 シュウ酸カルシウム結晶(400倍, 無染色)
亜鈴状の結晶である. シュウ酸カルシウム1水和物で形成され, 低シュウ酸カルシウム濃度の尿中に認められる.

写真X-515 シュウ酸カルシウム結晶(400倍, 無染色)
ビスケット状の結晶である. シュウ酸カルシウム1水和物で形成され, 低シュウ酸カルシウム濃度の尿中に認められる.

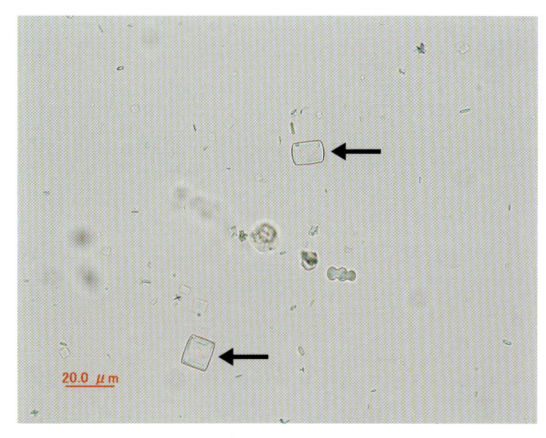

写真X-516 シュウ酸カルシウム結晶(400倍, 無染色)
正方形〜長方形の形態を呈することがある（←）.

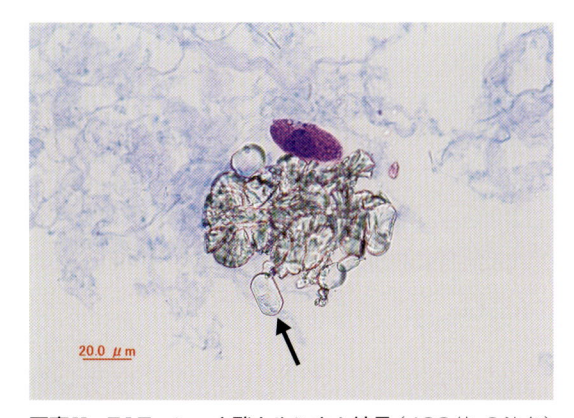

写真X-517 シュウ酸カルシウム結晶(400倍, S染色)
楕円形の形態を呈することがある（←）. 染色性は不良である.

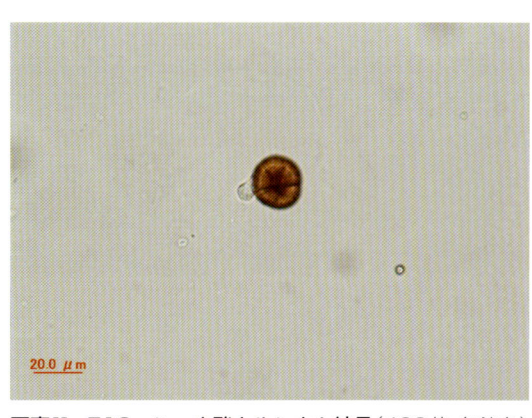

写真X-518 シュウ酸カルシウム結晶(400倍, 無染色)
ビスケット状の結晶である. ビリルビン色素によって着色される場合がある.

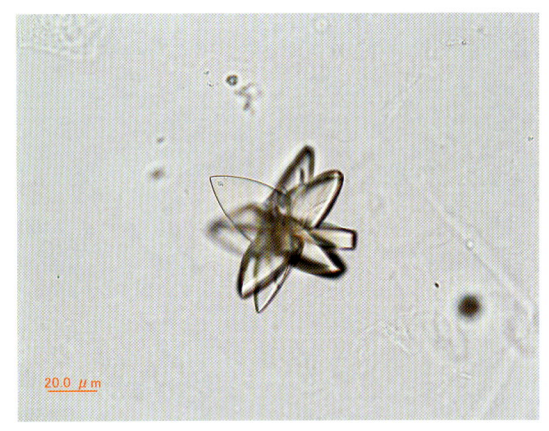

写真X-519　尿酸結晶（400倍，無染色）
　無色～黄褐色調を呈し，菱形の結晶が重なって認められる．

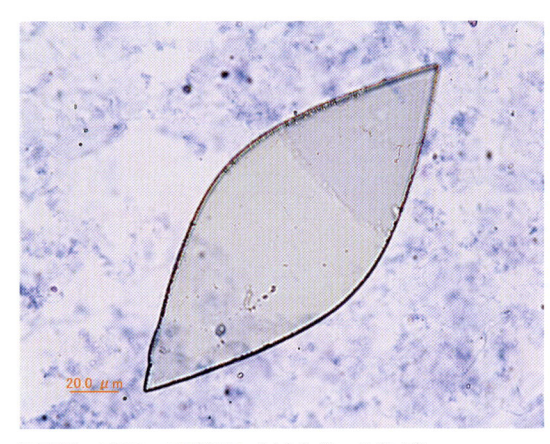

写真X-520　尿酸結晶（400倍，S染色）
　菱形の結晶として認められることがもっとも多い．染色性は不良である．

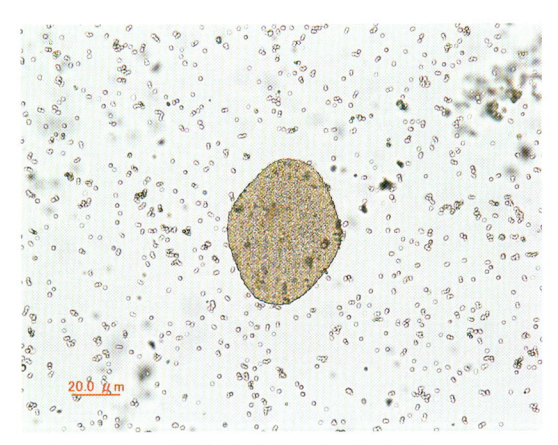

写真X-521　尿酸結晶（400倍，無染色）
　無色～黄褐色調を呈し，菱形の結晶が変性したものである．

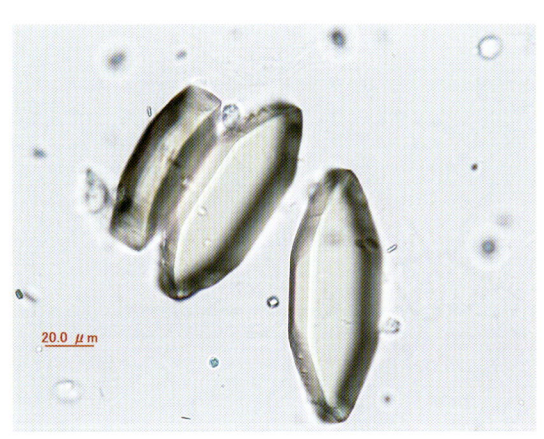

写真X-522　尿酸結晶（400倍，無染色）
　無色～黄褐色調を呈し，厚みのある菱形の結晶である．

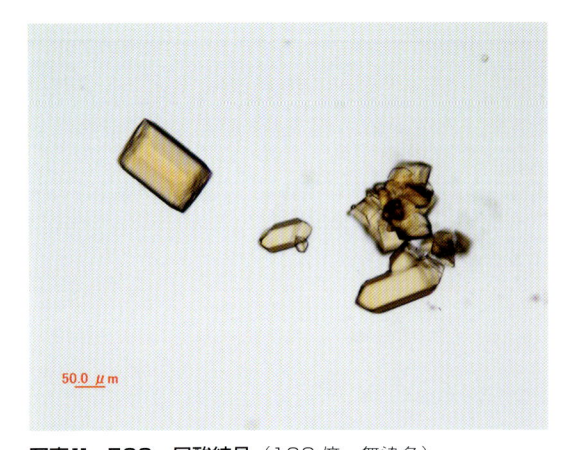

写真X-523　尿酸結晶（100倍，無染色）
　黄褐色調を呈し，厚みのある結晶である．大型な結晶を認めることがある．

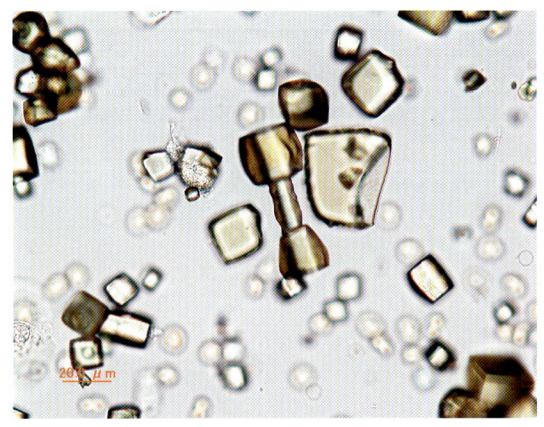

写真X-524　尿酸結晶（400倍，無染色）
　黄褐色調を呈し，厚みのある鉄亜鈴状の結晶である．

X 各種尿沈渣成分の鑑別

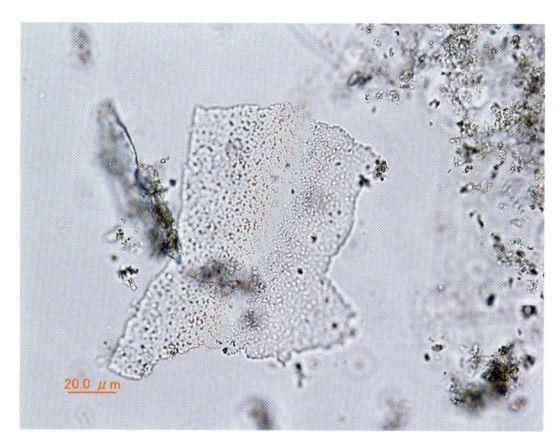

写真X-525 リン酸カルシウム結晶（400倍，無染色）
　無色〜灰白色調を呈し，板状で不定形な結晶として認められる．

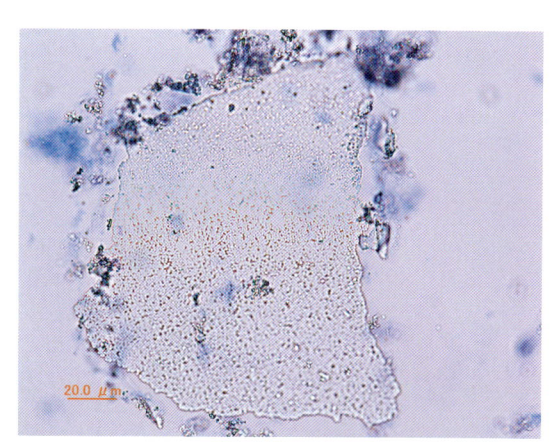

写真X-526 リン酸カルシウム結晶（400倍，S染色）
　写真X-525と同様の結晶である．染色性は不良である．

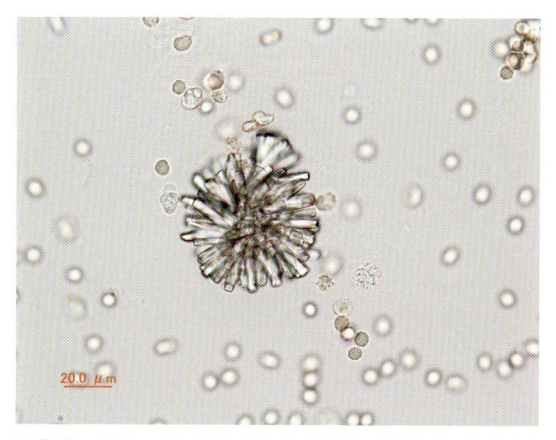

写真X-527 リン酸カルシウム結晶（400倍，無染色）
　束柱状の結晶が重なり合ったものである．

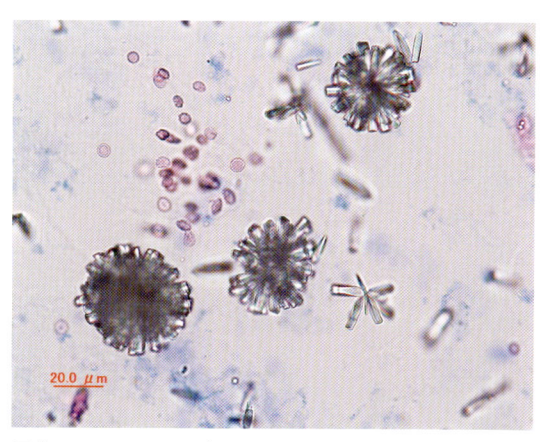

写真X-528 リン酸カルシウム結晶（400倍，S染色）
　写真X-527と同様の結晶である．

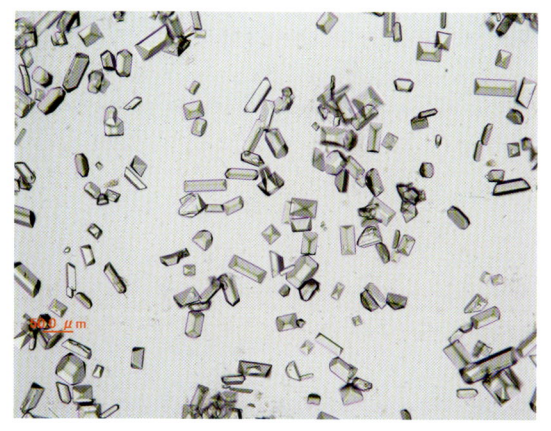

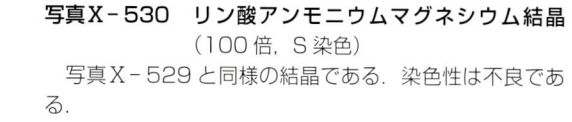

写真X-529 リン酸アンモニウムマグネシウム結晶
　　　　　　（100倍，無染色）
　無色〜淡黄色調を呈し，西洋棺蓋状や封筒状の結晶として認められる．

写真X-530 リン酸アンモニウムマグネシウム結晶
　　　　　　（100倍，S染色）
　写真X-529と同様の結晶である．染色性は不良である．

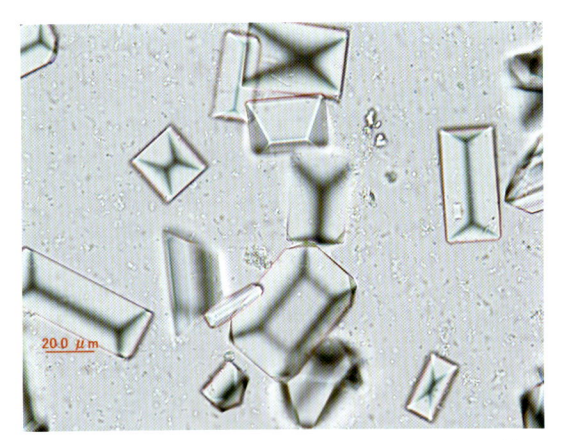

写真Ⅹ-531　リン酸アンモニウムマグネシウム結晶
（400倍，無染色）
　無色の西洋棺蓋状の結晶である．回りに多数の細菌が認められる．細菌の増殖に伴う尿のアルカリ化によって結晶化されるため，別名，細菌結晶ともよばれている．

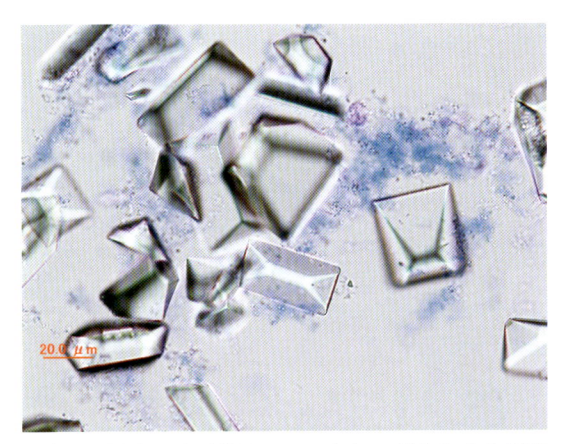

写真Ⅹ-532　リン酸アンモニウムマグネシウム結晶
（400倍，S染色）
　写真Ⅹ-531と同様の結晶である．染色性は不良である．

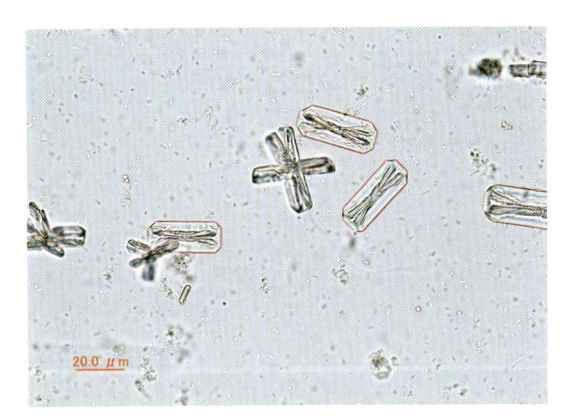

写真Ⅹ-533　リン酸アンモニウムマグネシウム結晶
（400倍，無染色）
　西洋棺蓋状の変性した結晶である．

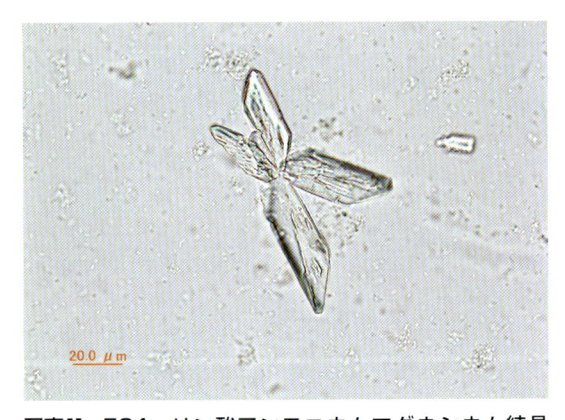

写真Ⅹ-534　リン酸アンモニウムマグネシウム結晶
（400倍，無染色）
　西洋棺蓋状が変性した，蝶のような形を呈した結晶である．

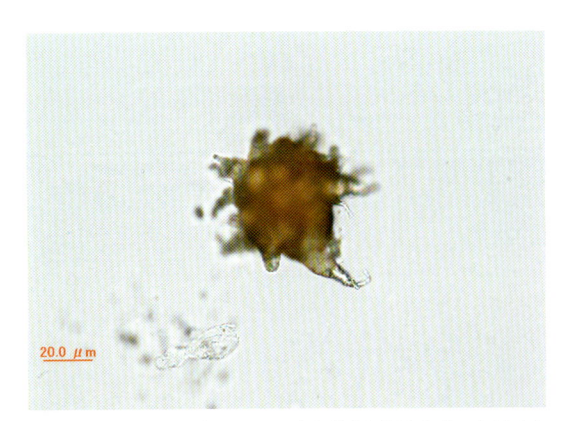

写真Ⅹ-535　尿酸アンモニウム結晶（400倍，無染色）
　茶褐色調を呈し，棘のある球状の結晶として認められる．

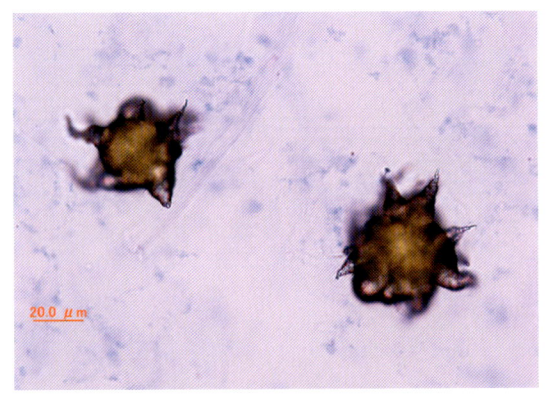

写真Ⅹ-536　尿酸アンモニウム結晶（400倍，S染色）
　写真Ⅹ-535と同様の結晶である．染色性は不良である．

X 各種尿沈渣成分の鑑別

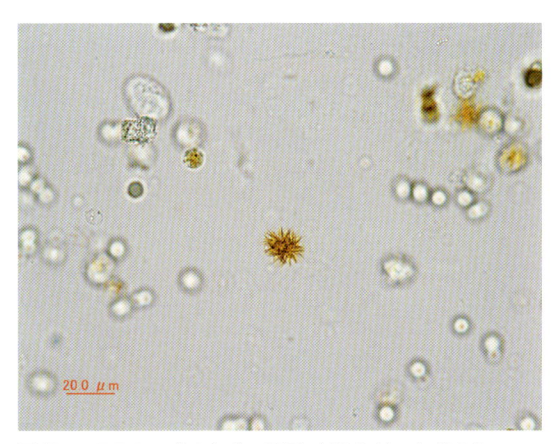

写真X-537 ビリルビン結晶(400倍, 無染色)
黄褐色調を呈し, 針状の結晶として認められる.

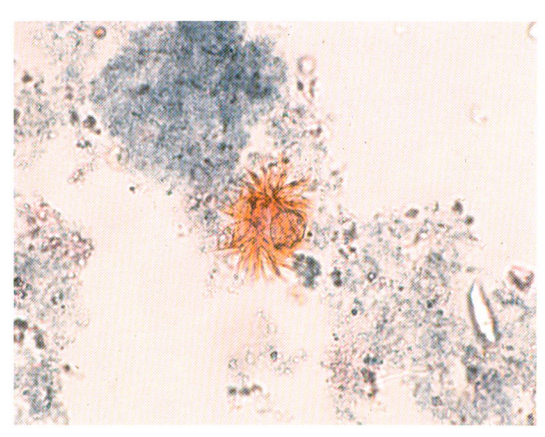

写真X-538 ビリルビン結晶(400倍, S染色)
上皮細胞上に析出したビリルビン結晶である.

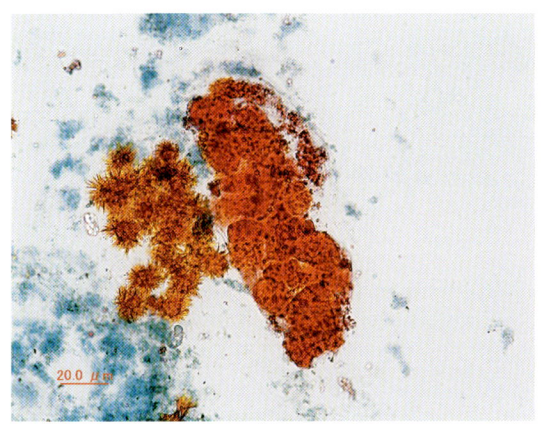

写真X-539 ビリルビン結晶(400倍, S染色)
ビリルビン色素に着色した尿細管上皮細胞とともに認められる場合がある.

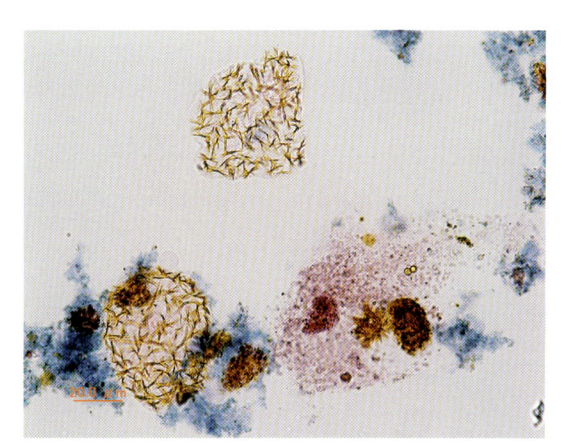

写真X-540 ビリルビン結晶(400倍, S染色)
扁平上皮細胞上に析出する場合がある.

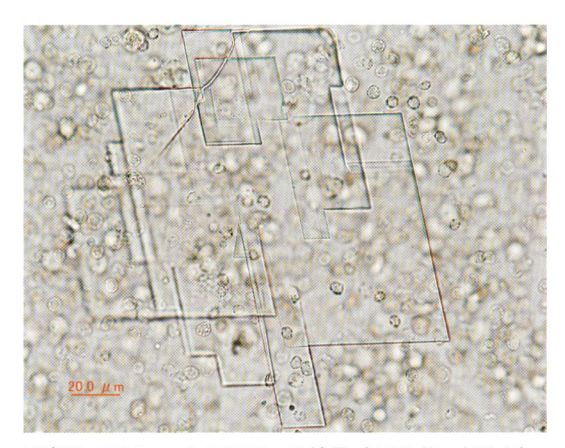

写真X-541 コレステロール結晶(400倍, 無染色)
長方形板状の結晶が重なり合って認められる. 長方形の一角は90°である.

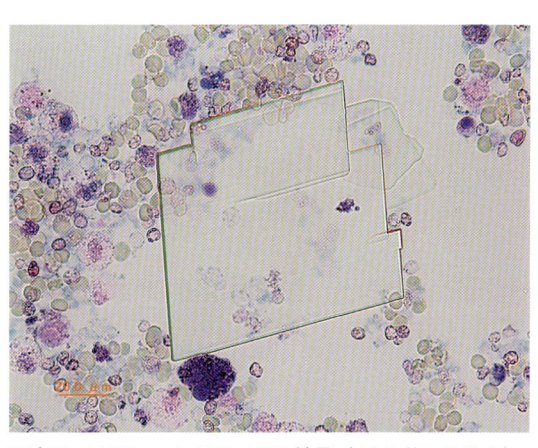

写真X-542 コレステロール結晶(400倍, S染色)
写真X-541と同様の結晶である. 染色性は不良である.

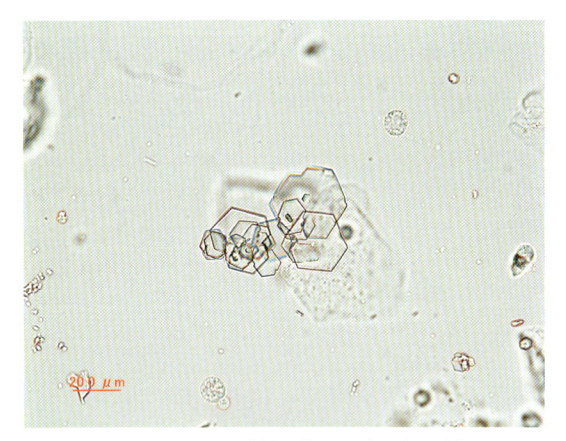

写真X-543　シスチン結晶（400倍，無染色）
　無染色で六角形を呈する結晶が重なり合って認められる．一角が120°であることからコレステロール結晶との鑑別が可能である．

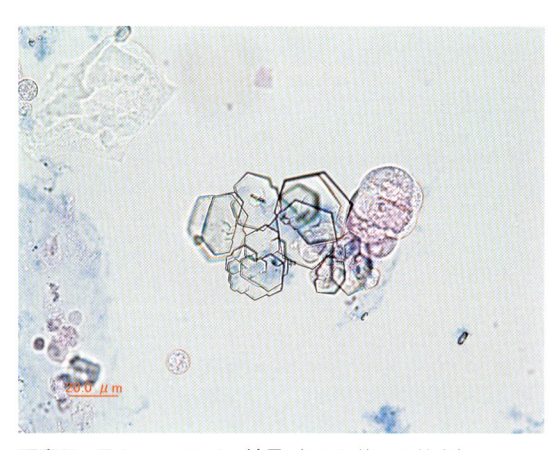

写真X-544　シスチン結晶（400倍，S染色）
　写真X-543と同様の結晶である．染色性は不良である．

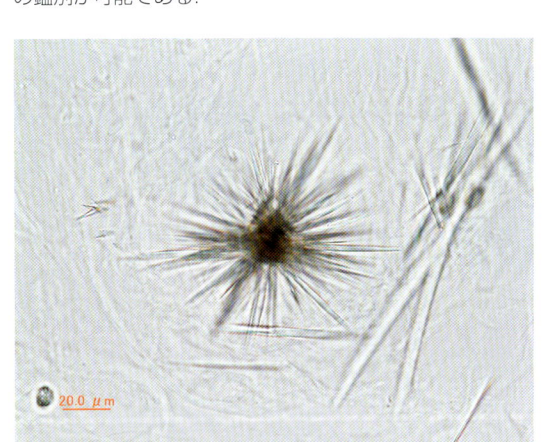

写真X-545　薬剤結晶（400倍，無染色）
　無色で針状を呈する結晶である．

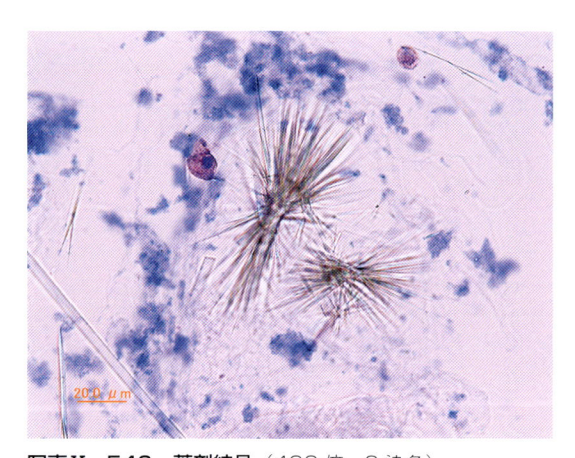

写真X-546　薬剤結晶（400倍，S染色）
　写真X-545と同様の結晶である．染色性は不良である．

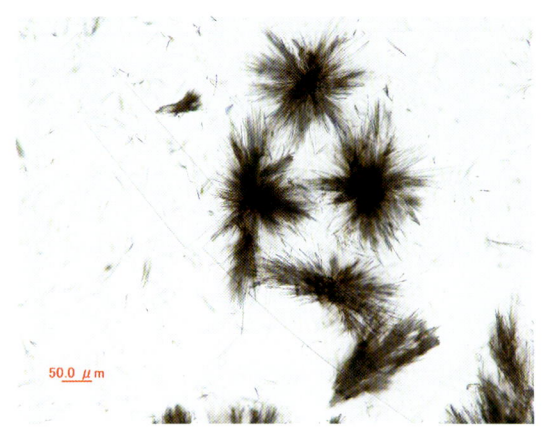

写真X-547　薬剤結晶（100倍，無染色）
　無色で針状を呈する結晶として認められることがある．

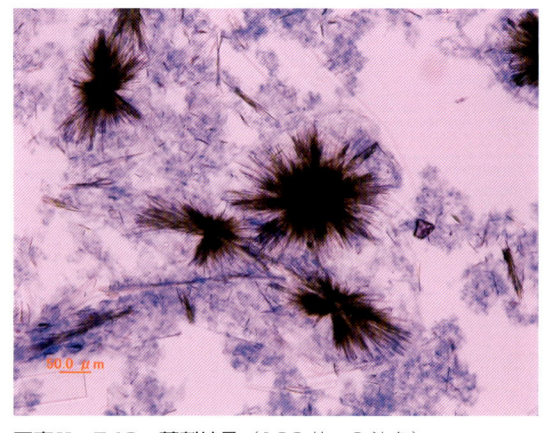

写真X-548　薬剤結晶（100倍，S染色）
　写真X-547と同様の結晶である．染色性は不良である．

X 各種尿沈渣成分の鑑別

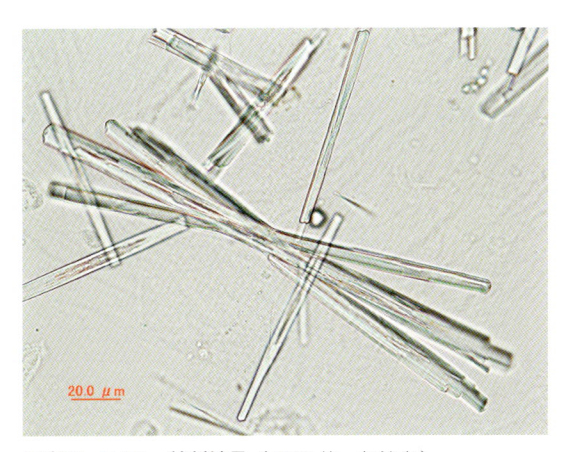

写真X-549 薬剤結晶（400倍，無染色）
　無色で棒状を呈する結晶として認められることがある．

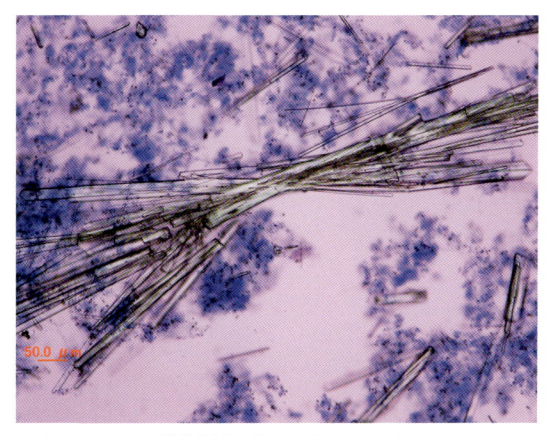

写真X-550 薬剤結晶（400倍，S染色）
　写真X-549と同様の結晶である．染色性は不良である．

微生物・寄生虫類

1. 細菌 bacterium

(1) 起源(由来)

外尿道口付近の常在菌,腸内細菌,腟内のデーデルライン桿菌(Döderlein bacillus, *Lactobacillus acidophilus*)に由来し,健常者でも少数認められる.しかし,尿路感染症の場合は細菌数が増加し,多数の白血球とともに出現する.細菌

表X-4 細菌培養陽性検体の検出菌種(中間尿,東京女子医大病院外来)

Seq.	細菌名	検出率(%)
1	*Escherichia coli*	36.4
2	*Enterococcus faecalis*	9.4
3	*Pseudomonas aeruginosa*	4.9
4	*Klebsiella pneumoniae* subsp. *pneumoniae*	2.9
5	*Staphylococcus epidermidis*	2.9
6	*Proteus mirabilis*	2.9
7	*Staphylococcus aureus*	2.6
8	nonfermentative GNR	2.6
9	α-streptococcus	2.3
10	*Staphylococcus saprophyticus*	1.9
11	fermentative GNR	1.9
12	*Staphylococcus aureus* (MRSA)	1.6
13	*Citrobacter freundii*	1.3
14	*Enterococcus faecium*	1.3
15	*Actinobacter baumannii*	1.3
16	*Enterococcus* sp.	1.0
17	CNS	1.0
18	*Enterobacter cloacae*	1.0
19	*Serratia marcescens*	1.0
20	γ-streptococcus	0.6
21	*Streptococcus* sp.	0.6
22	*Staphylococcus simulans*	0.6
23	*Klebsiella oxytoca*	0.6
24	*Morganella morganii*	0.6
25	*Pseudomonas aeruginosa* (推定)	0.3
26	*Streptococcus*	0.3
27	*Staphylococcus haemolyticus*	0.3
28	*Staphylococcus hominis*	0.3
29	*Staphylococcus aureus*	0.3
30	*Staphylococcus capitis* subsp. *capitis*	0.3
31	*Enterococcus casseliflavus*	0.3
32	*Citrobacter koseri*	0.3
33	*Gardnerella vaginalis*	0.3
34	β-streptococcus	0.3
35	*Stenotrophomonas maltophilia*	0.3
36	aerobic GPR	13.0

〈抽出条件〉
 集計期間:2003年9月1日~2004年8月31日(患者重複削除期間7日間)
 外来患者の中間尿で10^5 CFU/ml以上の菌が検出されたもの.

尿の場合，尿の外観は白濁した黄色を呈することが多い（写真X-551）．

（2）形態学的特徴

散在性〜集塊で出現する．大きさは20〜70μmである．桿菌は短〜長い棒状，球菌は超小型〜小型球状，変形細菌はフィラメント状やコブ状の形態を呈する（写真X-552〜566）．細菌が小集塊状で出現した場合には，尿細管上皮細胞と類似するため注意が必要である（写真X-567〜572）．

（3）類似する沈渣成分との鑑別方法

鑑別を要する成分として，無晶性塩類などがある．個々の細菌は，大きさや形が比較的整っているため鑑別可能である．

（4）臨床的意義

細菌は尿路感染症（単純性尿路感染症，複雑性尿路感染症）で認められ，有意の細菌尿と確定するためには，原則として中間尿で10^5 CFU/ml 以上，カテーテル尿では10^4 CFU/ml 以上とされている．

当院において，1年間に提出された外来患者の中間尿で，尿中細菌定量培養検査の結果10^5 CFU/ml 以上検出された菌種について集計したものを表X-4に示す．検出率が高かったのは順に，*Escherichia coli*（大腸菌），*Enterococcus faecalis*（腸球菌），*Pseudomonas aeruginosa*（緑膿菌）であった．一般的に急性の単純性尿路感染症起因菌の大半は大腸菌が占め，複雑性尿路感染症の起因菌は緑膿菌や腸球菌が主流であった．

さらに，1カ月間に提出された外来患者の中間尿のうち，尿中細菌定量培養検査の結果10^5 CFU/ml 以上の菌が検出され，かつ一般検査との同時依頼があった60件について，一般検査各項目間との関連を集計したものを表X-5に示す．有意の細菌尿でありながら，白血球定性試験が陰性であったものが19件（31.0％）あった．これらのうち7件は沈渣にて膿尿であり，白血球定性試験は沈渣での白血球数ならびに細菌培養結果と完全には相関しないことが示唆された．また球菌やブドウ糖非発酵菌の一部の菌は，菌体が小さいことや菌体を判別しづらいことから，沈渣にて少なく判定されることも多く注意が必要である．

これらデータ間の相関性不一致については，コンタミネーションをはじめ，感染時期，検体保存状況ならびに時間，患者の免疫状態，抗菌薬投与状況など，多種の影響を総合的に考慮しなければならない．

2. 真菌 fungus

（1）起源（由来）

大部分は子宮腟部に寄生しているカンジダに由

表X-5 細菌培養陽性と一般検査項目の関連

白血球定性	−	1+	2+	3+				
該当件数	19*1	4	14	21				
沈渣WBC数	<1	1〜4	5〜9	10〜19	20〜29	30〜49	50〜99	>100
該当件数	1	15	2	10	7	6	4	15
沈渣細菌	−	±	1+	2+	3+			
該当件数	3*2	7*3	19	19	12			

〈抽出条件〉
　2004年10月1日〜10月31日の1カ月に当院細菌検査室に提出された細菌検査中間尿検体：353件
　培養陽性と判断されたものは74件（陽性率 21.0％）
　このうち，一般検査（沈渣）との同時依頼件数は60件（81.1％）
* 1：WBC <1HPF：1件，1〜4HPF：11件，10〜19HPF：3件，20〜29HPF：3件，50〜99HPF：1件
* 2：すべて白血球定性陰性で，WBC 1〜4HPF
* 3：検出された菌は，*Enterococcus faecalis* 3件，*Staphylococcus aureus* 1件，*Peudomonas aeruginosa* 2件，*Escherichia coli* 1件

来し，まれにアスペルギルスや空中に存在する真菌なども認められる．

（2）形態学的特徴

散在性〜集塊で出現する．大きさは3〜6μmである．カンジダは円形〜楕円形の形態を呈し，出芽や仮性菌糸などを認める．アスペルギルスはほうき状の分生子が特徴的である．アルタネリアは縦横に隔壁のある分生子として認められる（写真X-573〜576）．

（3）類似する沈渣成分との鑑別方法

鑑別を要する成分として，赤血球がある．酵母様真菌は，青色調の光沢があり，酢酸で崩壊しないため鑑別可能である．

（4）臨床的意義

カンジダは腟自浄作用の低下時，糖尿病，抗生物質投与時，妊娠時などに尿中に出現する．

（5）ワンポイントアドバイス

🔵 カンジダとアスペルギルスの鑑別

カンジダは90°に，アスペルギルスは45°に菌糸が分岐する．

3．原虫（トリコモナス）
Protozoa（*Trichomonas*）

（1）起源（由来）

女性は子宮腟部，男性は尿道や前立腺に寄生した場合，尿中に出現することがある．

（2）形態学的特徴

散在性に出現する．西洋梨形〜不定形を呈する．波動膜と3本の鞭毛を有するが，標本中では波動膜を観察することは困難である（写真X-577, 578）．

（3）類似する沈渣成分との鑑別方法

鑑別を要する成分として，白血球がある．白血球は酢酸を滴下すると分葉した核が明瞭となるため鑑別が可能である．

（4）臨床的意義

トリコモナス腟炎を起こしている患者の尿中に出現することがある．腟内酸度低下時に繁殖しやすい．性感染症（sexually transmitted disease；STD）の一つである．

4．寄生虫（ビルハルツ住血吸虫）
parasite（vesical blood fluke）

（1）起源（由来）

女性は子宮腟部，男性は尿道や前立腺に寄生した場合，尿中に出現することがある．

（2）形態学的特徴

散在性に出現する．虫卵の大きさは112〜170×40〜73μmで，特徴的な尾棘を有する（写真X-579〜582）．

（3）臨床的意義

ビルハルツ住血吸虫症は，アフリカ，中近東にみられる疾患である．渡航地の河川での水浴によって感染することがある．

ビルハルツ住血吸虫の成虫は膀胱直腸静脈内に寄生する．雌は膀胱壁内に産卵するため，膀胱壁には肉芽腫性の炎症がみられる．また，膀胱癌との関係が報告されており，若年層に多いこと，膀胱三角部に発生が多いこと，組織型は扁平上皮癌が多いことなどの特徴がみられる．

5．臨床医からの一言

尿沈渣検査は日常の泌尿器科診療にとってもっとも重要な検査であるといって過言ではない．そのため，いまだに診療台のうえに顕微鏡をおいて標本をみながら診察を行う医師は少なくない．尿中から得られる情報は数限りなく，またそのときの患者の泌尿器科的な状態をもっともよく表している．忙しい大学病院などでは，一人一人の患者の尿検体をていねいにみて観察診断をするということは物理的にもほぼ不可能であるが，初心を忘れず細胞診断士の報告に注目するよう常に心がけている．

微生物・寄生虫類のうち，日常で遭遇するのは細菌とトリコモナスを中心とした原虫がほぼ95％以上を占める．細菌では大腸菌，ブドウ球菌，連鎖球菌，変形菌などは正常細菌叢を形成していて，健常人の自然排尿からもよく検出される．このうち，グラム陰性桿菌がもっとも多く出現し，膀胱炎，腎盂炎などの原因菌となる．原虫のトリコモナスは婦人尿中にみられ，真菌は糖尿

病患者，移植後患者，抗癌剤使用者などの免疫力が低下した患者にみられる．まれではあるが，寄生虫では乳び尿中にミクロフィリアが検出されることがある．

以下に，泌尿器科の外来診療を行っていればかならず遭遇する典型的な尿路感染の患者の症例を紹介する．

症例：23歳，女性
主訴：排尿痛，頻尿，尿混濁
尿pH：7
尿タンパク：(＋)
尿潜血：(＋＋)
尿白血球反応：(＋)
尿沈渣：赤血球　5〜10個/HPF
　　　　白血球　100個以上/HPF
　　　　細菌　　多数
診断：急性膀胱炎

この患者は，特徴的な膀胱刺激症状で発症した急性膀胱炎である．原因としては上行性細菌感染がもっとも多く，なかでも，たいていの尿路感染では大腸菌感染が強く疑われる．尿路系に器質的な異常を認めない場合には，疲労，排尿の我慢，性行為などが原因となっていることが多く，俗にhoneymoon症候群とよばれている．

検査：尿の細菌検査

腎盂炎，急性膀胱炎などの尿路感染症を診断する場合，尿の細菌検査は全例に行われる．尿路感染症の起因菌としては腸内細菌，とくに大腸菌が多く，基礎疾患をもつ入院中の患者では緑膿菌やクレブシエラ菌によるものが多い傾向があり，最近ではセラチア菌による感染も増えてきている．

尿の細菌検査では，通常，新鮮尿で10^5 CFU/ml以上みられる場合に，その菌が尿路感染症の起因菌と診断する．多くの細菌は抗菌薬投与などがない限り，尿中でよく増殖する．入院患者では朝6時ころに早朝尿を採取するので，検査までに室温に数時間放置されることになり，そのころには細菌が増えてしまい正確な検査結果が把握できない．したがって，沈渣中に細菌がみられたときには，細菌数よりも感染の指標である尿中白血球数が重要になる．一般尿検査にて1視野に10個以上の白血球を認めるときを有意な尿路感染と診断する．

（東京女子医科大学　泌尿器科　石田英樹）

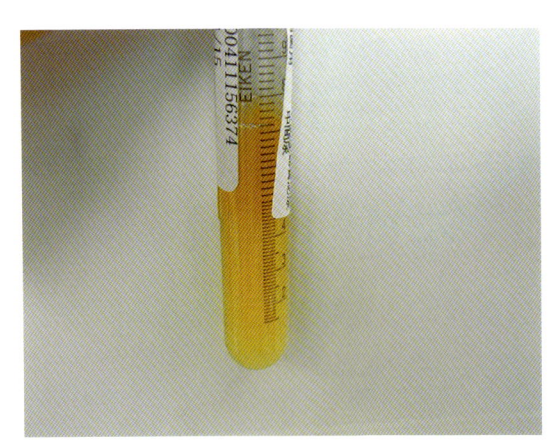

写真X-551　細菌尿の外観
明らかな混濁ならびに悪臭を認めることが多い．

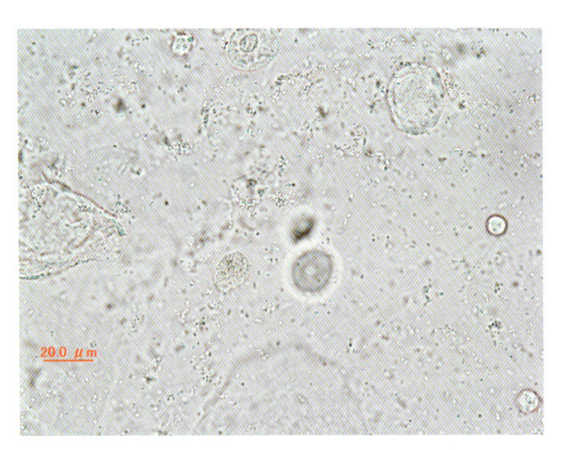

写真X-552　細菌（桿菌）（400倍，無染色）
多数の棍棒状の菌体を認める．明らかな運動性が認められる場合もある．

X 各種尿沈渣成分の鑑別

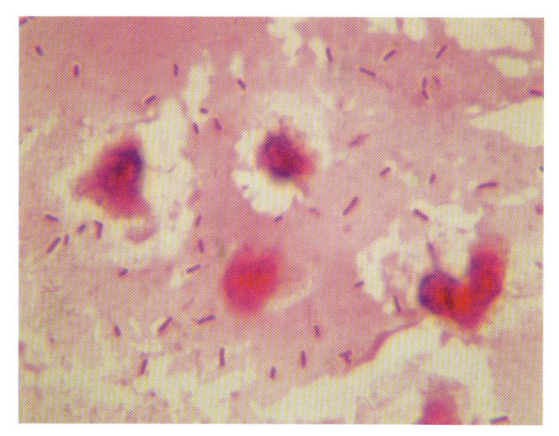

写真X-553 細菌（大腸菌）（1,000倍，グラム染色）
赤色に染色された棍棒状の菌体（グラム陰性桿菌）と白血球を認める．

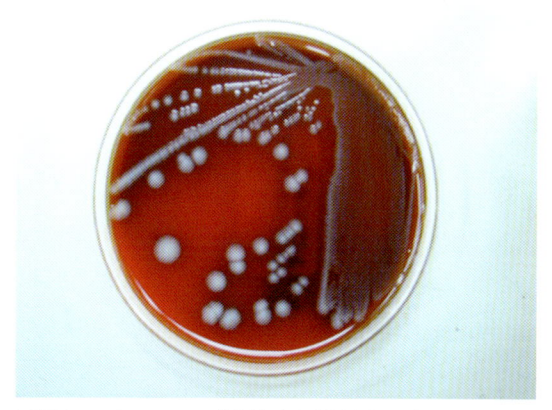

写真X-554 ヒツジ血液寒天培地上の大腸菌のコロニー
大腸菌は，灰色で大型のコロニーを形成する．スムース型・ラフ型と多様で，溶血性を示すものもある．

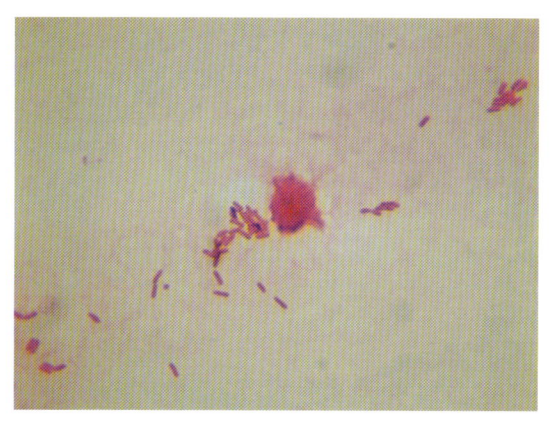

写真X-555 細菌（緑膿菌）（1,000倍，グラム染色）
赤色に染色された棍棒状の菌体（グラム陰性桿菌）を認める．菌体は大腸菌に比べ小型である．

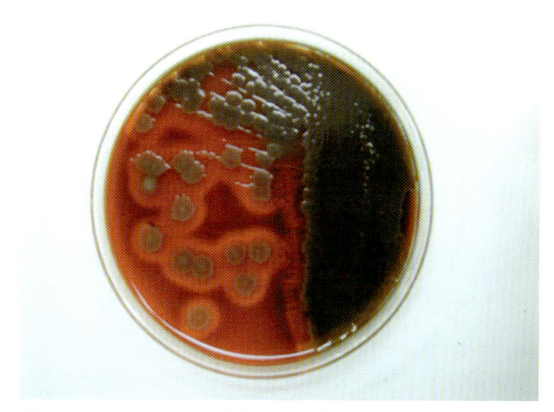

写真X-556 ヒツジ血液寒天培地上の緑膿菌のコロニー
緑膿菌のコロニーは緑色ならびに金属様光沢をもち，独特の芳香臭をもつものが多い．

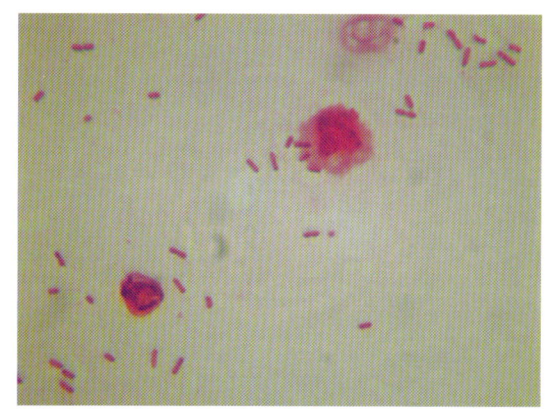

写真X-557 細菌（肺炎桿菌）（1,000倍，グラム染色）
赤色に染色された棍棒状の菌体（グラム陰性桿菌）を認める．周囲に莢膜が認められる場合がある．

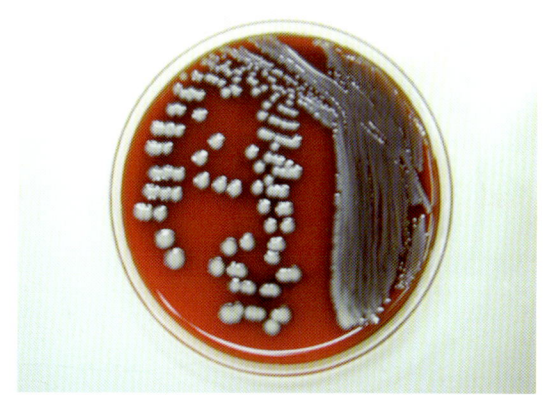

写真X-558 ヒツジ血液寒天培地上の肺炎桿菌のコロニー
肺炎桿菌のコロニーは，粘稠性をもつムコイド型を示すことが多い．

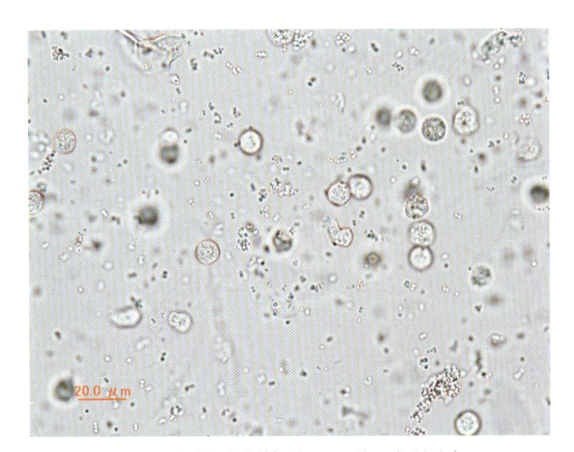

写真X-559 細菌（球菌）（400倍，無染色）
　単体〜ブドウ房状に連なった球形菌体を認める．桿菌に比べ見落としやすいので注意が必要である．

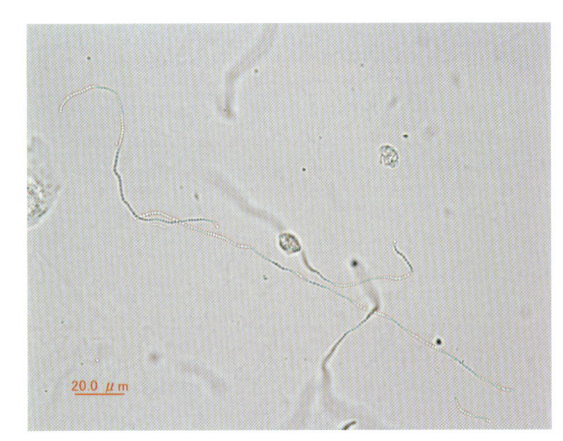

写真X-560 細菌（連鎖球菌）（400倍，無染色）
　数珠状に連鎖した球形菌体を認める．

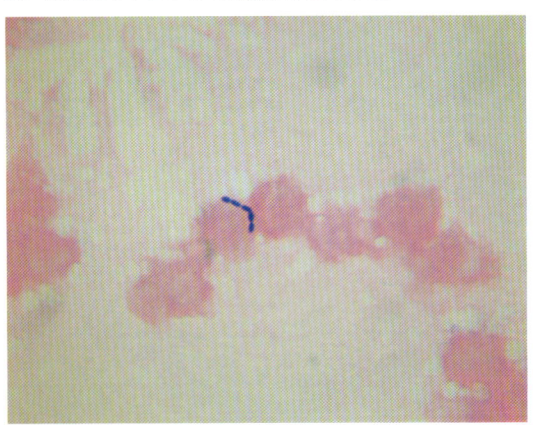

写真X-561 細菌（腸球菌）（1,000倍，グラム染色）
　青色に染色された短連鎖の球形菌体（グラム陽性球菌）と，多数の白血球を認める．

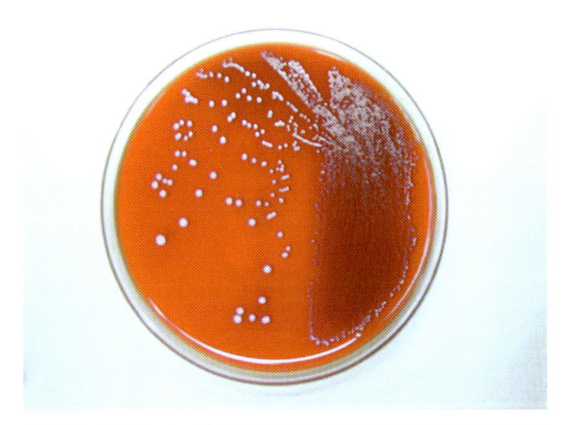

写真X-562 ヒツジ血液寒天培地上の腸球菌のコロニー
　腸球菌のコロニーは，灰色の比較的小型のスムース型を示す．

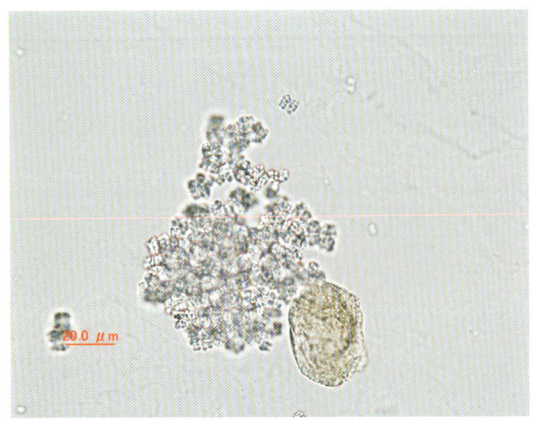

写真X-563 細菌（ブドウ球菌またはミクロコッカス）
（400倍，無染色）
　ブドウの房状または四連の球形菌体を認める．

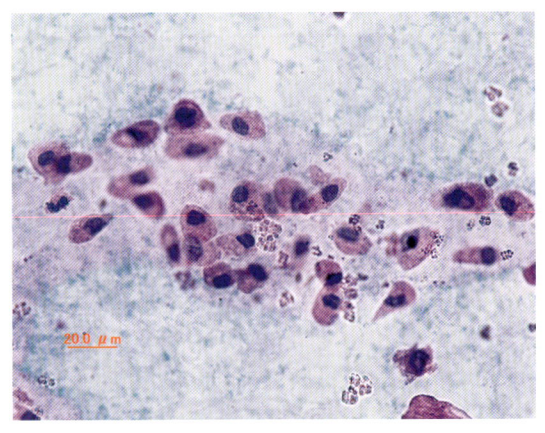

写真X-564 細菌（ブドウ球菌またはミクロコッカス）
（400倍，S染色）
　写真X-563と同様の形態である．不染〜淡赤色調の染色性を呈する．

X 各種尿沈渣成分の鑑別

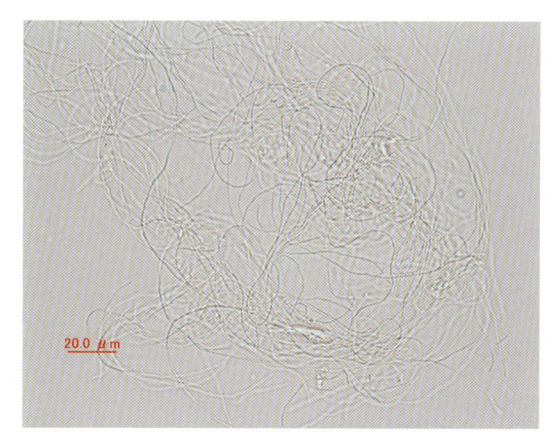

写真X-565 細菌（フィラメント型変形細菌）（400倍，無染色）
β-ラクタム系の抗生物質投与により細胞質と細胞壁のアンバランスから形態変化を起こしたものである．

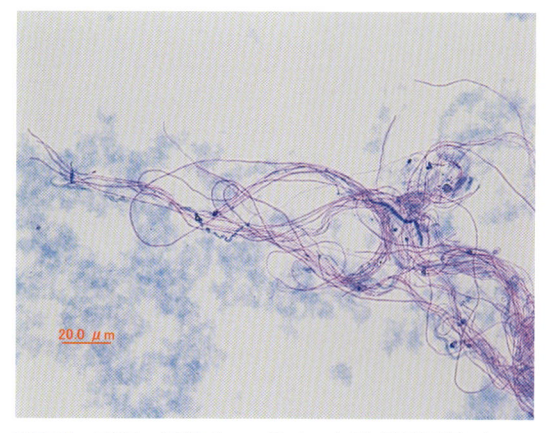

写真X-566 細菌（フィラメント型変形細菌）（400倍，S染色）
写真X-565と同様な形態である．淡赤色調の染色性を呈する．

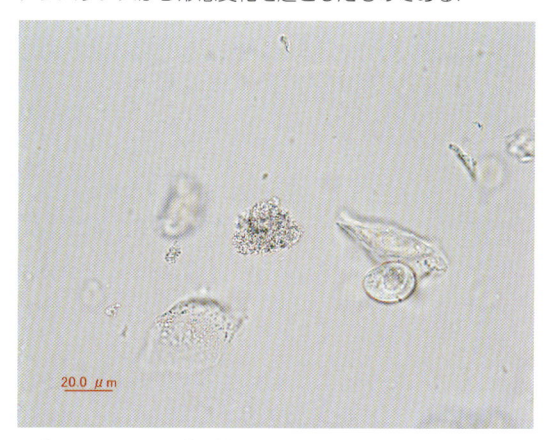

写真X-567 細菌（菌塊）（400倍，無染色）
菌塊で出現した場合は，尿細管上皮細胞と類似するため注意が必要である．回りの細菌と比較（形や色調）することで鑑別が可能である．

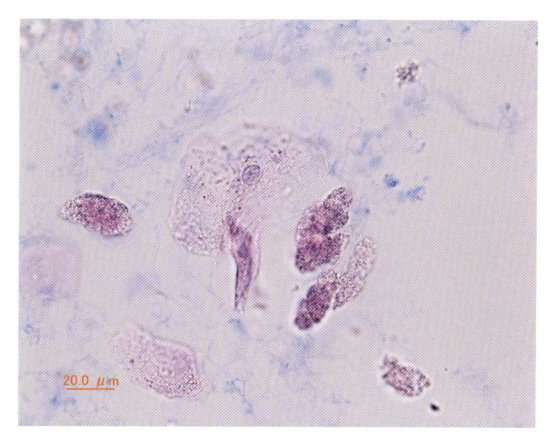

写真X-568 細菌（菌塊）（400倍，S染色）
写真X-567と同様な形態である．同一標本上に出現している尿細管上皮細胞と比較（顆粒の形や染色性）することで鑑別が可能である．菌塊の場合は，顆粒状にみえる菌体が小さく，大きさがそろっている．

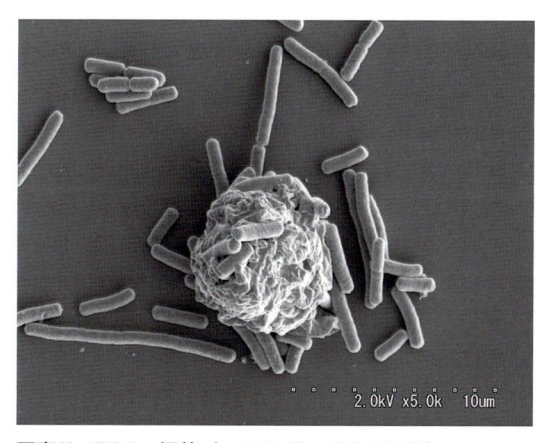

写真X-569 細菌（5,000倍，走査電顕像）
棍棒状の桿菌を貪食している白血球（好中球）である．

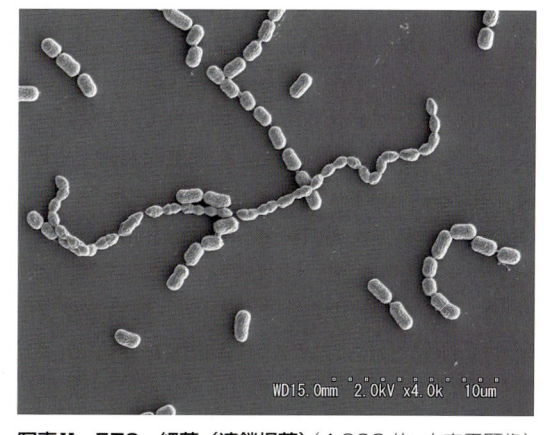

写真X-570 細菌（連鎖桿菌）（4,000倍，走査電顕像）
連鎖している様子がわかる．

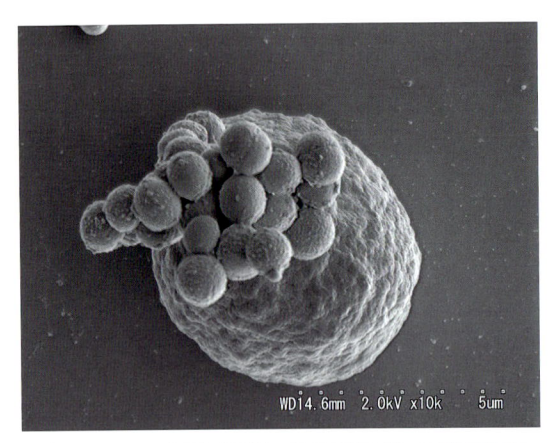

写真X-571 細菌（球菌）（10,000倍，走査電顕像）
　球菌が接着した白血球（好中球）である．

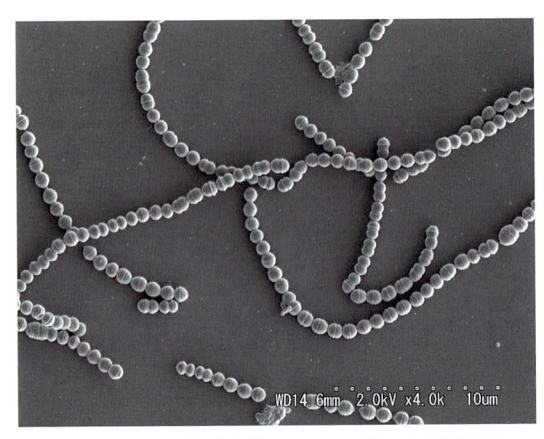

写真X-572 細菌（球菌）（4,000倍，走査電顕像）
　数珠状に連鎖した球菌である．

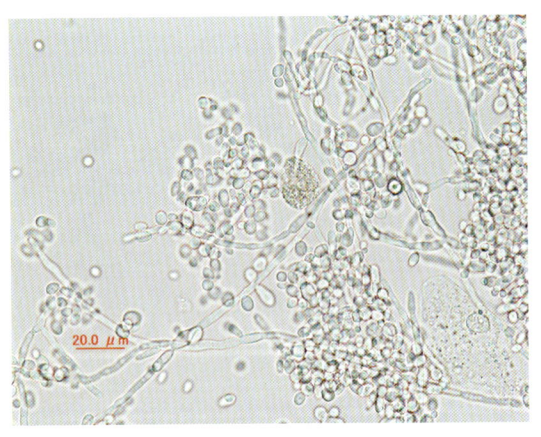

写真X-573 真菌（400倍，無染色）
　酵母様真菌と仮性菌糸が認められる．カンジダであることが多く，その場合の仮性菌糸は90°で分岐する．

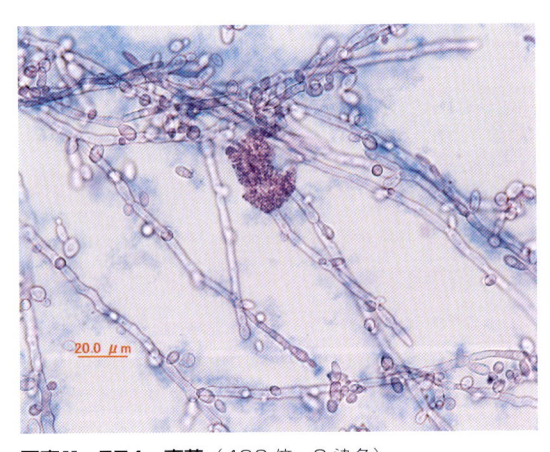

写真X-574 真菌（400倍，S染色）
　写真X-573と同様の形態を呈している．染色性は不良である．

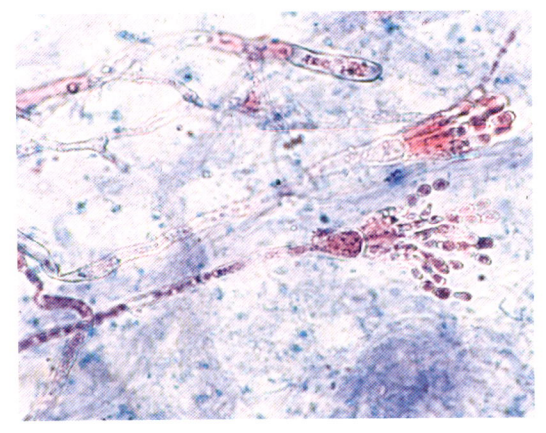

写真X-575 アスペルギルス（400倍，S染色）
　45°に分岐する菌糸とほうき状の分生子頭が特徴である．

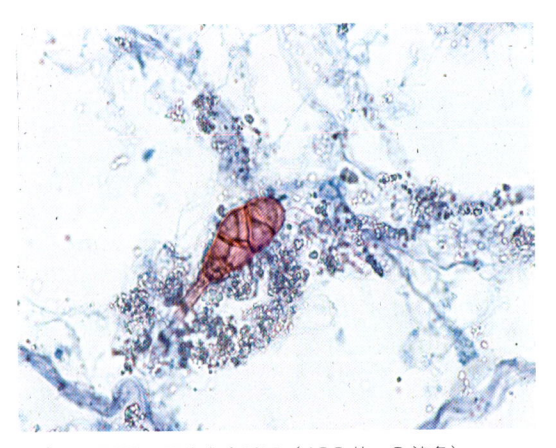

写真X-576 アルタネリア（400倍，S染色）
　茶褐色調を呈し，隔壁の菌糸の分生子が特徴である．空気中に浮遊していた真菌の混入が考えられる．

X 各種尿沈渣成分の鑑別

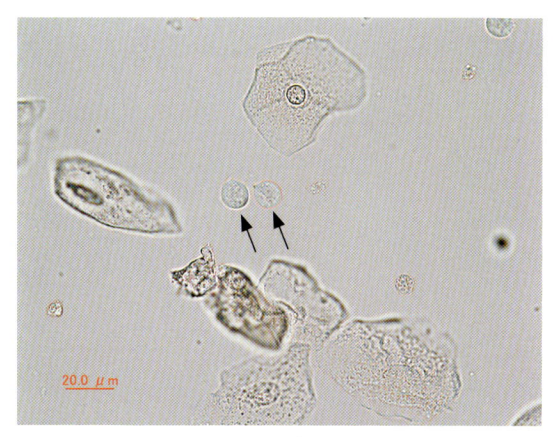

写真X-577 トリコモナス（400倍，無染色）
無色で類円形を呈し，3本の鞭毛を有し活動性がある（←）．

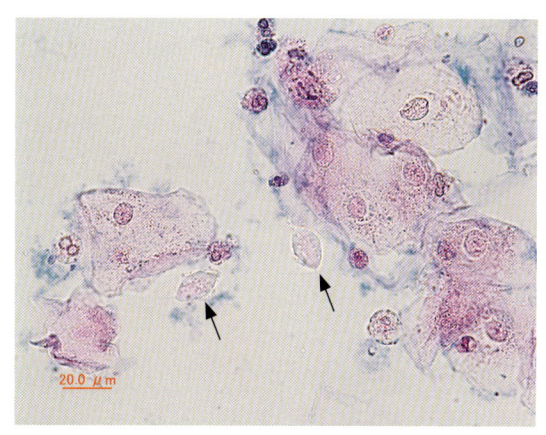

写真X-578 トリコモナス（400倍，S染色）
写真X-577と同様である．扁平上皮細胞と同時に認められることが多い（←）．

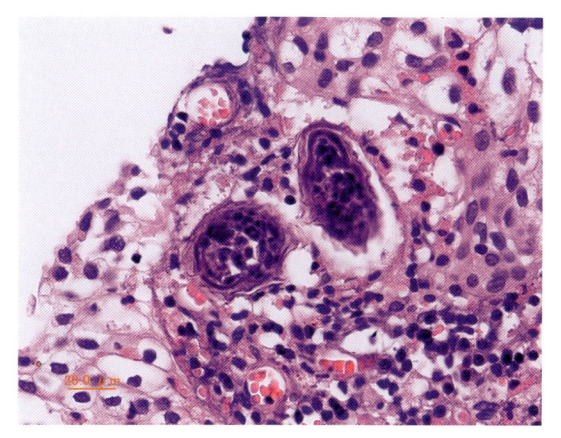

写真X-579 膀胱組織像（ビルハルツ住血吸虫卵）
（400倍，HE染色）
膀胱癌組織内に認められた症例である．

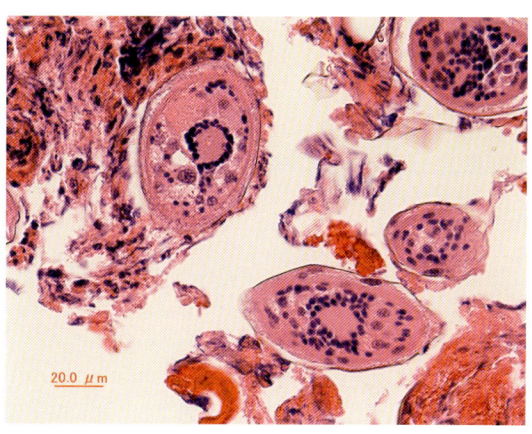

写真X-580 膀胱組織像（ビルハルツ住血吸虫卵）
（400倍，HE染色）
写真X-579と同様の虫卵である．

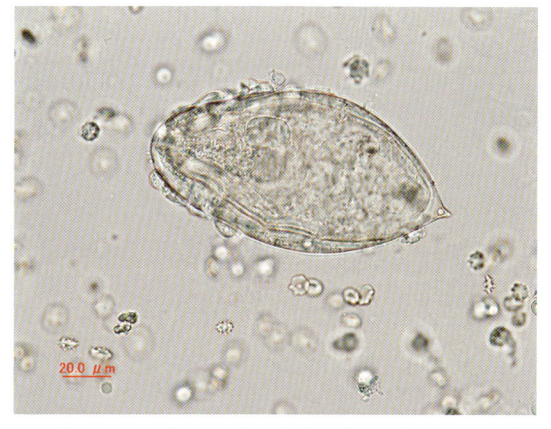

写真X-581 ビルハルツ住血吸虫卵（400倍，無染色）
写真X-579，580と同一症例で尿中に認められた虫卵である．特徴的な尾棘を観察することができる．

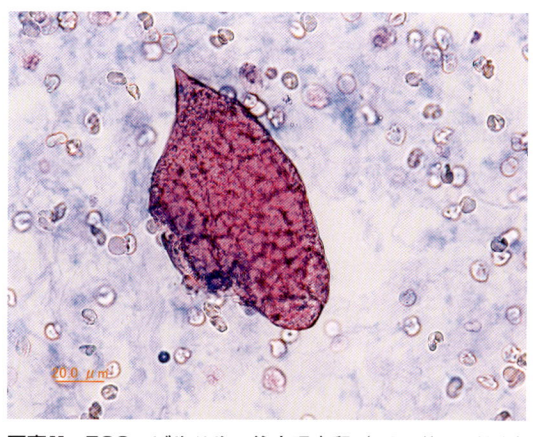

写真X-582 ビルハルツ住血吸虫卵（400倍，S染色）
写真X-581と同様の虫卵である．特徴的な尾棘を観察することができる．染色性は良好である．

その他

1. ヘモジデリン顆粒

(1) 起源（由来）
ヘモグロビンに由来し，血管内溶血を起こす疾患で出現する．

(2) 形態学的特徴
散在性に出現する．顆粒状で黄褐色調を呈する（写真X-583～588）．

(3) 類似する沈渣成分との鑑別方法
鑑別を要する成分として，無晶性塩類などがある．ヘモジデリン顆粒はベルリンブルー染色で青色を呈するため鑑別可能である．

(4) 臨床的意義
発作性夜間血色素尿症や心臓僧帽弁置換術後の血管内赤血球破砕症候群などで認められる．

2. mulberry cell, mulberry body

(1) 起源（由来）
糖脂質を蓄積した尿細管上皮細胞に由来する．

(2) 形態学的特徴
散在性に出現する．mulberry cell は脂肪の粒が密に詰まった細胞であり，mulberry body は mulberry cell の一部が剥がれ落ちた状態を呈する．均一で渦巻状～円状の層を示す脂肪の粒が特徴的である（写真X-589～594）．

(3) 類似する沈渣成分との鑑別方法
鑑別を要する成分として，卵円形脂肪体と脂肪球がある．mulberry cell, mulberry body は，均一で渦巻状～円状の層を示す脂肪を有することから鑑別可能である．

(4) 臨床的意義
伴性劣性遺伝の糖脂質代謝異常である Fabry 病で出現する．Fabry 病は α-ガラクトシダーゼの欠損により糖脂質が血管や神経系に蓄積する全身疾患であり，被角血腫，四肢疼痛発作，発汗低下，腎障害を示す．典型例では，小児期よりタンパク尿を認め，40歳代までに腎不全に至る．

3. 精液成分と性腺分泌物

(1) 起源（由来）
精液と前立腺の分泌物に由来する．

(2) 形態学的特徴

a. 精子
散在性に出現する．オタマジャクシ形を呈する．一部に頭部や尻部の欠損および増加を示す奇形精子が認められる（写真X-595, 596）．

b. 類デンプン小体
散在性に出現する．円形～類円形で大小不同があり，同心円状および年輪構造を呈する（写真X-597～600）．

c. レシチン顆粒
散在性に出現する．小型円形で大小不同がある無構造物質である（写真X-601, 602）．

d. 精嚢由来分泌物
散在性に出現する．円形～類円形および円柱状で大小不同がある無構造物質である（写真X-603～606）．

(3) 類似する沈渣成分との鑑別方法
鑑別を要する成分として，赤血球とろう様円柱がある．レシチン顆粒は赤血球と類似するが，酢酸で崩壊しないため鑑別可能である．精嚢由来分泌物はろう様円柱と類似するが，切れ込みがないことや厚みがないため鑑別可能である．

(4) 臨床的意義
精子は，男性の場合では射精後に少数認めることがある．逆流性射精では膀胱内に精液が逆流してしまうため，多数の精子が認められる．高齢者は括約筋の収縮が低下し精液漏によってみられる．女性では，性交時に腟部，外陰部から混入したものが考えられる．

類デンプン小体およびレシチン顆粒は，前立腺マッサージ後尿にみられ，的確にマッサージが行われた場合に類デンプン小体およびレシチン顆粒が出現するため，泌尿器科医にとって重要な所見である．

（5）ワンポイントアドバイス

● 女性患者尿に精子を認めた場合には報告するべきか？

腎移植後早期や各種腎疾患で活動性の高い病態を示す場合は，妊娠を契機に腎機能が悪化する可能性があるため，積極的に報告するべきである．

4. 糞便，繊維，花粉，ダニ

（1）起源（由来）

糞便は肛門からの混入がほとんどである．

（2）形態学的特徴

糞便は顆粒円柱状物質が薄い膜に包み込まれた二重構造を呈する（**写真Ⅹ-607～627**）．

（3）類似する沈渣成分との鑑別方法

円柱類（4．基本円柱 3）顆粒円柱）の項（141ページ）を参照．

（4）臨床的意義

糞便は，肛門からの混入によって乳児，女性，高齢者で認められることがあり，臨床的意義はない．しかし，中壮年の男性に認められた場合は大腸癌の可能性もあるため，注意して観察しなければならない．

繊維，花粉，ダニは混入によるもので，臨床的意義はない．

5. 臨床医からの一言

外部からの混入物についても念頭において考慮していかなければならない．見舞いの花の花粉や飛来による花粉の混入はしばしばあり，スギ花粉飛散の時期にはとくに注意が必要である．ダニやシラミの混入もときおりみられ，採尿コップなどに付着している可能性もあるが，繰り返し検出されるようであれば有意であり，泌尿器系ダニ症を疑わなければならない．

乳幼児や高齢者の尿検体には糞便が混入することもある．糞便が混入した検体は多量の細菌がみられるにもかかわらず白血球が少ない特徴がある一方で，大腸癌が膀胱に浸潤して瘻孔をつくり尿路系と消化器系がつながって尿中に便が混合しているような場合には，糞便で汚染された尿中に多量の細菌および白血球を同時に認める．

その他の尿中に認められる有機成分として，脂肪球や精子がある．脂肪球はネフローゼ症候群に認められ，精子はもちろん男性尿に認められる．

以下に，日常臨床で比較的よくみかけるヘモジデリン尿の症例について提示する．

症例：53歳，男性
現症：大動脈弁置換術の翌日に集中治療室で暗赤褐色のコーラ様尿を認める．
尿タンパク：（−）
尿潜血：（＋）
尿沈渣：赤血球　0～1/HPF
　　　　　白血球　3～5/HPF
　　　　　ヘモジデリン顆粒（＋）

ヘモジデリン（血鉄素）は生体内色素の一つでヘモグロビン（血色素）に由来し，血管内で赤血球の破壊が亢進した状態，たとえば心臓外科手術（弁置換術や体外循環使用など）や大量輸血を必要とした外科手術，急性溶血性貧血，発作性夜間血色素尿症，脾機能亢進症などの患者尿中に認められ，その同定は診断のうえで非常に重要である．

最後に，外科手術後の尿沈渣について述べる．外科手術後の腎機能検査では，手術侵襲および麻酔による腎機能変化を正確に把握することが重要である．これは，腎血流量の低下による虚血と乏尿，薬剤の腎毒性作用に起因する急性腎不全の早期発見にあるといっても過言ではない．外科手術後の急性腎不全は，急性尿細管壊死の様相を示すことが多いとされている．

したがって，おもな腎機能検査としては，クレアチニンクリアランス，ナトリウム再吸収率やN-アセチル-β-D-グルコサミニダーゼ（NAG）などの尿細管の機能検査を実施することが必須であり，なかでも尿沈渣の形態学的検査は，尿細管障害についての正確な情報を与えるものである．とくに，円柱と尿細管上皮の検出は非常に意義がある．

入院患者の尿検査で，ある時期から急に尿潜血反応が陽性になり，沈渣中に大量の円柱をみる場合がある．しばらくすると，ほとんどの尿所見は正常に戻っている．これは外科手術後の患者に認

める場合が多く，術後の腎機能の回復例である．円柱の尿中への排泄は利尿剤などの投与により促進され，円柱の排泄が遷延し予後不良となるケースもあるので注意が必要である．とくに，人工心肺を使用した高度な手術侵襲のある開心術では，この傾向が顕著である．円柱は，硝子円柱，顆粒円柱，細胞円柱が多く，尿円柱の排泄は術後速やかに現れて，回復例では術後1週間を経過すると減少し，次第に陰性化する．また，物理的あるいは機械的な溶血によって，本症例のようなヘモジデリン顆粒，ヘモジデリン円柱などを認めることもある．

尿沈渣が臨床的に腎機能の回復を予知する大変興味深い一面といえよう．

（東京女子医科大学 泌尿器科　石田英樹）

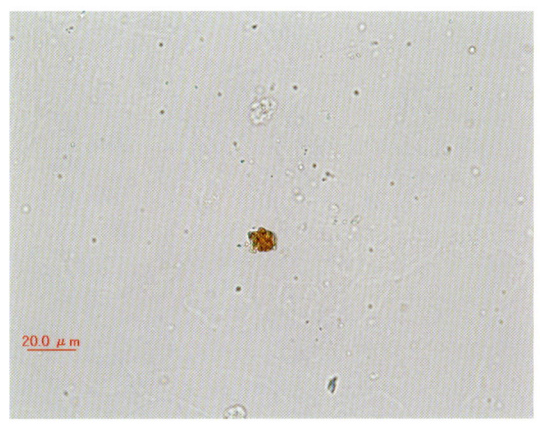

写真X-583　ヘモジデリン顆粒（400倍，無染色）
黄褐色調で顆粒状を呈する．塩類・結晶類のような硬さが感じられない．

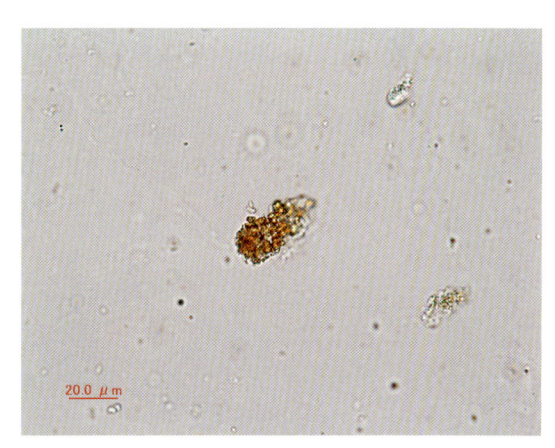

写真X-584　ヘモジデリン顆粒（400倍，無染色）
尿細管上皮細胞内に沈着して認められる．

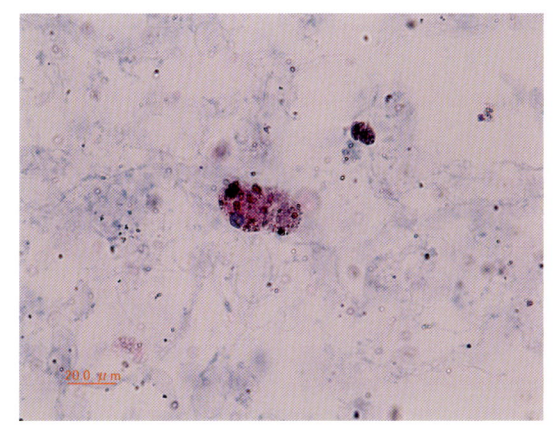

写真X-585　ヘモジデリン顆粒（400倍，S染色）
赤褐色〜黒褐色調の染色性を呈する．

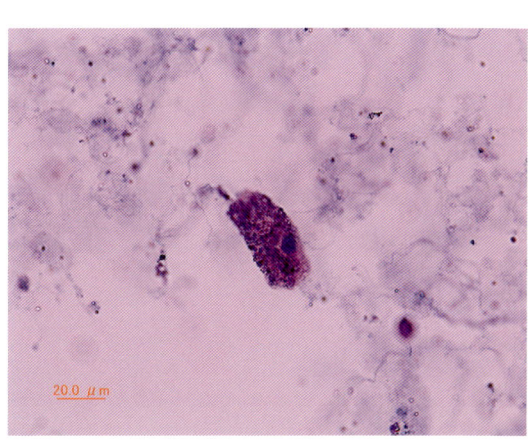

写真X-586　ヘモジデリン顆粒（400倍，S染色）
写真X-585と同様である．

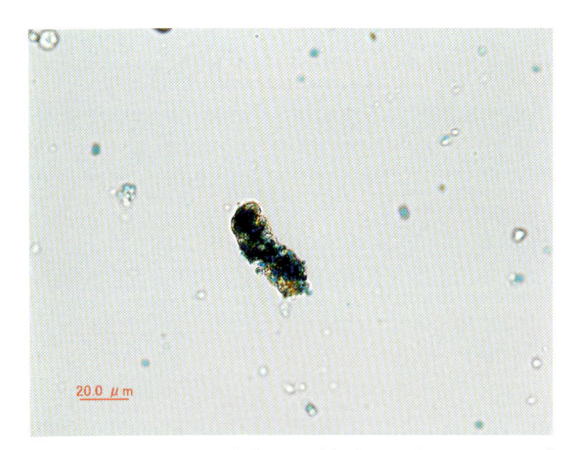

写真Ⅹ-587 ヘモジデリン顆粒（400倍，ベルリンブルー染色）
　尿細管上皮細胞内に沈着した顆粒は，青色調の染色性を呈する．

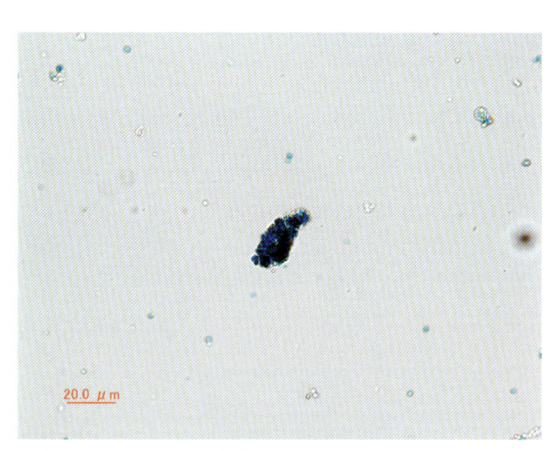

写真Ⅹ-588 ヘモジデリン顆粒（400倍，ベルリンブルー染色）
　写真Ⅹ-587と同様である．

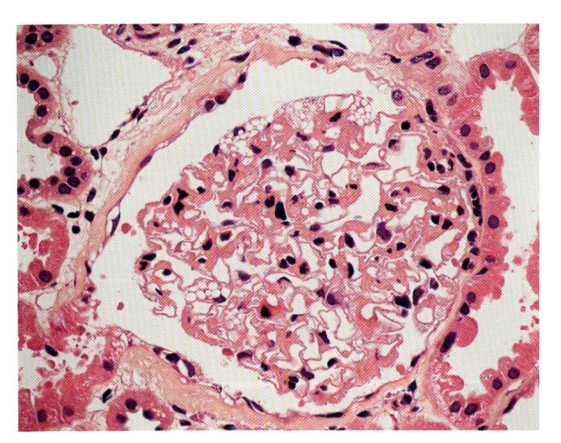

写真Ⅹ-589 mulberry cell（Fabry病）（200倍，HE染色）
　糸球体上皮細胞の腔胞化が認められる．

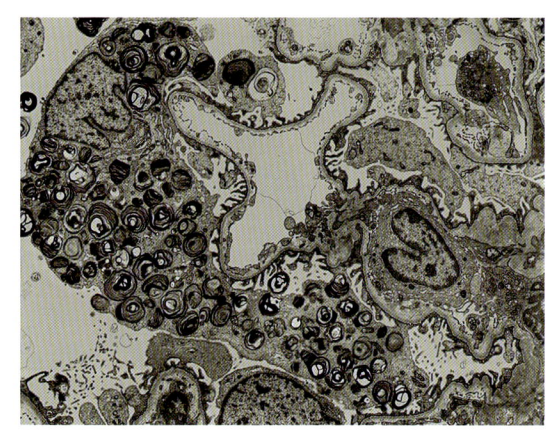

写真Ⅹ-590 mulberry cell（Fabry病）（2,500倍，S染色）
　糸球体上皮細胞内にオスミウム好染の同心円層状構造の蓄積が認められる．

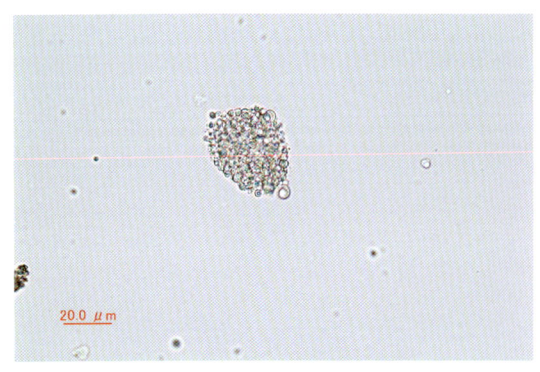

写真Ⅹ-591 mulberry cell（Fabry病）（400倍，無染色）
　脂肪球のような渦巻き状の細胞が密に詰まった形態を呈する．桑の実細胞とよばれている．

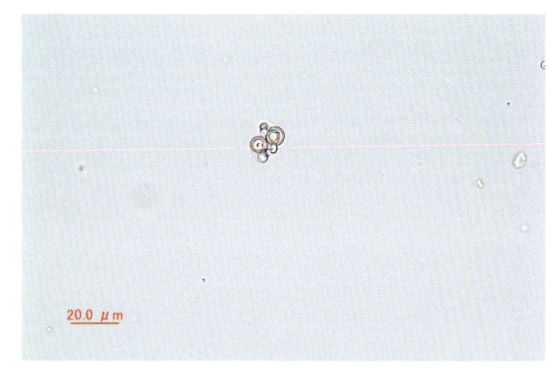

写真Ⅹ-592 mulberry body（Fabry病）（400倍，無染色）
　mulberry cellの一部が剝がれ落ちたものである．細胞内部に渦巻き状の構造が認められる．

X 各種尿沈渣成分の鑑別

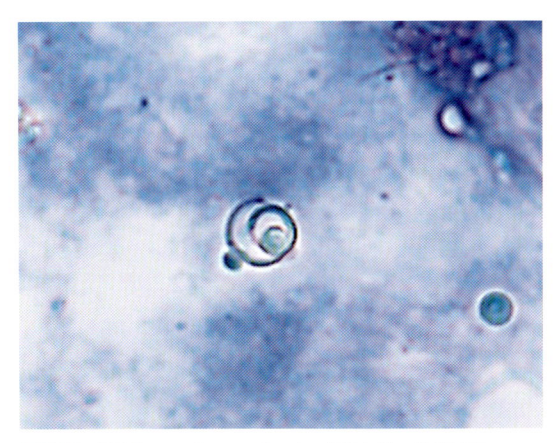

写真X-593 mulberry body（拡大像，S染色）
写真X-592と同様である．細胞内部の渦巻き状の構造である．

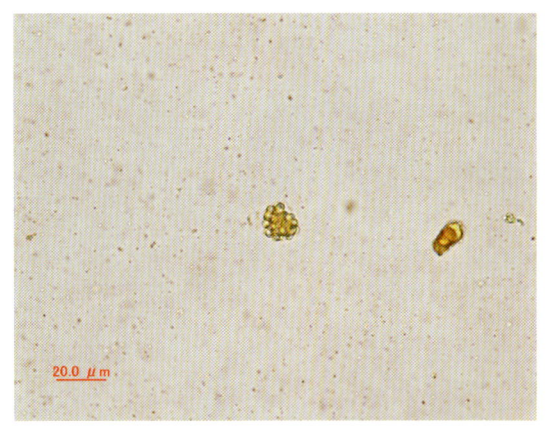

写真X-594 mulberry cell（400倍，ズダンⅢ染色）
橙黄色調の染色性を呈する．

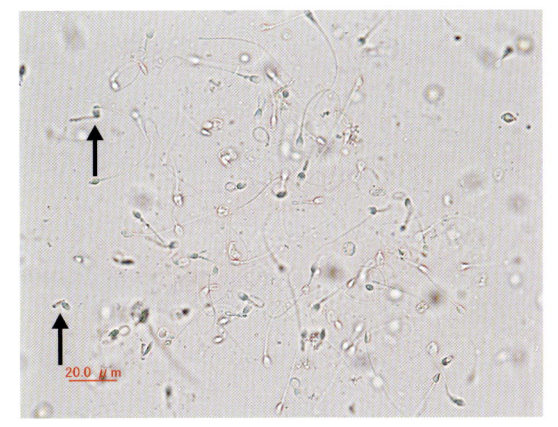

写真X-595 精液成分（精子）（400倍，無染色）
尿中でも頭部，体部，尾部が確認できる正常な精子と，一部には頭部が屈曲した奇形のある精子が認められる（←）．

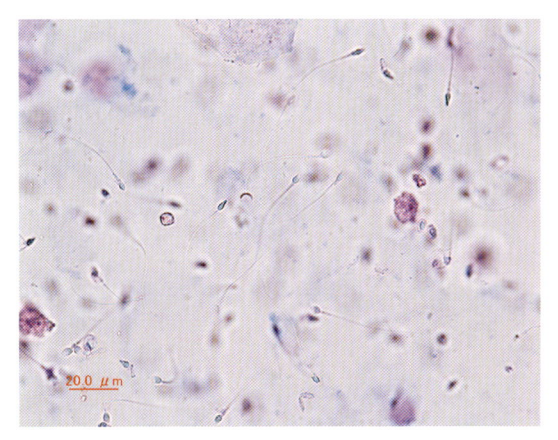

写真X-596 精液成分（精子）（400倍，S染色）
写真X-595と同様である．染色性は不染である．

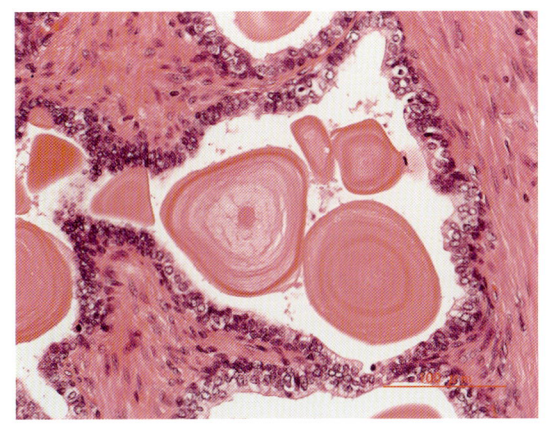

写真X-597 前立腺肥大組織像（類デンプン小体）（200倍，HE染色）
前立腺の腺腔内に同心円状の層状構造を呈する類デンプン小体が認められる．

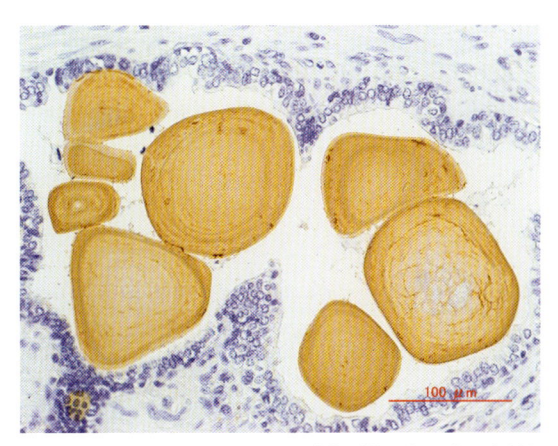

写真X-598 前立腺肥大組織像（類デンプン小体）（200倍，酵素抗体法）
抗β_2ミクログロブリン抗体陽性像である．類デンプン小体の主要構成タンパクであると考えられる．

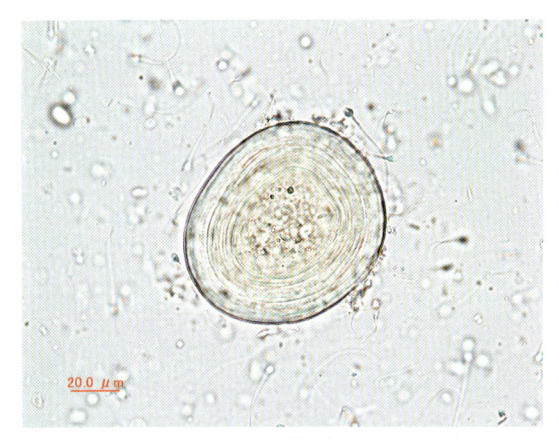

写真X-599　性腺分泌物（類デンプン小体）（400倍，無染色）

前立腺マッサージ後などでは，組織と同様な同心円状の層状構造を呈する類デンプン小体が認められる．

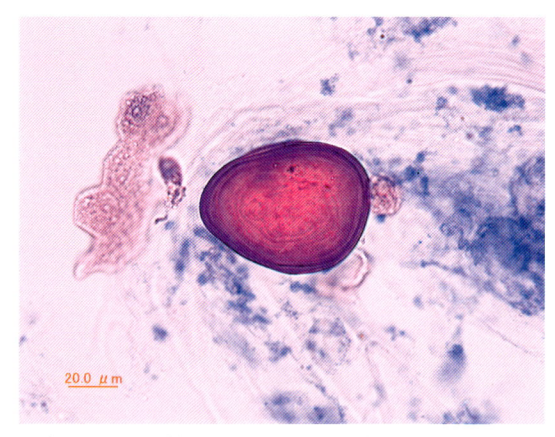

写真X-600　性腺分泌物（類デンプン小体）（400倍，S染色）

写真X-599と同様な形態である．赤紫色～青紫色調の染色性を呈する．

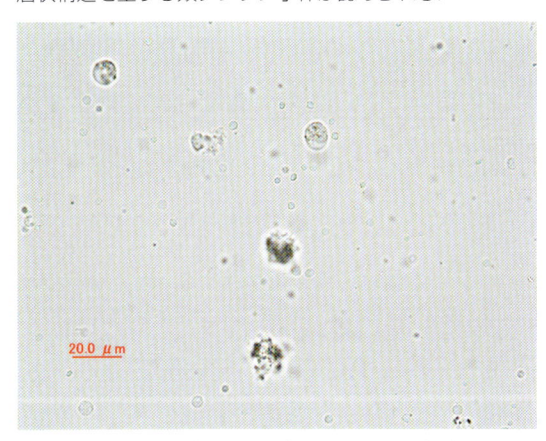

写真X-601　性腺分泌物（レシチン顆粒）（400倍，無染色）

前立腺マッサージ後などでは，赤血球に類似した大小不同の無構造物質として認められる．

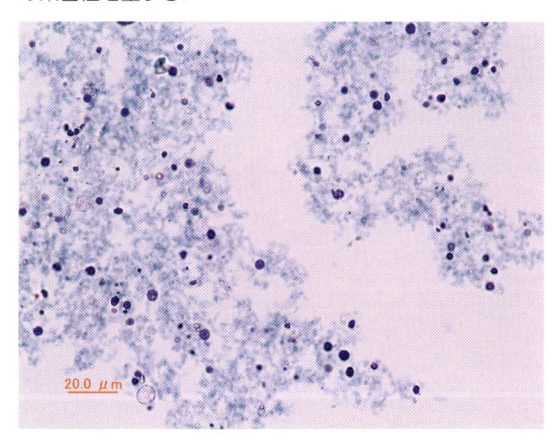

写真X-602　性腺分泌物（レシチン顆粒）（400倍，S染色）

写真X-601と同様な形態である．赤紫色～青紫色調の染色性を呈する．

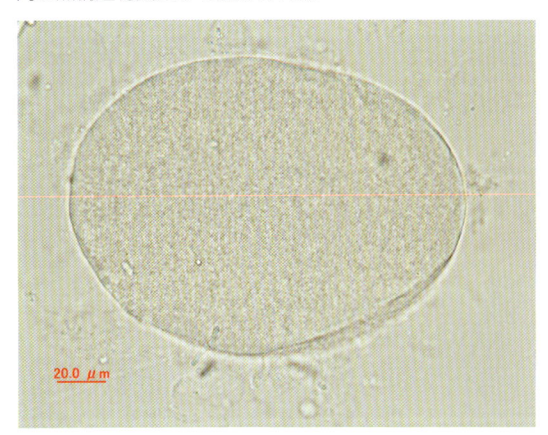

写真X-603　精液成分（400倍，無染色）

前立腺マッサージ，射精後などに大小不同の無構造物質として，精子とともに認められる．

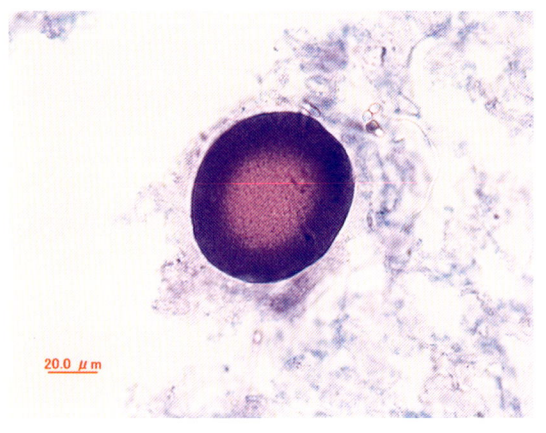

写真X-604　精液成分（400倍，S染色）

写真X-603と同様な形態である．赤紫色～青紫色調の染色性を呈する．

X 各種尿沈渣成分の鑑別

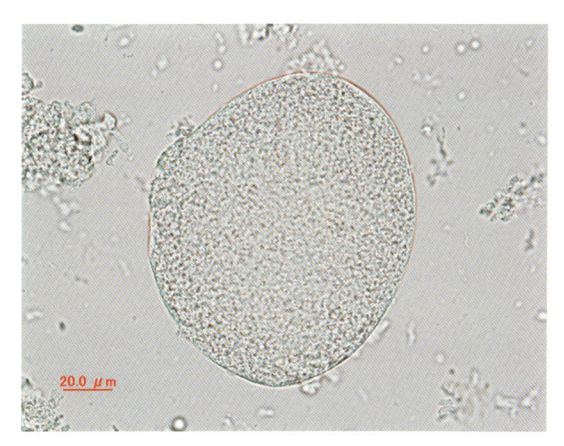

写真X-605 精液成分（400倍，無染色）
前立腺マッサージ，射精後などに大小不同の無構造物質として，精子とともに認められる．

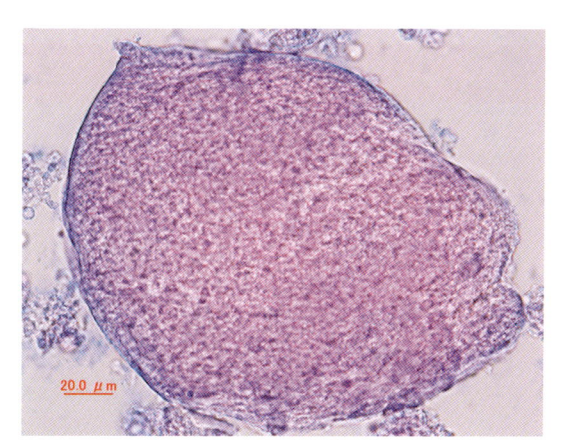

写真X-606 精液成分（400倍，S染色）
写真X-605と同様な形態である．赤紫色～青紫色調の染色性を呈する．

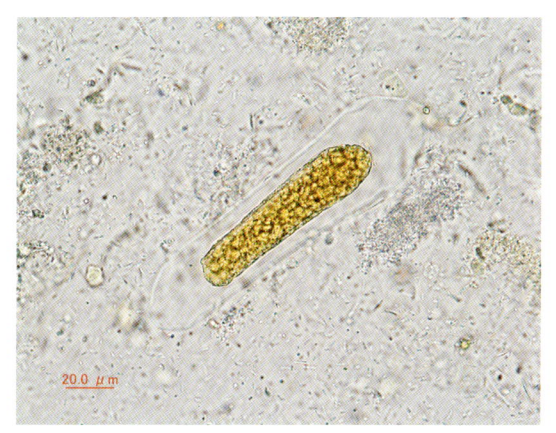

写真X-607 糞便（400倍，無染色）
透明なカプセルに被われた食物残渣である．顆粒円柱と類似するため注意が必要である．

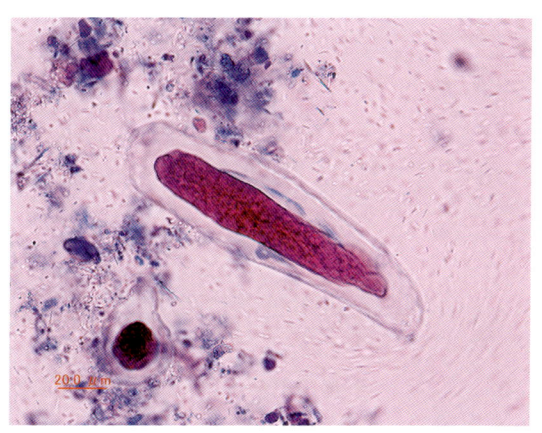

写真X-608 糞便（400倍，S染色）
写真X-607と同様な形態である．赤紫色調の染色性を呈する．

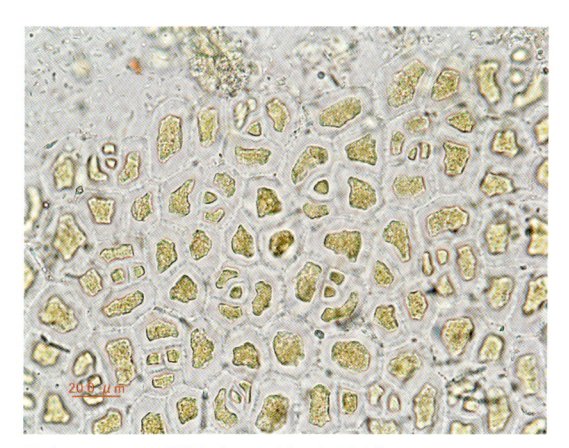

写真X-609 糞便（400倍，無染色）
透明なカプセルに被われた食物残渣が平面的に多数結合して認められることがある．上皮細胞の結合像に類似するため注意が必要である．

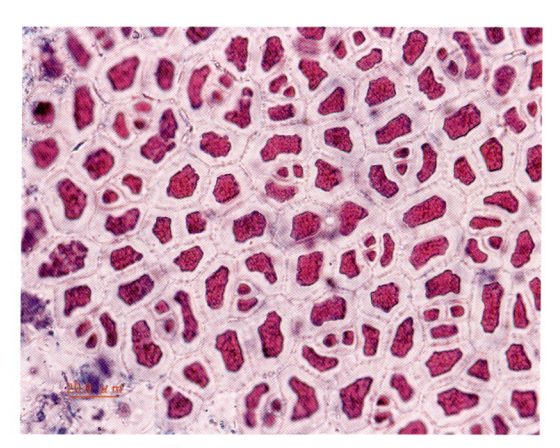

写真X-610 糞便（400倍，S染色）
写真X-609と同様な形態である．赤紫色調の染色性を呈する．

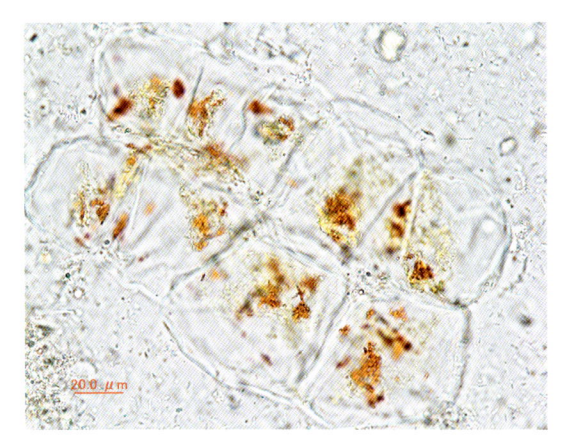

写真Ⅹ-611 糞便（400倍，無染色）
透明なカプセルに被われた食物残渣である．

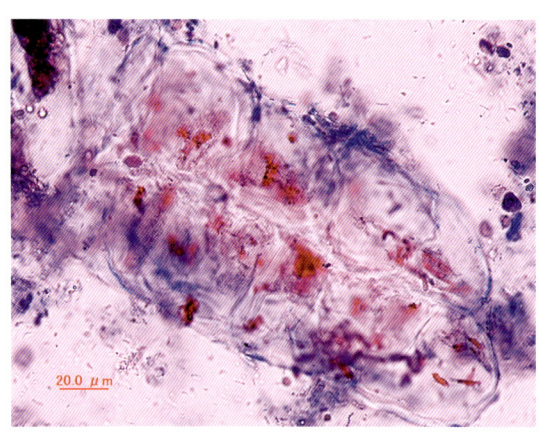

写真Ⅹ-612 糞便（400倍，S染色）
写真Ⅹ-611と同様な形態である．カプセル状の物質は不染である．

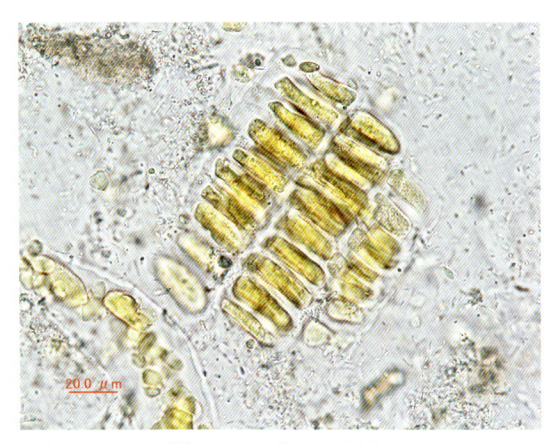

写真Ⅹ-613 糞便（400倍，無染色）
透明なカプセルに被われた食物残渣が柵状に配列して認められる．散在性に出現した場合には，顆粒円柱と類似するため注意が必要である．

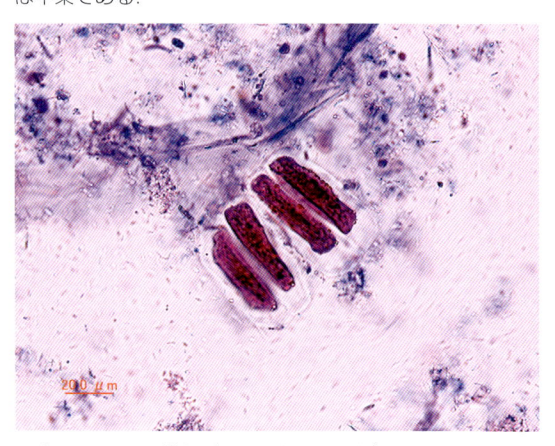

写真Ⅹ-614 糞便（400倍，S染色）
写真Ⅹ-613と同様な形態である．赤紫色調の染色性を呈する．

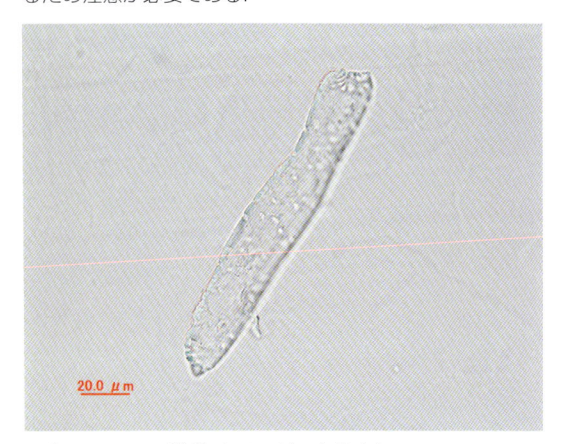

写真Ⅹ-615 繊維（400倍，無染色）
円柱状を呈するため，硝子円柱に類似する．しかし，人工的に開けられた穴に気づくことで鑑別可能である．トイレットペーパーが混入したものである．

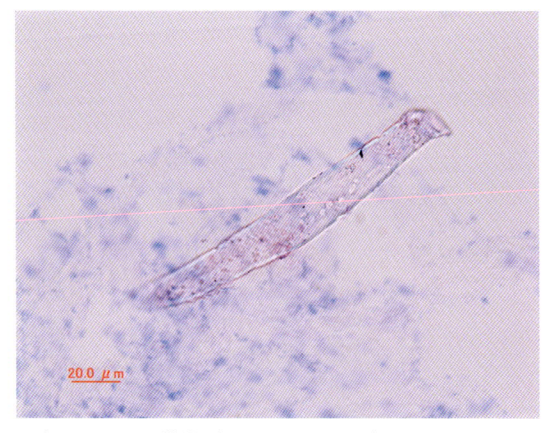

写真Ⅹ-616 繊維（400倍，S染色）
写真Ⅹ-615と同様な形態である．不染または淡赤色調の染色性を呈する．

X 各種尿沈渣成分の鑑別

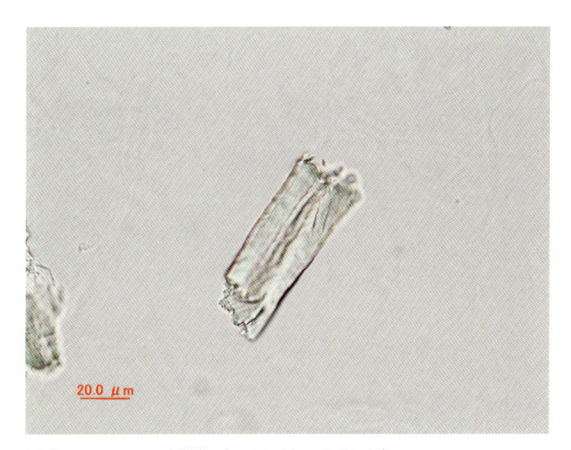

写真X-617 繊維（400倍，無染色）
　円柱状を呈するため，硝子円柱に類似する．しかし，人工的な硬さが感じられることや屈折率の違いに気づくことで鑑別が可能である．衣服の繊維が混入したものである．

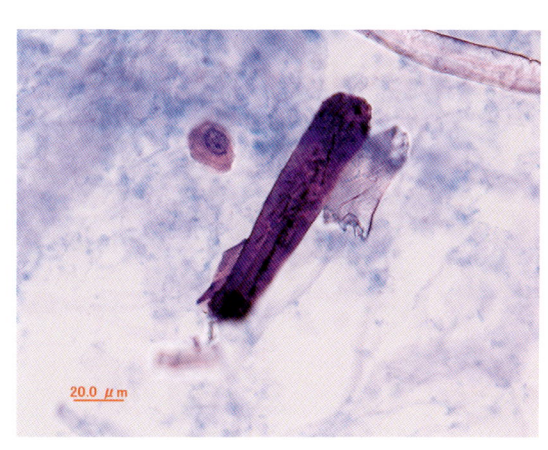

写真X-618 繊維（400倍，S染色）
　写真X-616と同様な形態である．暗赤色調の染色性を呈することが多い．

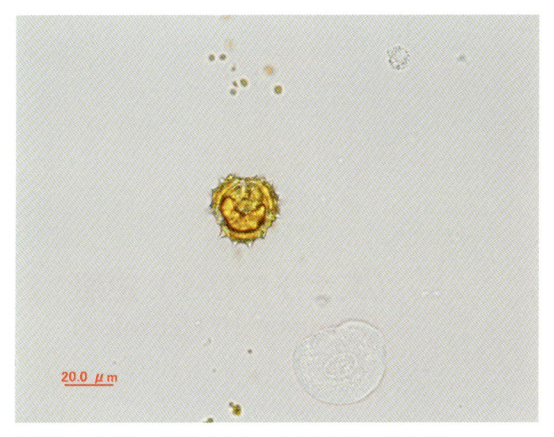

写真X-619 花粉（キク）（400倍，無染色）
　黄色調で周囲にたくさんの棘を有する円形の形態を呈する．

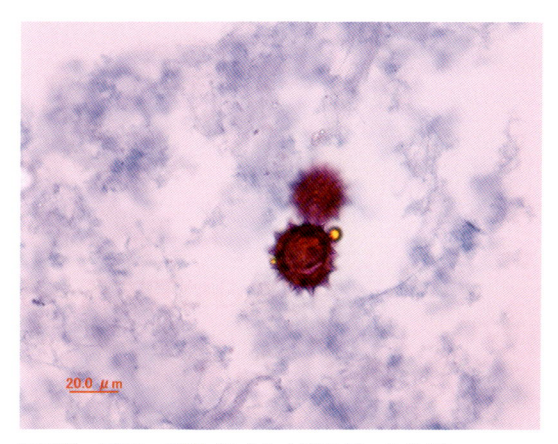

写真X-620 花粉（キク）（400倍，S染色）
　写真X-619と同様な形態である．暗赤紫色調の染色性を呈する．

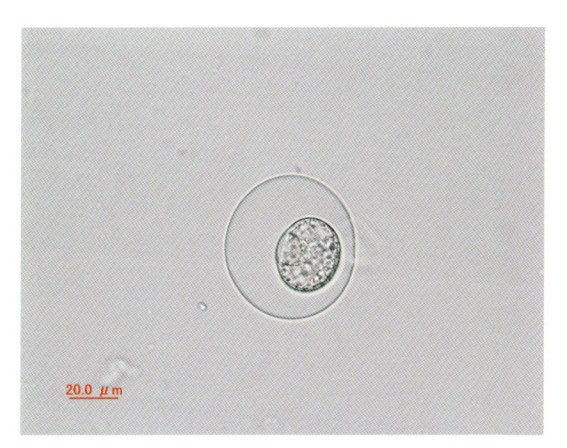

写真X-621 花粉（スギ）（400倍，無染色）
　透明なカプセルの中に核と思われる物質が認めれる．

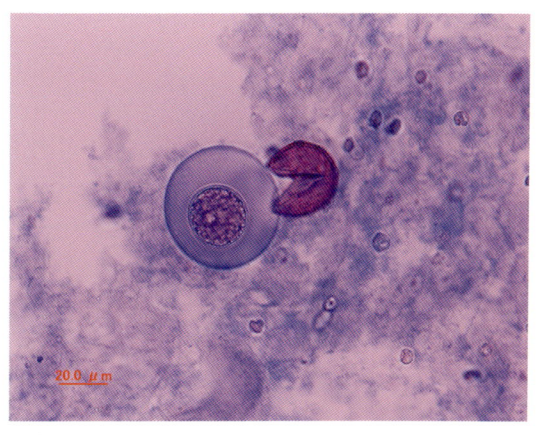

写真X-622 花粉（スギ）（400倍，S染色）
　カプセルに付着している外壁を認める．核のような物質と外壁は，暗赤紫色調の染色性を呈する．

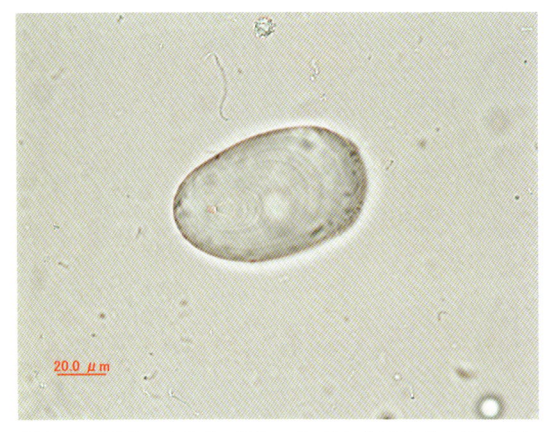

写真X-623 カルク(デンプン粒)(400倍,無染色)
円形〜楕円形,貝殻様を呈し,年輪状の構造が認められる.

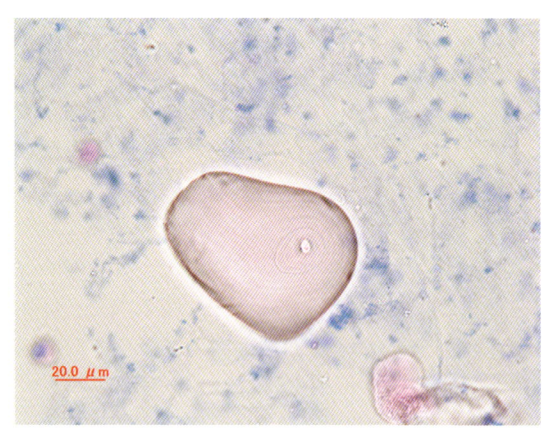

写真X-624 カルク(デンプン粒)(400倍,S染色)
写真X-623と同様な形態である.不染〜淡赤色調の染色性を呈する.

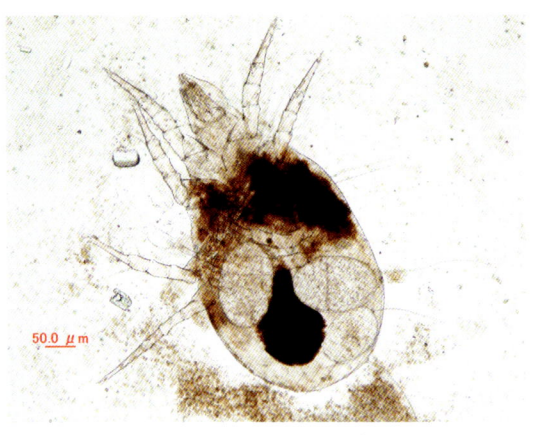

写真X-625 ダニ(100倍,無染色)
外部からの混入が考えられる.虫体内に卵が認められる.

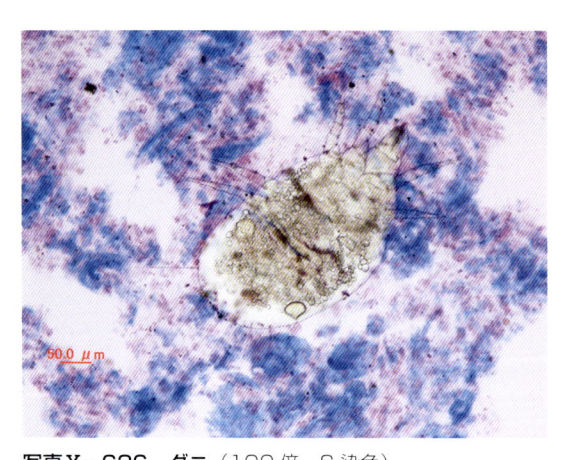

写真X-626 ダニ(100倍,S染色)
写真X-625と同様な形態である.染色性は不染であることが多い.

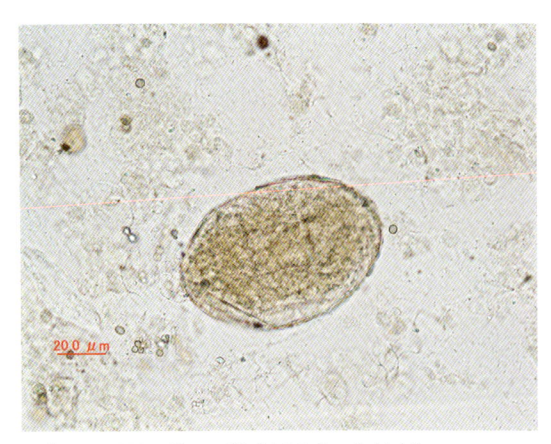

写真X-627 ダニの卵(400倍,無染色)
成虫とともに認められることがある.

参 考 文 献

1) 御手洗哲也, 秋葉　隆編集：腎臓病　専門医にきく最新の臨床．中外医学社，2002．
2) 木村健二郎, 富野康日己編集：講義録腎臓病学．メジカルビュー，2004．
3) 吉田　修監修, 塚本泰司編集：泌尿器科外来シリーズ8 泌尿器科感染症外来．メジカルビュー，2003．
4) 平岡政弘：Meet the Master Clinician 小児尿路感染症の外来診療マスターブック．医学書院，2003．
5) 北本　清, 上田尚彦, 細谷龍男, 鈴木洋通, 藤井正満編著：腎機能検査の正しい評価―その方法と測定値の解釈．診断と治療社，2000．
6) 細胞検査士会編：細胞診標本作製マニュアル（泌尿器）．2005．
7) 日本組織細胞化学会編：組織細胞化学2003．学際企画，2003．
8) 渡辺慶一, 中根一穂：酵素抗体法（改訂3版）．学際企画，1992．
9) 堀田　茂：酵素抗体法．分子腎臓病学実験ノート（富野康日己編集）．10～13, 78～88, 文光堂，1997．
10) 亀谷光則：蛍光抗体法．分子腎臓病学実験ノート（富野康日己編集）．63～72, 文光堂，1997．
11) 金井正光編集：臨床検査法提要（改訂第32版）．金原出版，2005．
12) 野村武夫, 古沢新平, 長尾　大編集：図解血球―生理・病態・臨床．赤血球．中外医学社，1994．
13) 古沢新平, 長澤俊郎, 檀　和夫編著：図解血液学テキスト．中外医学社，2001．
14) 野村武夫, 古沢新平, 長尾　大編集：図解血球―生理・病態・臨床．白血球．中外医学社，1994．
15) 三輪史朗監修, 藤井寿一, 高桑雄一編集：赤血球．医学書院，1998．
16) 小池盛雄, 恒吉正澄, 深山正久, 森永正二郎編集：組織病理アトラス（第5版）．文光堂，2005．
17) 鈴木利光, 森　道夫監訳：カラー版アンダーウッド病理学．西村書店，2002．
18) 菊地浩吉監修, 吉木　敬, 佐藤昇志, 石倉　浩編集：改訂17版病態病理学．南山堂，2004．
19) 伊藤　隆著, 阿部和厚改訂：組織学 改訂19版．南山堂，2005．
20) 坂本穆彦編集：細胞診を学ぶ人のために（第4版）．医学書院，2005．
21) 坂本穆彦編集：細胞診のベーシックサイエンスと臨床病理．医学書院，1995．
22) 水口國雄監修, （財）東京都健康推進財団編集：スタンダード細胞診テキスト．医歯薬出版，1998．
23) 上田尚彦, 今井宣言著：尿沈渣―標本の作製から診断まで―．診断と治療社，1999．
24) （社）日本臨床衛生検査技師会編：尿沈渣検査法2000．日本臨床衛生検査技師会，2000．
25) 伊藤機一監修：野崎　司, 高橋二美子, 布施川久恵, 安藤泰彦著：尿沈渣ガイドブック．東海大学出版会，2000．
26) 西　国広編著：尿沈渣検査のすすめ方．近代出版，1997．
27) 伊藤機一監修, 八木靖二, 都竹正文著：尿中細胞アトラス（第2版）．医歯薬出版，1998．
28) 八木靖二編著, 鈴木　恵, 高橋ひろみ, 友田美穂子著：カラー版 ポケットマニュアル尿沈渣．医歯薬出版，2001．
29) 日本泌尿器科学会, 日本Endourology・ESWL学会, 日本尿路結石症学会編：尿路結石症診療ガイドライン．金原出版，2002．
30) 押　正也：8. そのほか［採尿法］．臨床泌尿器, **59**(4)(増刊)：2005．
31) 遠藤　進：尿色調・混濁．*Medical Technology*, **30**(2)：178～181, 2002．
32) 栄研株式会社：薬剤による尿試験紙への影響一覧．2003．
33) 湯浅宗一, 他：尿試験紙における干渉物質．検査と技術, **24**(1)：49～55, 1996．

34) 北本　清，他：II-1 尿検査．腎機能検査の正しい評価—その方法と測定値の解釈．23〜54，診断と治療社，1998．
35) 大久典子：液状検体の取り扱い方と基本的検査法 尿．*Medical Technology*，**30**(5)：555〜563，2002．
36) 長廻範子：標本作製法．検査と技術，**32**(3)：223〜233，2004．
37) 宮崎茂典，他：濃尿判定における Kova 直接法の有用性について．西日泌尿，**56**：1505〜1507，1994．
38) 友田美穂子，他：尿沈渣試料の経時的変化と長期保存法．*Medical Technology*，**33**(11)：1173〜1180，2005．
39) Kohler, G., Milstein, C.：Continuous cultures of fused cells secreting antibody of predefined specificity. *Nature*, **256**：495〜497, 1975.
40) 服部　進：蛍光抗体二重染色法について．病理技術，**36**：22〜25，1987．
41) 陳　英輝：腎癌のレクチンによる糖組織化学的研究．日泌尿会誌，**77**：1405〜1415，1986．
42) 川辺民昭：尿沈渣のための免疫細胞化学的染色法．検査と技術，**24**：353〜360，1999．
43) 椎名義雄：細胞診における免疫組織細胞化学の応用．検査と技術，**29**(4)：331〜339，2001．
44) 鈴木孝夫：熱湯処理を用いた免疫組織化学多重染色法．*Medical Technology*，**32**：1298，2004．
45) 社本幹博：体腔液細胞診断及び血液疾患への活用．医学・生物学の走査顕微鏡．医学出版センター，1992．
46) 鈴木康一，他：軽微蛋白尿と沈渣中の尿細管上皮を契機に発見された突発性尿細管性蛋白尿症の1女児例．日本小児科学会雑誌，**106**：1672〜1675，2002．
47) 角南玲子，他：検査—血尿・尿沈渣．腎と透析，**56**：596〜600，2004．
48) 池住洋平，他：長期間尿中 podocyte の観察を行った小児期発症 IgA 腎症の検討．日本小児科学会雑誌，**105**：860〜866，2001．
49) 日本顕微鏡学会編：電顕入門ガイドブック．学会出版センター，2004．
50) 阿倉　薫，他：市販のデジタルカメラを用いた顕微鏡写真の撮影とその利用方法．検査と技術，**24**：360〜361，2000．
51) 阿倉　薫，他：顕微鏡写真における市販デジタルカメラの利用方法．臨床検査，**46**：191〜193，2002．
52) 阿倉　薫，他：市販のデジカメで顕微鏡写真を撮る—より快適に撮影するために．*Medical Technology*，**29**：539〜541，2001．
53) 高橋　良：臨床検査でのデジタルカメラの活用法—低価格デジタルカメラを使用した顕微鏡写真撮影のテクニックとプロフェッショナルカメラの紹介—．都臨技会誌，**27**：19〜21，1999．
54) 福田嘉明：デジタルカメラを利用した顕微鏡写真の撮り方．都臨技会誌，**31**：407〜409，2003．
55) 福田嘉明，他：免疫細胞化学染色法による変形赤血球の判定とその有用性．医学検査，**50**(10)：1371〜1375，2001．
56) 三浦秀人：尿中変型赤血球の考え方—最近の動向．検査と技術，**23**(6)：451〜452，1995．
57) 三浦秀人：尿中変形赤血球の形態による新たな出血源鑑別法の検討．臨床病理，**51**(8)：740〜744，2003．
58) 水井理之，他：血尿—蛋白尿との関連．検査と技術，**30**(3)：293〜297，2002．
59) 藤丸季可，他：血尿．治療，**86**(8)：2293〜2298，2004．
60) 服部元史，他：菲薄基底膜病．小児内科，**35**(5)：877〜882，2003．
61) 吉川徳茂：小児腎疾患のおもな症候．小児科診療，**4**(13)：569〜573，2003．
62) 瀧　正史：蛋白尿・血尿の見方—小児科医から外科医へのメッセージ—．重井医報，**25**：17〜

22，2003．
63) 石井泰憲：尿中白血球・細菌について．埼玉県医学会雑誌，**39**(4)：524〜527，2003．
64) 横山　貴：尿細胞診検査．透析ケア，**11**(6)：26〜28，2005．
65) 横山　貴：尿検査．必携診療マニュアル―診断から治療まで．臨床医，**31**：906〜908，2005．
66) 横山　貴，他：尿細管上皮細胞マーカーから見たIgA腎症の活動性．尿沈渣教本2003-2004．臨床病理レビュー，特集第125号：77〜80，2003．
67) 横山　貴，他：腎移植後の血清クレアチニンの上昇が尿沈渣により免疫抑制剤による腎毒性と考えられた1症例．尿沈渣検査症例アトラス．*Medical Technology*別冊，110〜111，2000．
68) 横山　貴：急性尿細管壊死（ATN）の回復時の診断に尿細胞診モニタリングが有効であった献腎移植の1例．腎移植・血管外科，**15**(1)：43〜47，2003．
69) 山崎康司：〔糸球体腎炎の発症と治療〕進展機序におけるメディエータ尿細管上皮細胞の活性化から尿細管間質病変への機序（解説／特集）．医学のあゆみ別冊「糸球体腎炎の発症と治療」，62〜67，2001．
70) 堀田　修：尿中マクロファージの臨床的意義．Annual Review腎臓，41〜46，中外医学社，2004．
71) Hotta O., et al.：Detection of urinary macrophages expressing the CD16 (FcγRⅢ) molecule：A novel marker of acute inflammatory glomerular injury. *Kidney Int*., **55**：1927〜1934, 1999.
72) 齋藤　陽，他：小児腎疾患における尿中および腎組織浸潤CD68陽性細胞の検討．日腎会誌，**44**(8)：798〜805，2002．
73) 前田純宏，畑山　忠：尿中好酸球により発見された好酸球性膀胱炎の1例．泌尿紀要，**48**：633〜635，2002．
74) 江原孝史，他：尿細管間質性病変を呈した腎生検例の検討―1990年から2002年までの53例について．信州医誌，**51**(6)：411〜418，2003．
75) 宿谷賢一，他：尿中好酸球の臨床的意義．尿沈渣教本2003-2004，臨床病理レビュー，特集第125号：119〜121，2003．
76) 田中　佳：糖尿病患者にみられる特異な円柱について．尿沈渣教本2003-2004，臨床病理レビュー，特集第125号：134〜139，2003．
77) 坂牛省二：尿沈渣における尿細管上皮細胞の背景．尿沈渣教本2003-2004，臨床病理レビュー，特集第125号：145〜152，2003．
78) 吉沢梨津好：特徴的な尿沈渣所見を示したFabry病．尿沈渣検査症例アトラス．*Medical Technology*別冊，114〜115，2000．
79) 中里良彦，他：Fabry病の尿沈渣所見．神経内科，**49**(1)：48〜49，1998．
80) 水村泰治，他：最近注目されている遺伝性腎疾患の2例―Fabry病とミトコンドリア変異症．埼玉医学会雑誌，**38**(1)：70〜73，2002．
81) 髙橋信好，他：腎移植後尿中尿細管上皮細胞の臨床的検討．移植，**33**(6)：467〜474，1998．
82) 大崎博之，他：尿細管上皮細胞の細胞学的検討．日本臨床細胞学会雑誌，**39**(6)：437〜444，2000．
83) 川辺民昭，他：ネフローゼ症候群における尿中卵円形脂肪体の特徴と意義．日本臨床細胞学会雑誌，**44**(2)：49〜55，2005．
84) 今井律子，他：尿路上皮細胞に認められる核溝について．日本臨床細胞学会雑誌，**43**(5)：311〜315，2004．
85) 金城　満，他：尿中細胞診における"Pair cell"の細胞学的および臨床的意義．日本臨床細胞学会

雑誌，**38**(2)：129〜135，1999．
86) 浅野晃司，他：尿膜管癌15例の臨床的検討―根治のために膀胱全摘除術は必須か―．日泌尿会誌，**94**(4)：487〜494，2003．
87) 徳本直彦，他：BKウイルスと移植腎障害．Annual Review 腎臓，174〜178，中外医学社，2004．
88) 両角國男，他：BKポリオーマウイルス腎症―新しい移植腎障害―．今日の移植，**16**(4)：379〜378，2003．
89) 嶺井定嗣，他：緩下剤の長期内服により生じた酸性尿酸アンモニウム結石．臨床泌尿器，**58**(11)：889〜891，2004．
90) 高山達也，大園誠一郎：蓚酸カルシウム結石の発生は予防可能か？―最近の知見と今後の展望―．臨床泌尿器，**58**(5)：277〜286，2004．
91) Ryall, R.L., Chauvet, M.C., Grover, P.K.：A apaseoddity. Urolithiasis (ed by Kok, D.J., et al.). 273〜274, Shaker Publishing, Maastrict, 2001.
92) Scheid, C., et al.：Oxalate-induced changes in renal epithelial cell function：role in stone disease. *Mol. Urol.*, **4**：371〜382, 2000.
93) Horita, S., et al.：Localization of beta-2-microglobulin in prostatic corpora amylacea of prostatic hypertropy patients. *Nephron*, **72**：730〜731, 1996.
94) 石井克彦：尿沈渣中寄生虫および虫卵の見かた．検査と技術，**29**(1)：33〜39，2001．
95) 金澤　保，長田良雄：住血吸虫と発癌．医学のあゆみ，**208**(2)：88〜90，2004．
96) 渥美鈴恵：Clue cell が教えてくれたこと―細菌性腟症と妊婦の婦人科細胞診．検査と技術，**31**(9)：846〜847，2003．
97) 守殿貞夫，他：男性性器の非特異的感染症の診断と治療，新図説泌尿器科学講座第2巻，吉田　修（監），146，メジカルビュー社，1999．

索　引

あ
アスピレーション法　7
アスペルギルス　175
アデノウイルス　44
アミロイドーシス　144
アルタネリア　175
アレルギー性膀胱炎　46
アンドロゲン　78
アンブレラ細胞　69

い
インフルエンザウイルス　74
異形成　79
移行上皮癌細胞　76
移行上皮細胞　69
移植患者　80
色温度　26

う
ウリキープ5D保存液　11
ウロクロム　5, 69

え
エステラーゼ　48
エストロゲン　72
エリスロポエチン　41, 65
壊死物質　74
円形・類円形型　67
円柱上皮細胞　72
塩類・結晶円柱　144
遠位尿細管　65

お
オタマジャクシ・ヘビ型　67, 71
横紋筋融解症　144

か
カテーテル　70
カテーテル尿　1
ガルドネラ　72
カンジダ　70, 174
ガンマ値　31
花粉　184
回腸粘膜上皮細胞　73
海綿体部　72

開口絞り　25
解像度　32
外部精度管理　35
角化型扁平上皮癌細胞　75
角状　70
角柱・角錐台形型　66
核　75
核縁　75
核間距離　75
核形の不整　75
核周囲細胞質空胞化　78
核小体　76
核内封入体細胞　74
核配列の乱れ　75
核分裂像　75
隔膜部　72
顆粒円柱　141
桿菌　174
眼幅調整　24
間接法　16
癌研法　11

き
寄生虫　175
寄生虫性疾患　46
輝細胞　45
逆流性射精　183
急性尿細管壊死　69
球菌　174
拒絶反応　47, 69
虚血性尿細管壊死　69
鋸歯型　65
強拡大　21
鏡検法　21
棘突起・アメーバ偽足型　65
極性の乱れ　75
均質状　70
近位尿細管　65

く
グリコーゲン　70
クルー細胞　72
クロマチン　75
空胞化　80
空胞変性円柱　143
空胞変性円柱・顆粒円柱型　67

け
ケモカイン　67
ケラレ　28
毛玉状　72
蛍光抗体法　15
血管内赤血球破砕症候群　143, 183
結石症　70
結腸粘膜上皮細胞　73
原虫　175

こ
コイロサイト　78
ゴースト状　41
コブ状　41
コリメート法　27
コレステロール結晶　163
コンデンサ　24
コントラスト　31
コントロール尿　35
コンパクトデジタルカメラ　27
小型状　41
孤立散在性　75
好酸球　44, 45
好中球　44
抗利尿ホルモン　65
高カルシウム血症　78
高カルシウム尿　44
高悪性度　76
高円柱上皮細胞　77
高感度酵素標識ポリマー法　14
高分化型　75, 76
金平糖状　41
混濁　6

さ
サイトスピン　7
サイトメガロウイルス　74
サイトリッチ　11
サコマノ液　11
細菌　173
細胞質内封入体細胞　74
柵状配列　73, 77
搾尿　3
刷子縁　65

し

シート状　75
シスチン結晶　163
2,8-ジヒドロキシアデニン結晶　163
シュウ酸カルシウム1水和物　161
シュウ酸カルシウム2水和物　161
シュウ酸カルシウム結晶　161
子宮体内膜細胞　73
自然尿　1
死細胞　45
糸球体性　41
脂肪円柱　142
視度調整環　24
視野数　21
紫斑病性腎炎　44
漆喰状　69
弱拡大　21
舟状細胞　72
集塊状　75
集合管　65
出血性膀胱炎　44
初尿　1
硝子円柱　139
上皮円柱　141
上皮内癌　76
心臓僧帽弁置換術後　143, 183
真菌　174
浸透圧　41
進行性多巣性白質脳症　80
腎移植　47
腎形　45
腎結核　47
腎細胞癌　77, 78
腎毒性　69

す

ステルンハイマー染色　21
ステロイド　80
スライドサーベイ　35
スリガラス様　74, 80
随時尿　3

せ

生細胞　45
性腺分泌物　183
精液成分　183
精子　183
赤血球　41

赤血球円柱　142
赤血球増多症　78
尖圭コンジローマ　79
洗浄液　3
腺管　77
腺癌細胞　77
線維型　67
繊維　184
全部尿　1
前立腺マッサージ　72, 183
前立腺マッサージ後尿　3
前立腺円柱上皮細胞　72
前立腺癌　77, 78
前立腺肥大症　70

そ

早朝尿　3
増殖性糸球体腎炎　47

た

ダニ　184
多尿　5
体外衝撃波砕石術　70
大小不同　75
大腸癌　77
大腸菌　174
脱ヘモグロビン状　41
単クローン性　74
単球　44
単純性膀胱炎　1
炭酸カルシウム結晶　162
淡染細胞　45
淡明細胞癌　77

ち

チロシン結晶　163
蓄尿　3
中間尿　1
中毒性尿細管壊死　67
腸球菌　174
直接法　15

て

デーデルライン桿菌　72, 173
デカント法　7
低悪性度　76
低分化型　75, 76
電顕法　13, 17
電顕用固定液　12

と

ドーナツ状　41
トリコモナス　70, 175
トリプシンインヒビター　48
トリミング　32
糖尿病患者　80

な

ナットクラッカー現象　44
ナトリウムポンプ　65
内部精度管理　35
内膜炎　73
内膜癌　73
内膜症　73
内膜増殖症　73

に

二重染色法　16
乳頭状増殖　76
乳び　47
尿細管間質性腎炎　46
尿細管上皮細胞　65
尿酸アンモニウム結晶　162
尿酸塩　161
尿色調　5
尿沈渣成績の記載法　22
尿道円柱上皮細胞　72
尿道球腺　72
尿道腺　72
尿膜管癌　77, 78
尿路感染症　70, 174
尿路結石症　46
尿路上皮細胞　69
尿路変更術　72
尿路変更術後尿　3
妊婦　80

ね

粘液　74
粘膜バリアー　69

の

濃染細胞　45

は

バブルセル　143
薄壁尿細管　65
白血球　44
白血球円柱　142

●索　引

馬蹄形　45
幅広円柱　139
反応性移行上皮細胞　70

ひ
ヒトパピローマウイルス　77
ヒトパピローマウイルス感染細胞　78
ヒトポリオーマウイルス感染細胞　80
ビリルビン結晶　162
ビルハルツ住血吸虫　77, 175
微絨毛　65
菲薄基底膜病　44
標的状　41

ふ
フィラメント状　174
フォトサーベイ　35
ブラウン運動　45
プロゲステロン　72
プロスタグランジン　65
風疹　74
封入体細胞　73
部分尿　1
糞便　184

へ
ヘモグロビン尿　143
ヘモジデリン円柱　143
ヘモジデリン顆粒　183
ヘルペスウイルス　74
ベルリンブルー染色　183
ヘンレの係蹄　65
平坦病変　76
変形細菌　174
扁平上皮癌細胞　76
扁平上皮細胞　70

ほ
ポストサンプラー保存液　11
ホブネイルパターン　77
ホルモン　70
ホルモン療法　72
放射線療法　72
乏尿　5
膀胱原発腺癌　77, 78
膀胱洗浄液　3
発作性夜間血色素尿症　143, 183

ま
マクロファージ　74
麻疹　74

み
ミオグロビン円柱　143
ミオグロビン尿　144
ミトコンドリア　65, 69

む
無晶性塩類　161
無染円柱　145
無尿　5

め
メガネ状　45
明視野観察用顕微鏡　22
免疫組織細胞化学法　7, 13

や
薬剤結晶　163

ゆ
ユリンメート®　3

よ
洋梨・紡錘型　67

ら
裸核状　45

り
リボソーム RNA　76
リポフスチン顆粒　67
リン酸アンモニウムマグネシウム結晶　162
リン酸塩　161
リン酸カルシウム結晶　162
リンパ球　45
立体不整　76
流行性耳下腺炎　74
緑膿菌　174

る
ループス腎炎　44
類デンプン小体　183

れ
レシチン顆粒　183

レニン　65

ろ
ロイシン結晶　163
ろう様円柱　141

＊　＊　＊

ABC 法　13
acanthocyte　41
Alport 症候群　44
APC　78

Bence Jones タンパク円柱　144
BK ウイルス　80
Blondheim の塩析法　143
B 細胞　45

clue cell　72
CSA 法　14

DCC　78
DNA　75
Döderlein bacillus　173
dysmorphic RBC　41

Enterococcus faecalis　174
ENVISION 法　14
Escherichia coli　174

Fabry 病　183
Fc receptor γⅢ　47
fungus　174

Gleason 分類　77
grade 1　76
grade 2　76
grade 3　76
Grawitz 腫瘍　78

Henle の係蹄　65
HLA-DR　69
HPoV 感染細胞　80
HPV 感染細胞　78

IgA 腎症　44
IgA 分泌細胞　69
isomorphic RBC　41

JC ウイルス　80

199

Koplik 斑　74
Kova Slide 10G　7

LSAB 法　14

Mears & Stamey の 4 杯分尿法　3
Microsoft Office Picture Manager
　30
Microsoft Photo Editor　30

ND フィルタ　23
NK 細胞　45

p53　78
PAP　78
PAP 法　13
pH　41
PML　80
Proteus 属　162
PSA　78
Pseudomonas aeruginosa　174

ras　78

target cell　41

Thinlayer　7
T 細胞　45

umbrella cell　69

VHL 遺伝子　78

Web フォトサーベイ　35

YM 式液状検体用固定液　11

〈協力企業一覧（五十音順）〉

アークレイマーケティング株式会社
株式会社アイディエス
アジア器材株式会社
アボットジャパン株式会社
アルフレッサ株式会社
株式会社医学生物学研究所
株式会社池田理化
エーザイ株式会社
栄研化学株式会社
株式会社エスアールエル
株式会社エスアールエル・メディサーチ
株式会社エスアールエル・ラボ・クリエイト
オーソ・クリニカル・ダイアグノスティックス株式会社
株式会社カイノス
関東化学株式会社
極東製薬工業株式会社
ケイエスオリンパス株式会社
三光純薬株式会社
シスメックス株式会社
株式会社シノテスト
株式会社常光
株式会社スズケン
生化学工業株式会社
第一化学薬品株式会社
デイド ベーリング株式会社
株式会社テクノメディカ
株式会社テクノラボ
テルモ株式会社
デンカ生研株式会社
東ソー株式会社
東邦薬品株式会社
東洋紡績株式会社
日本電子株式会社
日本ビオメリュー株式会社
日本ベクトン・ディッキンソン株式会社
バイエルメディカル株式会社
株式会社フォーネット
富士レビオ株式会社
株式会社ヘレナ研究所
ベックマン・コールター株式会社
松浪硝子工業株式会社
武藤化学株式会社
ロシュ・ダイアグノスティックス株式会社
和光純薬工業株式会社